むし歯・歯周病・歯のみがきかた
その常識、ホントにほんと?

歯科の伝説検証ファイル!

著 伊藤公一／田上順次／桃井保子／八重垣 健

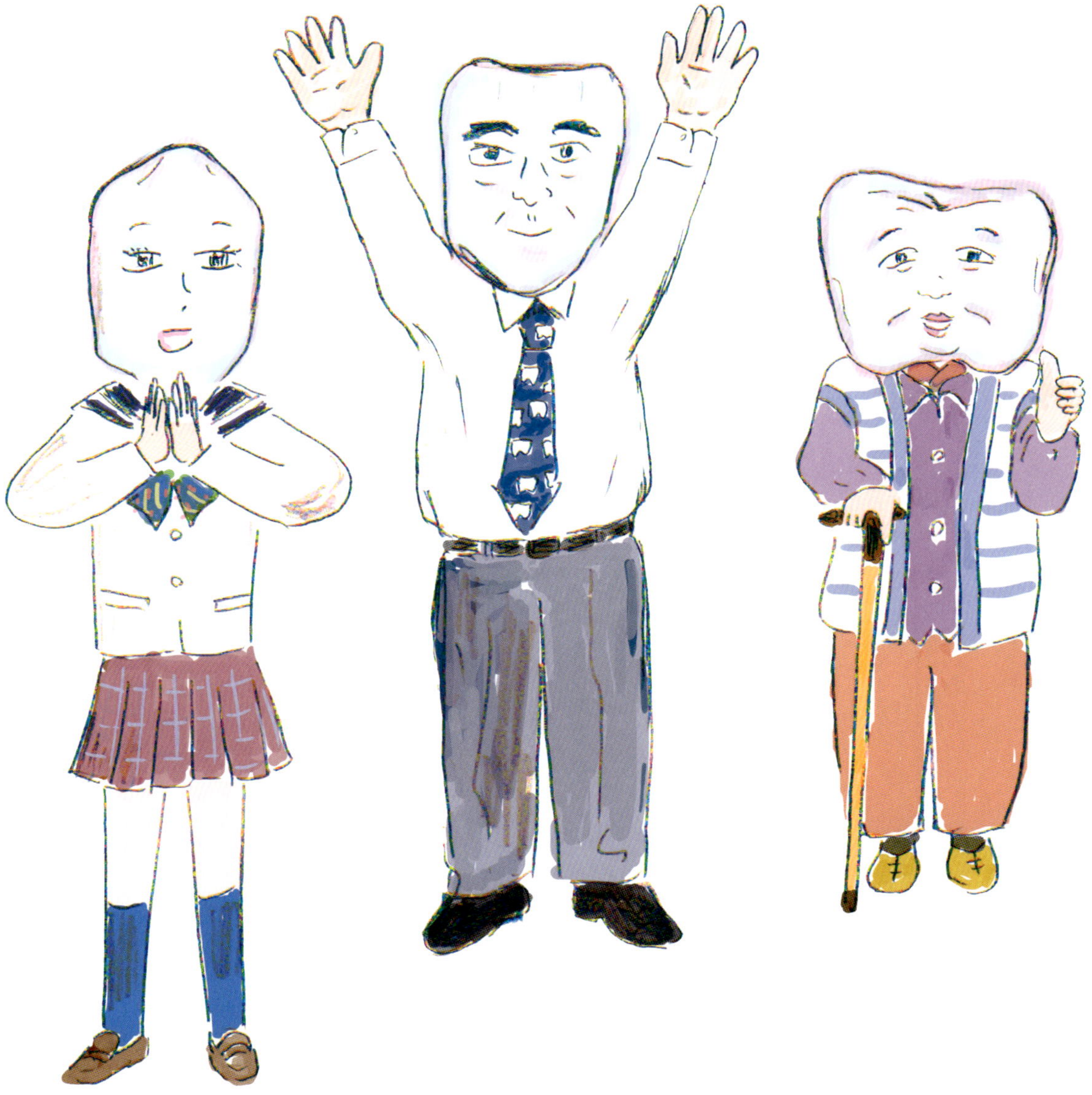

クインテッセンス出版株式会社　2019

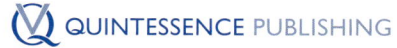

QUINTESSENCE PUBLISHING

Berlin, Barcelona, Chicago, Istanbul, London, Milan, Moscow, New Delhi, Paris, Prague, São Paulo, Seoul, Singapore, Tokyo, Warsaw

はじめに

「むし歯のこと、歯周病のこと、そしてお口の健康のこと、何となく知っているけど詳しいことは……」というかたが多いと思います。歯みがきを例にとると、「食べたらみがく」が基本で、子どもたちは学校でも給食のあとすぐに歯をみがきます。でも最近では、「食べてすぐにみがいてはいけない」という記事も目にします。どちらが本当なのでしょうか？

実はどちらも正しいのですが、その本当の意味を知らないと、どうしていいのかわからなくなってしまいます。都市伝説ではありませんが、歯科に関することでこうした「伝説」のような情報は広く氾濫しています。これらのなかには正しいこともありますが、必ずしもすべての人にとって正しいわけではないこともあります。またときには間違っていることもあります。このような伝説を……うのみにして実践してしまうと、自分の歯をだめにしてしまうこともあります。「知らないこと」は残念ですし、恐ろしいことです。ご承知かと思いますが、「うのみ」とは、鳥の「う（鵜）」が魚を丸のみにするところから、「物事の真意をよく理解せずに受け入れること」という意味で使われます。

正しい伝説であればそれを実践することはよいことです。でも、それがどうしてかを知ったうえで実践すると、同じような行動であっても、その行動の理由や効果を考え、意識して行動できます。きっと何も知らずに、何も考えずに実践するより、はるかに効果的な実践になるはずです。

物事をよく理解するということは、私たちの知的好奇心を満たしてくれます。何となく自分が進化した気分にもなります。仏教の世界では、「人として生まれるということはとても稀なことだ」といわれます。知的好奇心を持つこと、またそれを満たすことは、人として生まれてきた私たちの特権であり、喜びではないでしょうか。

この本では、歯科に関するいわゆる「伝説」について、専門家による検証を行いました。すべて私たちの大切な口に関するお話ばかりで、健康の増進とともに、より文化的な生活に役立つ内容となっています。物事の真意を知ると人に話したくなります。ぜひ周囲の方々にも教えてあげてください。未来を創造する子どもたちには、鵜のような人生を送ってもらいたくありません。子どもたちにも、ものごとの真意、道理を知る喜びを教えてあげてください。きっと知的好奇心にあふれる、聡明で、健康な人として育ってくれるものと信じています。

2018年、平成最後の暮れに

東京医科歯科大学副学長　田上順次

歯科の伝説検証ファイル!

Contents

はじめに　田上順次……2

図解　歯の構造、こうなってます。……10

第1章

むし歯 これホント!?

むし歯 これホント!?……13

#1 むし歯予防のためには甘いものを食べてはだめ。……14

#2 穴が開かなければむし歯ではない。……16

#3 神経を取ったのに噛むと違和感。ちゃんと神経が取れてない?……18

#4 うちの娘、むし歯だらけなのは私の遺伝ね。……20

#5 子どもにキスしちゃ絶対ダメ。むし歯菌がうつっちゃうから。……22

#6 この子のむし歯、乳歯は抜け替わるんだし、ほっといていいよね?……24

#7 シーラントって、かえってむし歯になるっていうけど?……26

#8 生えたての赤ちゃんの歯に歯みがきは必要ない?……28

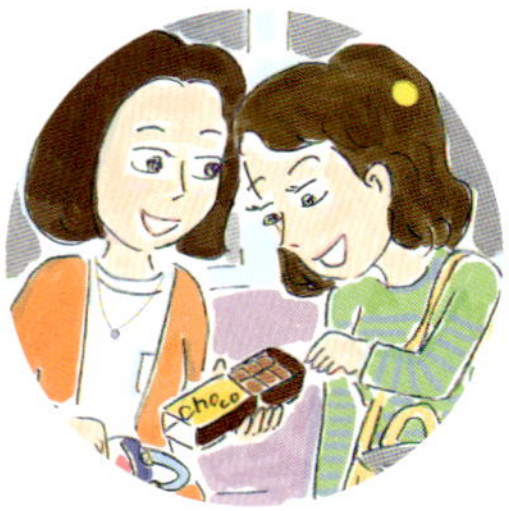

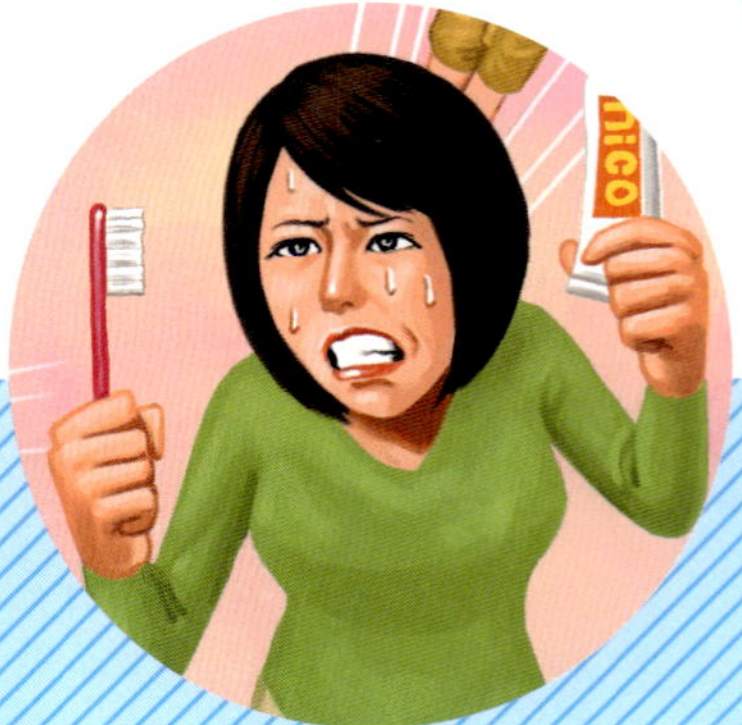

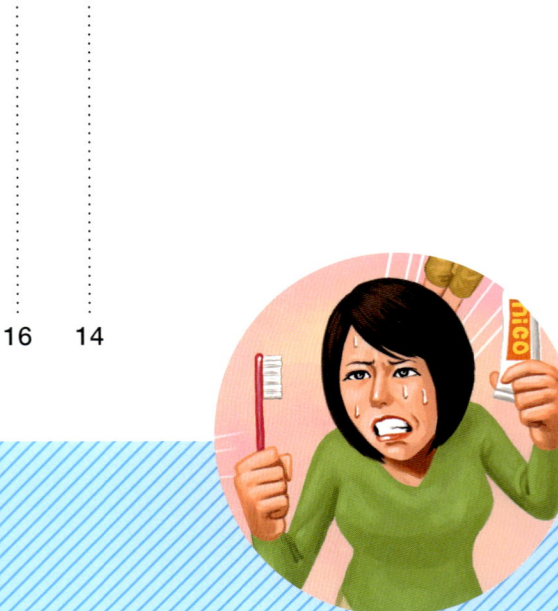

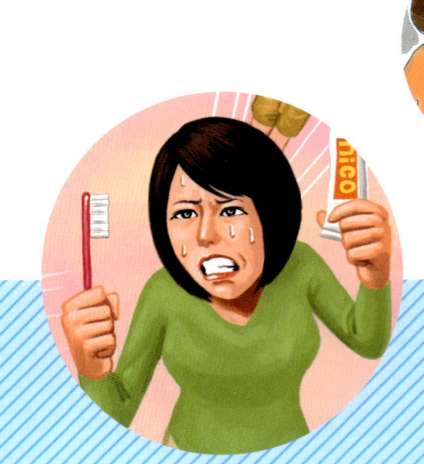

第2章

歯周病 これホント!?

……31
#1 歯ぐきの腫れ、もう平気になったから歯医者の予約キャンセルで。……32
#2 歯周病？　ああ、歯ぐきの病気ね。……34
#3 タバコで歯周病が悪化？　平気平気、歯ぐき腫れてないし。……36
#4 歯ぐきから血が出るときは、悪い血を出しちゃうといいらしい。……38
#5 腫れた歯ぐきは、粗塩でマッサージして引き締めます。……40
#6 強烈な口臭を消すには、ミントのスプレーでブレスケア。……42
#7 歯周病って、オッサンの病気じゃねえの？……44
#8 出産で歯が悪くなるのは、赤ちゃんがカルシウムを使うせい。……46

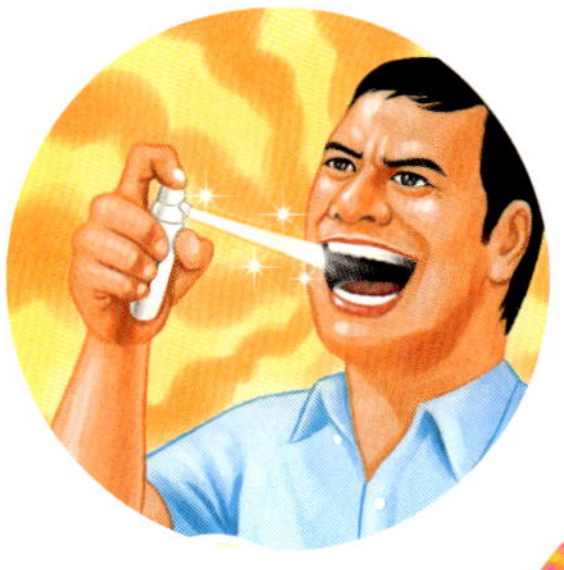

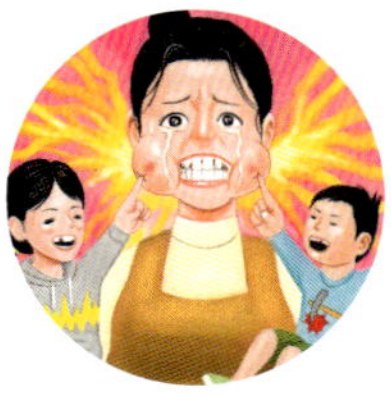

第3章

歯みがき これホント!? 49

#1 歯みがきは毎食後に3分が正しいんじゃなかった? …… 50
#2 歯のみがきかたって流行があるのね。 …… 52
#3 歯ブラシ1本あれば歯周病を予防できる。 …… 54
#4 歯ブラシは、硬い毛のほうがしっかりとみがける。 …… 56
#5 歯みがき後は、水で何度もうがいさせてます。 …… 58
#6 研磨剤が歯を削るから歯みがき剤は使わないほうがいい。 …… 60
#7 歯周病用の歯みがき剤をゲット。これで自分で治せるわ。 …… 62
#8 歯みがきの時間がないから、デンタルリンスで予防バッチリ …… 64
#9 入れ歯はむし歯にならないから、みがかなくても大丈夫。 …… 66
#10 フッ素でインプラントが腐食するので歯みがき剤はNG。 …… 68
#11 歯を白くしたくてゴシゴシこすってます。 …… 70

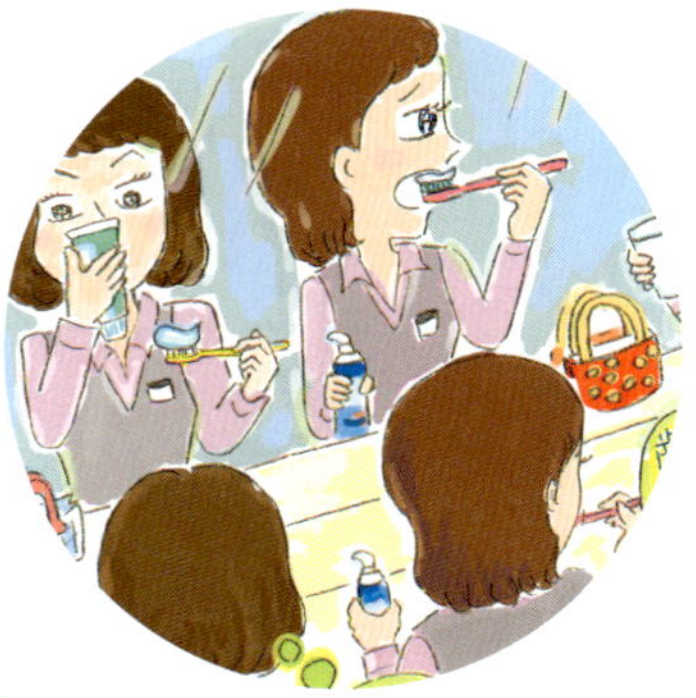

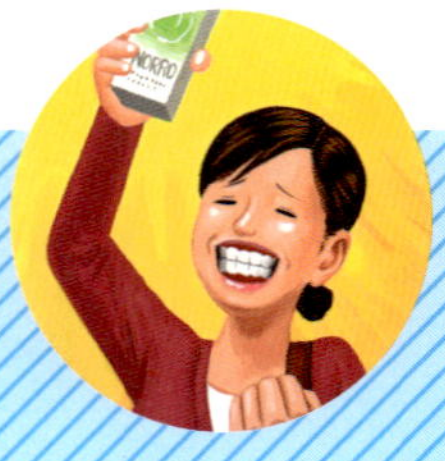

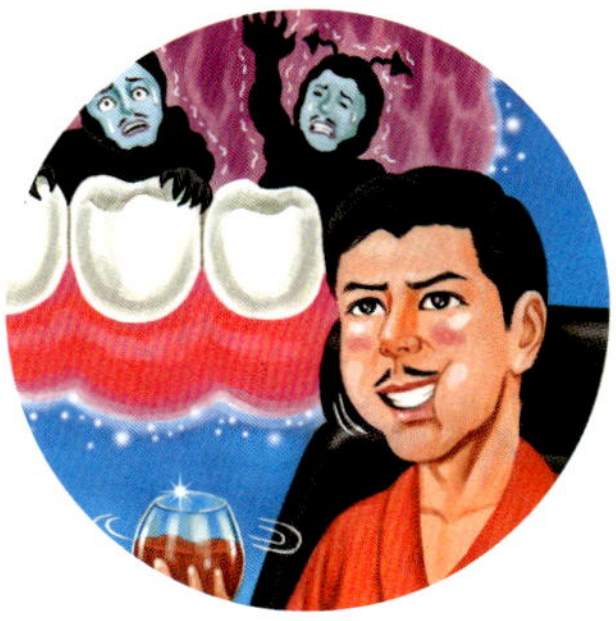

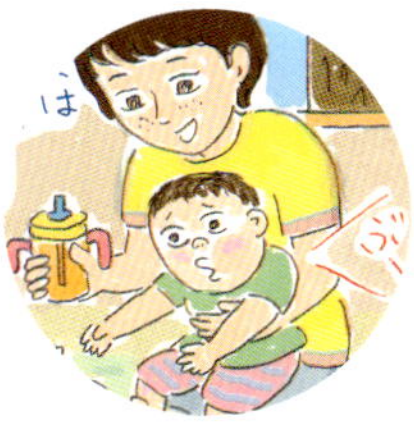

第4章

生活習慣と歯 これホント!?

生活習慣と歯 これホント!? ……73
#1 口のなかが渇くので、いつも飴をなめています。……74
#2 娘（8カ月）のお風呂上りには水代わりに野菜ジュースをマグで。……76
#3 寝酒のアルコールでむし歯菌を殺菌。歯みがきしないで就寝OK。……78
#4 部活で飲むのは大好きなコーラ。なんだか歯がしみるけど……。……80
#5 歯にもからだにもいいから、仕事中ずっとゼロカロリーコーラ。……82
#6 上下の歯は、つねに噛んでいるものだ。……84

第5章

からだとお口の健康の関係これホント!?

からだとお口の健康の関係これホント!? …… 87

#1 日本は長寿の国だから歯も丈夫で長持ちだ。 …… 88

#2 歯の治療と持病の治療は別物でしょ? …… 90

#3 歯周病だと糖尿病になる?
血糖値高いのこのせいかな……。 …… 92

#4 親は早くから総入れ歯。
私も歯周病がひどい。遺伝って怖いわね。 …… 94

#5 口もとが老けてきたのは歳のせい。 …… 96

#6 口臭がするのは胃腸が悪いから。 …… 98

#7 口内炎はどうせ治るから放っておけばいい。 …… 100

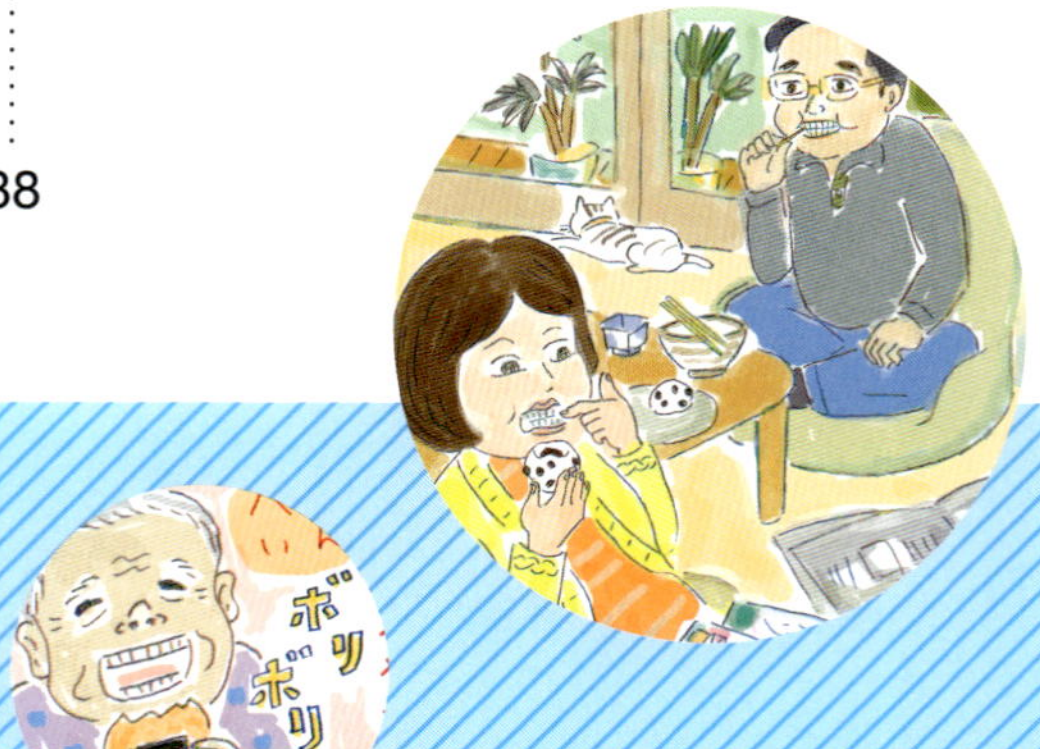

第6章

歯医者さんとの付き合いかた これホント!?

歯医者さんとの付き合いかた これホント!? …… 103

#1 歯がバッチリ丈夫なこの俺、歯医者にはかれこれ10年行ってない。…… 104
#2 痛かったむし歯、我慢してたら歯医者行かずに治った。ラッキー! …… 106
#3 歯医者で歯石を取ったら血が出た! きっとヤブだ……。 …… 108
#4 歯石を取ったら歯にものが挟まる。歯をいっしょに削られた? …… 110
#5 えーっ、治療が終わっても歯医者に通うって、意味わかんない。 …… 112
#6 ブラッシング指導? 歯みがきなんて誰でもできるぞ。 …… 114
#7 学校帰りに歯科でフッ素塗布? めんどくさい、サボっちゃお。 …… 116
#8 若い頃は歯が自慢だったが、明日からは退職金で歯医者三昧か……。 …… 118
#9 歳を取れば歯がなくなるのは仕方がない。 …… 120
#10 レントゲンはからだに悪いから撮らない。 …… 122
#11 うちの娘、乳歯がスキッ歯。治療しなくちゃ。 …… 124

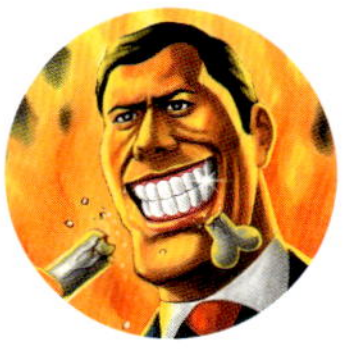

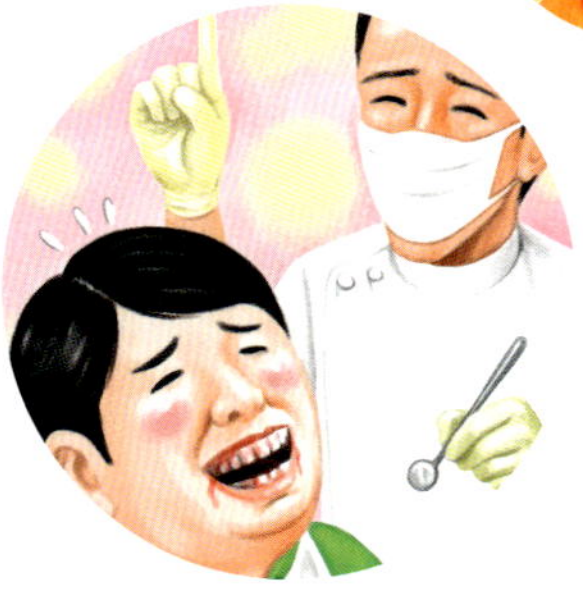

イラスト 川崎タカオ/ごとうえみこ
デザイン 大久保裕文+村上知子+小渕映理子(Better Days)

歯の構造はこうなってます。

歯の構造と むし歯

むし歯
硬いエナメル質に穴があくと、象牙質のなかでばい菌が繁殖してむし歯が拡大、神経に到達すると炎症を起こす。穴があく前に見つけて予防しむし歯を止めよう！

エナメル質
からだのなかでいちばん硬い。でも、むし歯菌の出す酸が大の苦手。酸に触れると溶けてしまう。

象牙質
骨と同じくらいの硬さで、エナメル質より少し弾力があり、酸に溶けやすい。通常はエナメル質に守られている。

神経（歯髄）
痛みをキャッチするセンサーで、歯に栄養を送る血管も通っている。

セメント質
歯根をおおい、歯根膜とくっついている。骨と同じくらいの硬さがある。

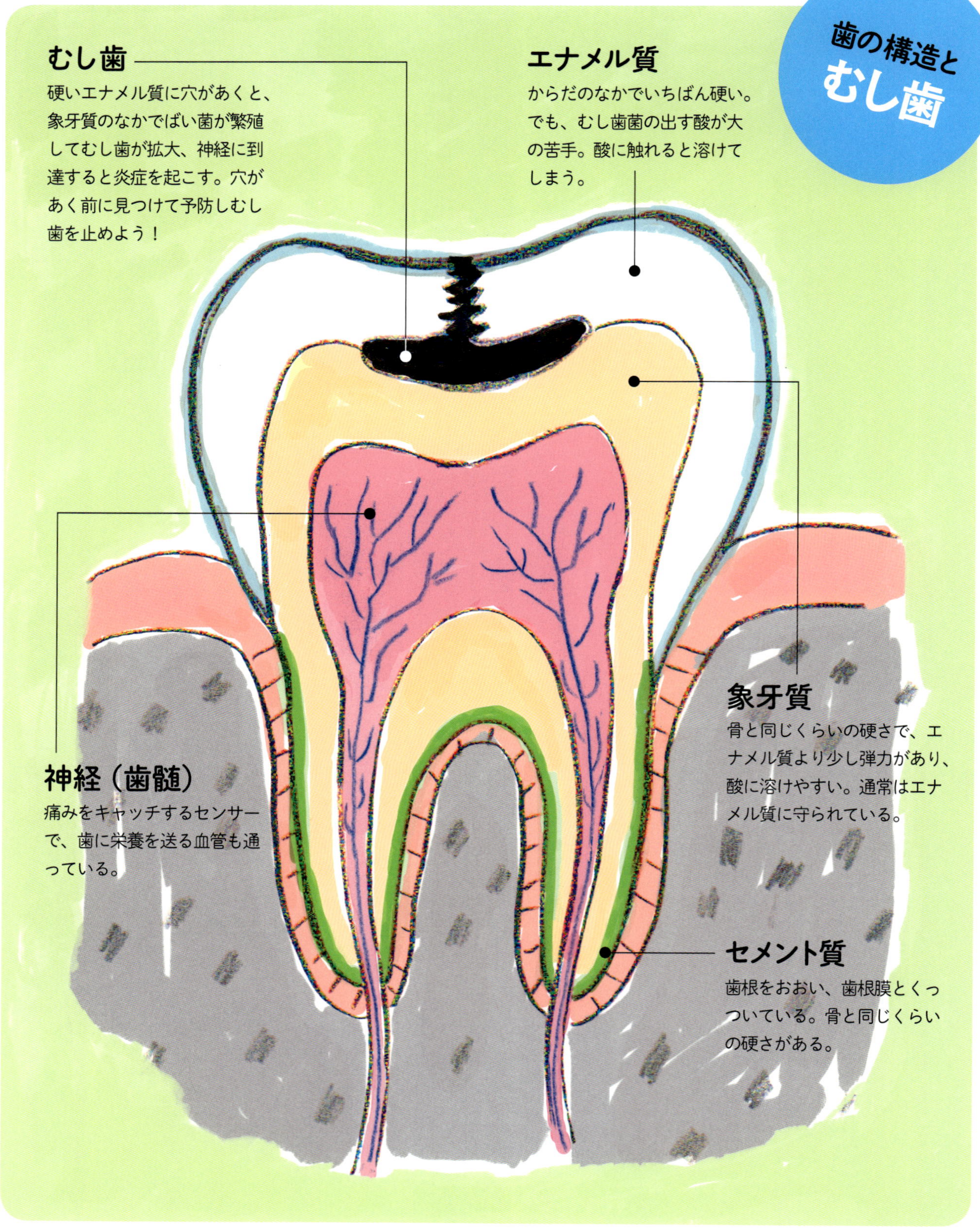

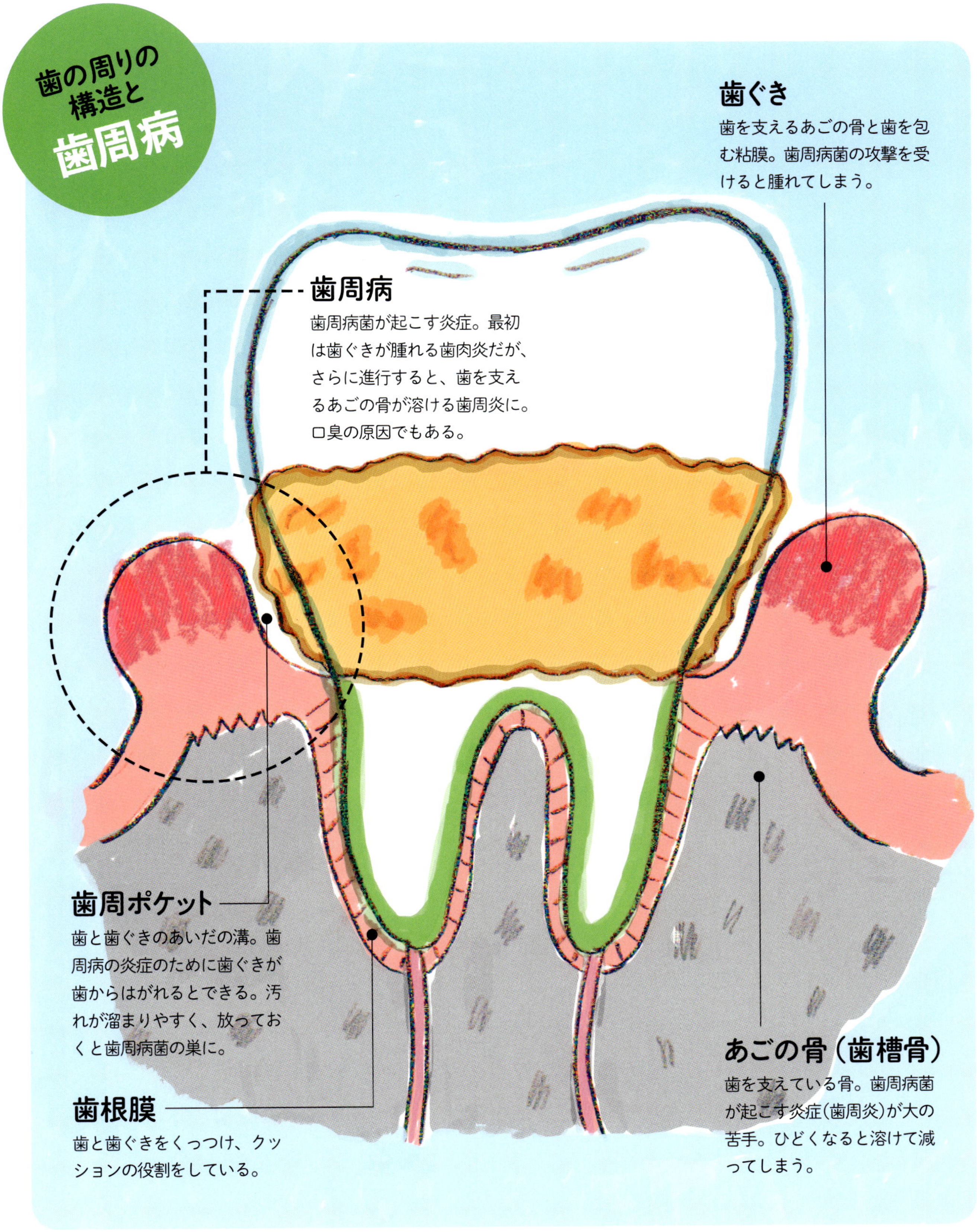
歯の周りの構造と歯周病
歯ぐき
歯を支えるあごの骨と歯を包む粘膜。歯周病菌の攻撃を受けると腫れてしまう。
歯周病
歯周病菌が起こす炎症。最初は歯ぐきが腫れる歯肉炎だが、さらに進行すると、歯を支えるあごの骨が溶ける歯周炎に。口臭の原因でもある。
歯周ポケット
歯と歯ぐきのあいだの溝。歯周病の炎症のために歯ぐきが歯からはがれるとできる。汚れが溜まりやすく、放っておくと歯周病菌の巣に。
歯根膜
歯と歯ぐきをくっつけ、クッションの役割をしている。
あごの骨（歯槽骨）
歯を支えている骨。歯周病菌が起こす炎症（歯周炎）が大の苦手。ひどくなると溶けて減ってしまう。

第1章
むし歯 これホント!?

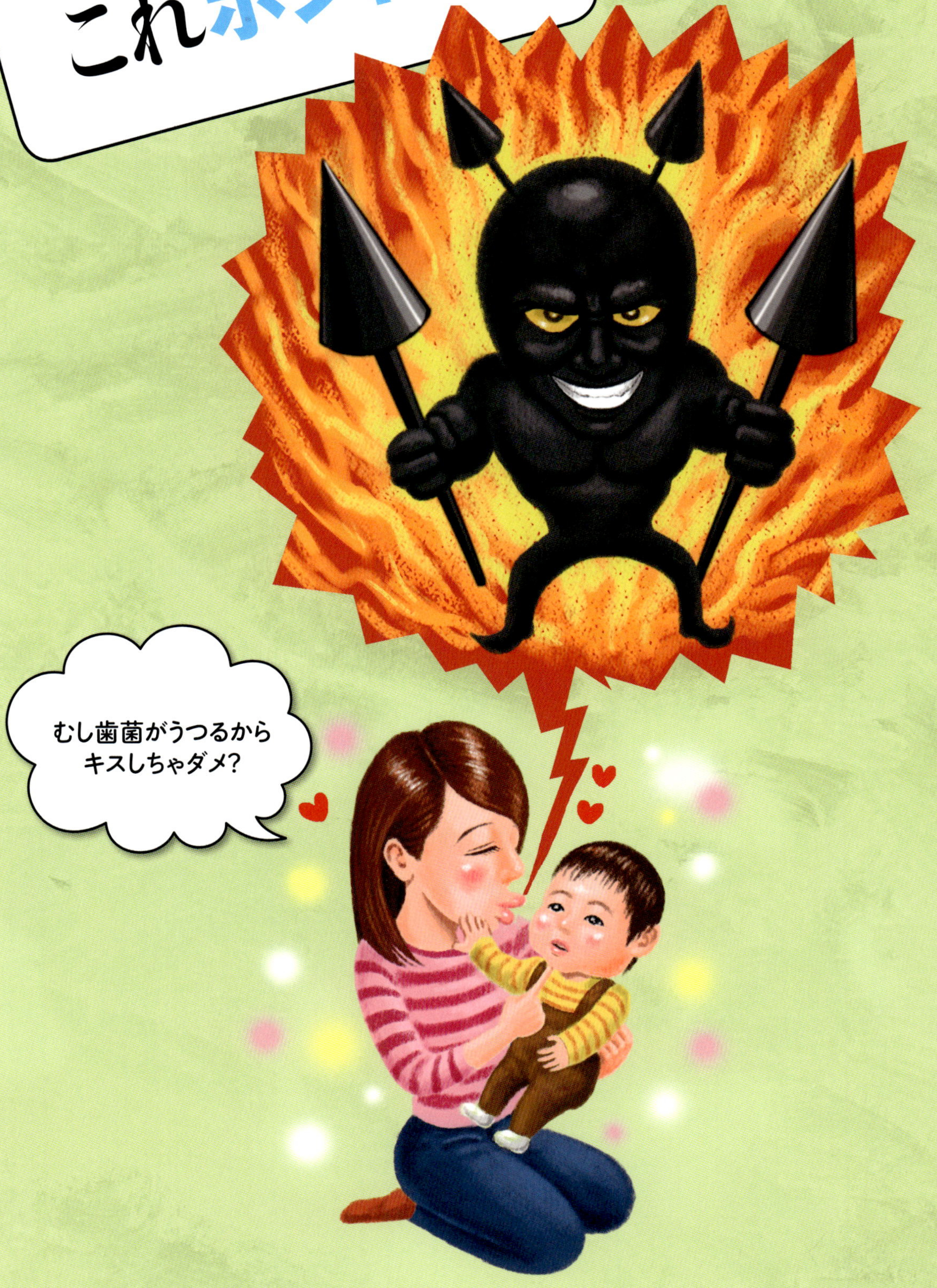

むし歯予防のためには甘いものを食べてはダメ。

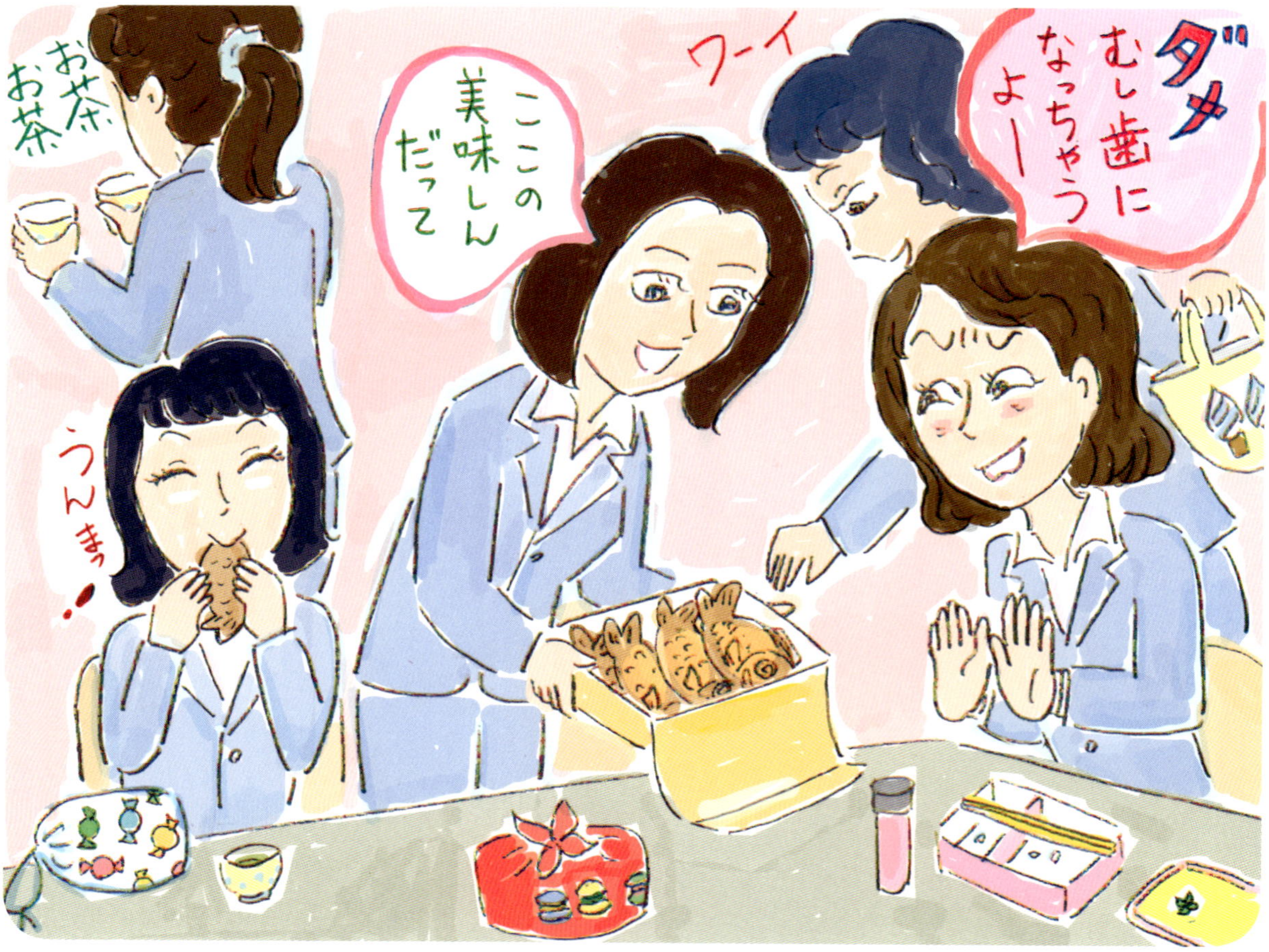
お茶お茶
ここの美味しんだって
ワーイ
ダメ むし歯になっちゃうよー
うんまっ!

あら、その鯛焼きどうしたの？

へえ、取引先からいただいたんだ。えっ、私の分もあるの？
あーっダメダメ、私はむし歯になりやすいから、甘いものは厳禁なのよ。
あなたたちも、食後にそんな砂糖の入ったもの食べてると、
むし歯ができるわよ。ああ、でもおいしそう、食べたいなあ～。

むし歯を心配し甘いものを我慢しているかた、私の患者さんにもおられました。「先生はどうやって我慢していますか？」って聞かれたこともあります。

私、甘いものを制限などしておりません。我慢なんてとてもできませんもの。甘いものって食べるとハッピーになり、元気も出るでしょう？

じつは甘いものって、賢く上手に食べればむし歯の心配はいらないんです。それで私は患者さんにこんなふうにお話しています。「食べてもいいですよ。ただし、ダラダラ食べないでくださいね」って。

理想としては、食後のデザートとしてまとめて食べるのがベスト。というのも、食後のお口のなかは酸性になって歯が溶けやすい環境になるのですが、唾液がしっかり働けば30分もすると酸が中和され、むし歯になりにくい状態に戻るんです。

ところがしょっちゅう食べているとお口のなかは始終酸性になるので、むし歯ができやすくなってしまうんですよ。だから、食後にまとめて食べるのがおすすめ、というわけです。

ただ、甘いもの好きとしては、おやつもほしいですよね。そういうときは午前・午後に一度ずつ、チョコをつまむくらい平気ですよって指導しています。「なにか口に入れるなら、1日5回まではよいでしょう。でも7回以上になると、むし歯のリスクが増えますよ」という食事指導は、北欧を中心に研究実績のあるむし歯の予防法なんです。

食後のデザート＋午前・午後に1回ずつ。甘いものを食べるならこんな工夫をしましょう。もちろん朝と就寝前にフッ素（フッ化物）配合の歯みがき剤を使い歯みがき。とくに就寝前は念入りに。昼食後も歯みがきができれば、さらにすばらしい。

お子さんの場合も、食べ方を工夫すれば、砂糖を制限せずにむし歯予防ができます。しかし、小さいころに甘い味を覚えさせないようにすることができれば、それに越したことはないですね。とは言っても甘いものは人生の喜び。食べ方＋仕上げみがき＋定期検診で、楽しく予防を続けてくださいね。

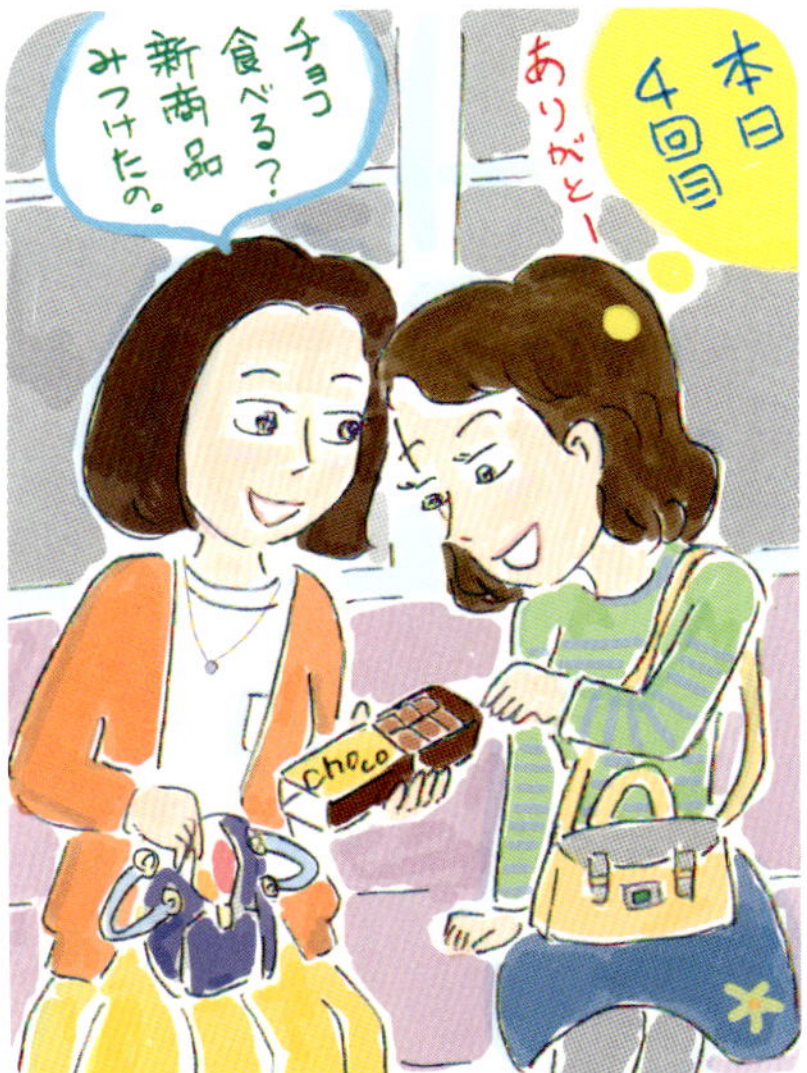
本日4回目
ありがと～
チョコ食べる？新商品みつけたの。
choco

食事のときにデザートとしてまとめて食べれば、心配しなくていいですよ。おやつも午前・午後に1回ずつならまず大丈夫。フッ素入りの歯みがき剤なども使って予防しながら甘いものを上手に食べていきましょう！

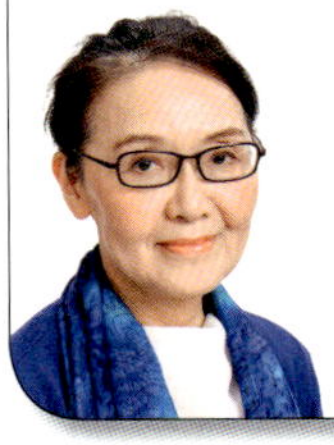
Dr. 桃井保子

穴があかなければ むし歯ではない。

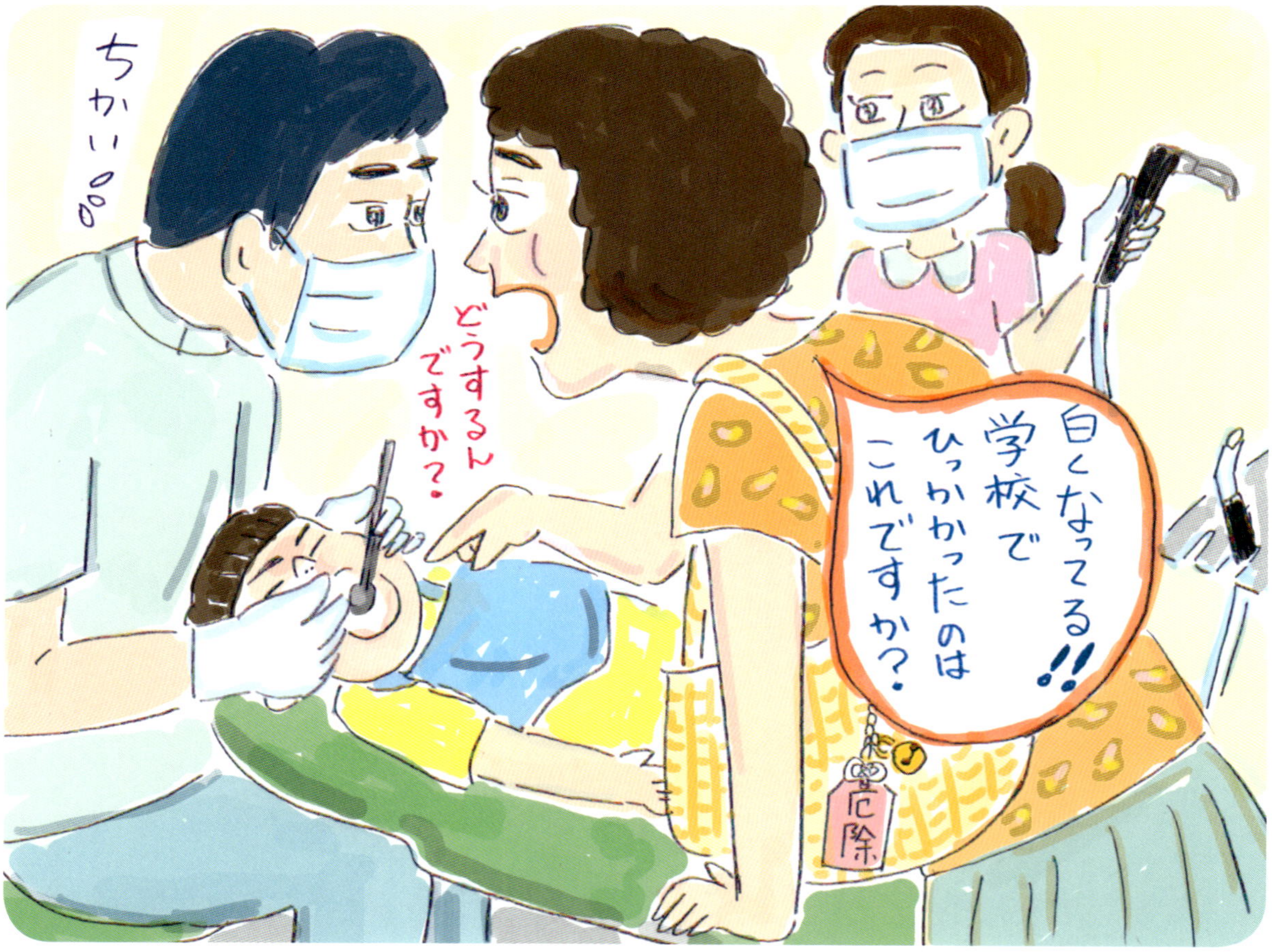

学校の歯科健診の紙に

書いてあったんです。まさか、この白いとこってむし歯なんですか?!
ガーン！　全部削って詰めるんでしょうか。
えっ、削らずに進行を止めれば、もとどおりに治るかもって?
へえぇ、むし歯って一度できたら、削って詰めなきゃ治らないと思ってました。

お子さんの歯、白濁しているようですね。これは「初期むし歯」といって、まだ歯に穴ができてはいないけれど、すでにむし歯がはじまっていますよ、というサインです。

「初期むし歯」って聞き慣れない言葉かもしれません。最初は表面がスムースなまま白濁がはじまり、歯をエアでシューッと乾かすとよく見えます。もう少し進むと、白濁した表面がちょっとザラザラした感じになってきます。こうなると、ツバでぬれていても見えます。もっと進むと褐色になったり、小さな穴があいてきます。

むし歯の進行って止められるんですよ。穴があいてしまえば削って詰める治療も考えますが、初期むし歯の段階で進行を止めれば穴はあかずにすむし、もちろん削る治療もいりません。

初期むし歯なら、時間はかかるけれど、透明感のあるもとどおりの歯に戻ることもあります。このためには、歯医者さんで指導を受けたり、治療(削らない治療)してもらったりして、そのあとも定期的に診てもらうことが必要ですね。

歯科健診のとき、歯医者さんが早口でいろんな記号を言うでしょう? そのなかに今は「CO《シーオー》」というのがあります。これは、初期むし歯が疑われる歯を「要観察の歯だな」とチェックする記号です。「将来削って詰めずにすむように、今のうちに歯医者さんに相談してむし歯の進行を止めてね」という意味なんですよ。

以前の歯科健診では、穴があいた段階からをむし歯としてカウントしていましたが、現在は初期むし歯の段階から見つけて歯を守っていこうという考え方になっています。

おっしゃるとおり、むし歯はしっかり削り取って詰めるのが最上の治療だと考えられていた頃もありました。でも歯を削って詰めても、いつかは治療のやり替えが必要になる。だから今はその頃の反省に立って、穴があく前に対策を打って進行を止めちゃおうという考え方に変わってきているんです。

ひとまず削らずにすんで本当によかった。歯医者さんといっしょにお子さんの歯を大切に守っていってくださいね。

はじめは白く見えてくる初期のむし歯。
まだ穴はあいていませんが、
じつはこれも立派なむし歯です。
でもこの段階なら、削らずに治療を受けて、
もとどおりに治る可能性もあります!
初期むし歯は早期発見・長期管理が大事です!

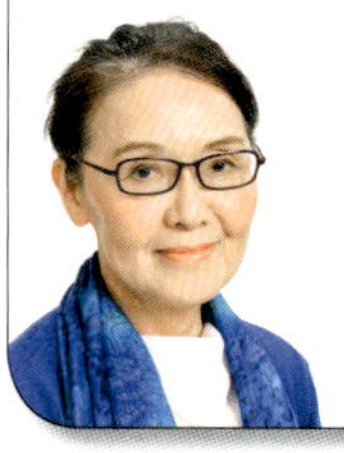
Dr. 桃井保子

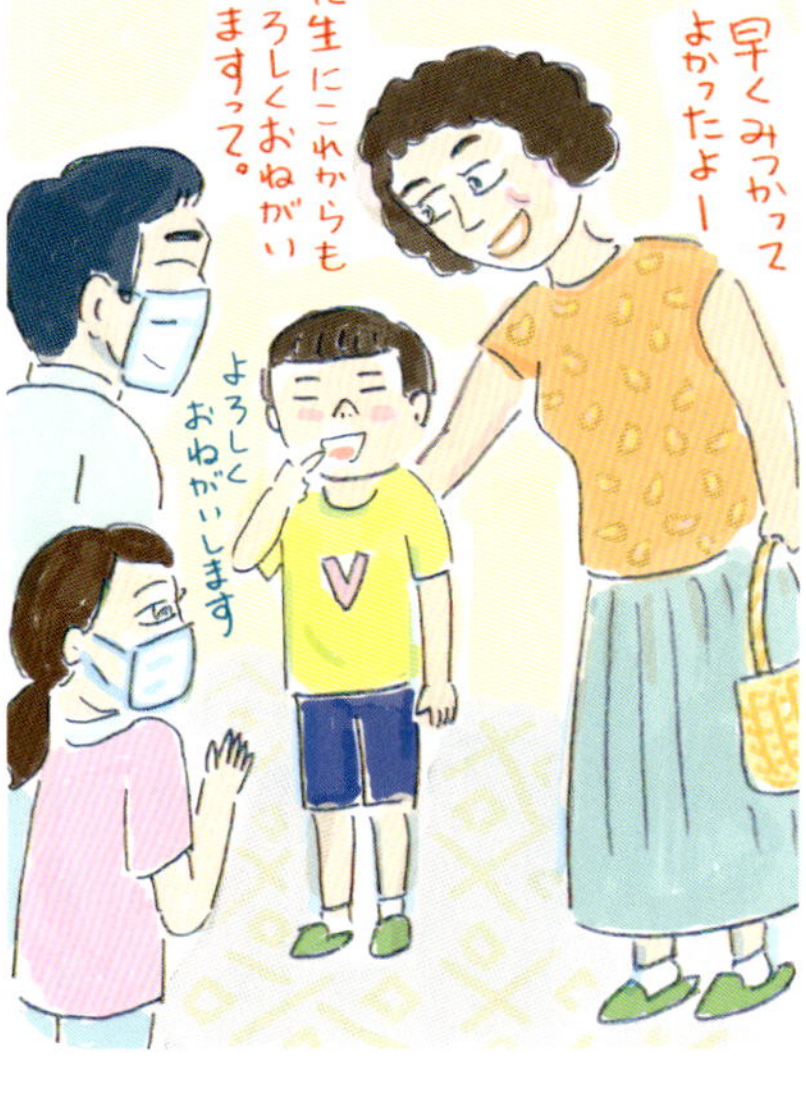
早くみつかってよかったよー
先生にこれからもよろしくおねがいしますって。
よろしくおねがいします

神経を取ったのに、噛むと違和感。ちゃんと神経が取れてない？

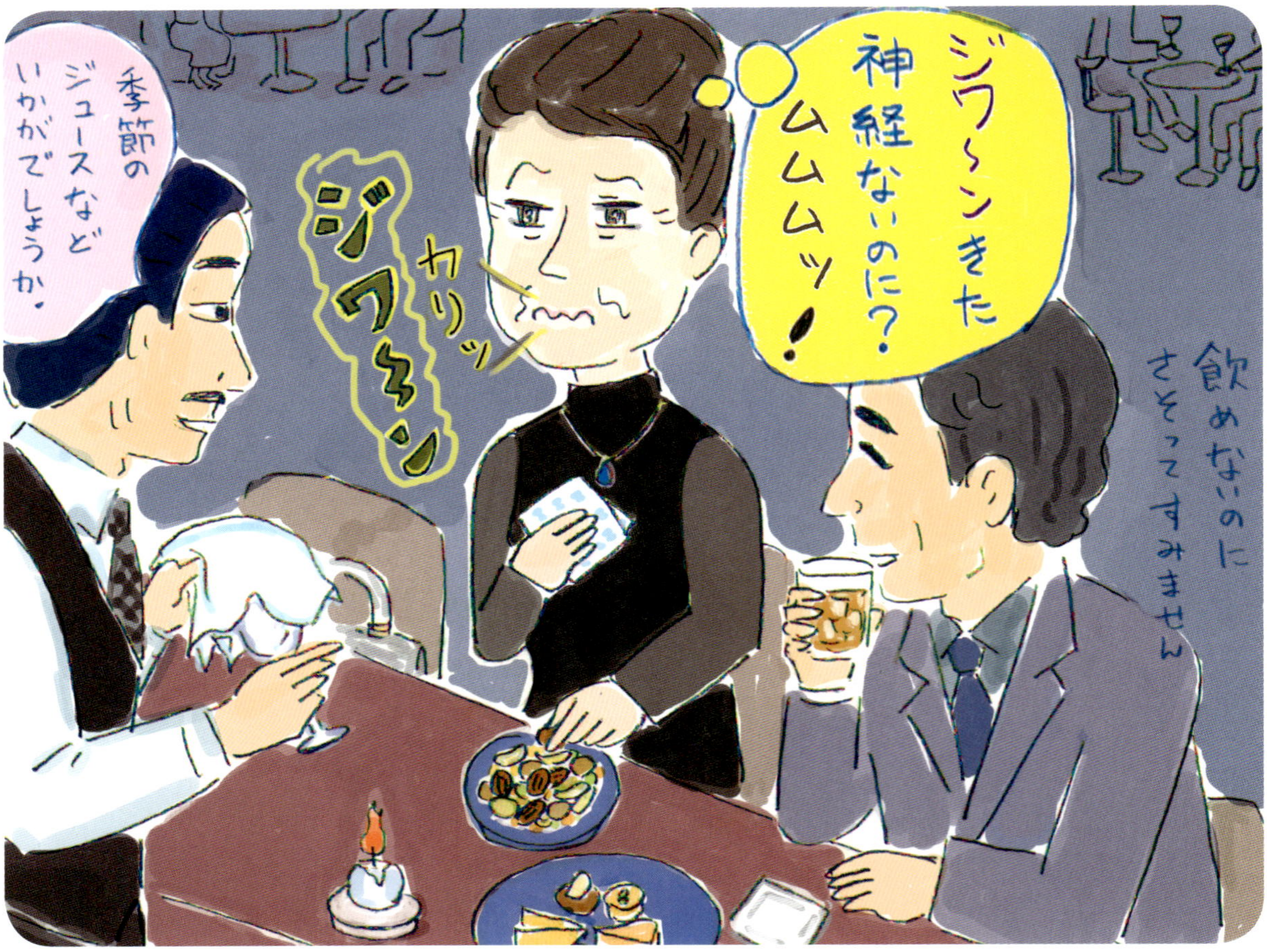
ジワ～ンきた
神経ないのに？
ムムムッ！
季節のジュースなどいかがでしょうか。
カリッ
ジワ～ン
飲めないのにさそってすみません

昨日、根っこの神経を

取る治療が終わって、ヤレヤレだわ。ただねえ、
神経を取ったはずなのに、噛むとジワーンって違和感があるのよ。ヘンねえ。
もしかして、神経が取れてないんじゃないかしら。
だって神経がなくなったら、何も感じないはずじゃない？　なんだか心配だわ～。

むし歯が進んで歯のなかにある神経に近づくと、冷たいものや温かいものに敏感になります。さらに進むと、冷温に反応してやがて歯が痛み出します。この痛みが一時ですと、まだ神経を取らなくて済むので、むし歯の部分だけを取って、そこに詰め物をして治療が終わります。

　でも、冷温の刺激に対して痛みが一時でなく、しばらく続くようになると、細菌がかなり神経を侵していることになりますから、残念ですが神経を残しておくことはできません。放っておくと痛みが激しくなり、やがて神経は死んで歯のなかで腐っていきます。このため、神経を取る治療が必要になります。

　まず麻酔をしたあと、針のような道具に神経を引っかけて取り除きます。前歯にくらべて奥歯の神経は複雑で取りにくく、細い針に引っ掛けて少しずつ取り除くことになります。これは歯医者さんにとってとても根気のいる難しい治療です。

　神経を取った後は、神経が通っていた根っこのなかをきれいにし、詰め物でしっかり封鎖して外から細菌が入ってこないようにして根の治療が終わりです。

　さて、神経を取ったあと、噛むとジワーンとした違和感があるとのこと。「歯が浮く感じがする」と表現する患者さんもいますが、神経を取ったのになぜ噛むと歯が痛むのか疑問を持たれる患者さんも少なくありません。しかし、神経を取ったあとのこうした症状は、ある程度避けられないものなんです。

　「神経を取る」という処置ですが、これは小規模ながら、歯の神経を生体の一部からちぎって取り除いているわけです。いわば外科処置ですから、歯の周囲にある神経や、歯を包んでいる歯根膜などについた傷が癒えるまで、多少の違和感は仕方がない面があります。ですから順調に回復するよう、神経を取ったあとはやわらかいものを食べて、安静に過ごしてください。

　それでも痛みがさらに増すようなら、もしかしたらほかに何か問題があるのかも。治療を受けた歯医者さんに遠慮なく相談してください。

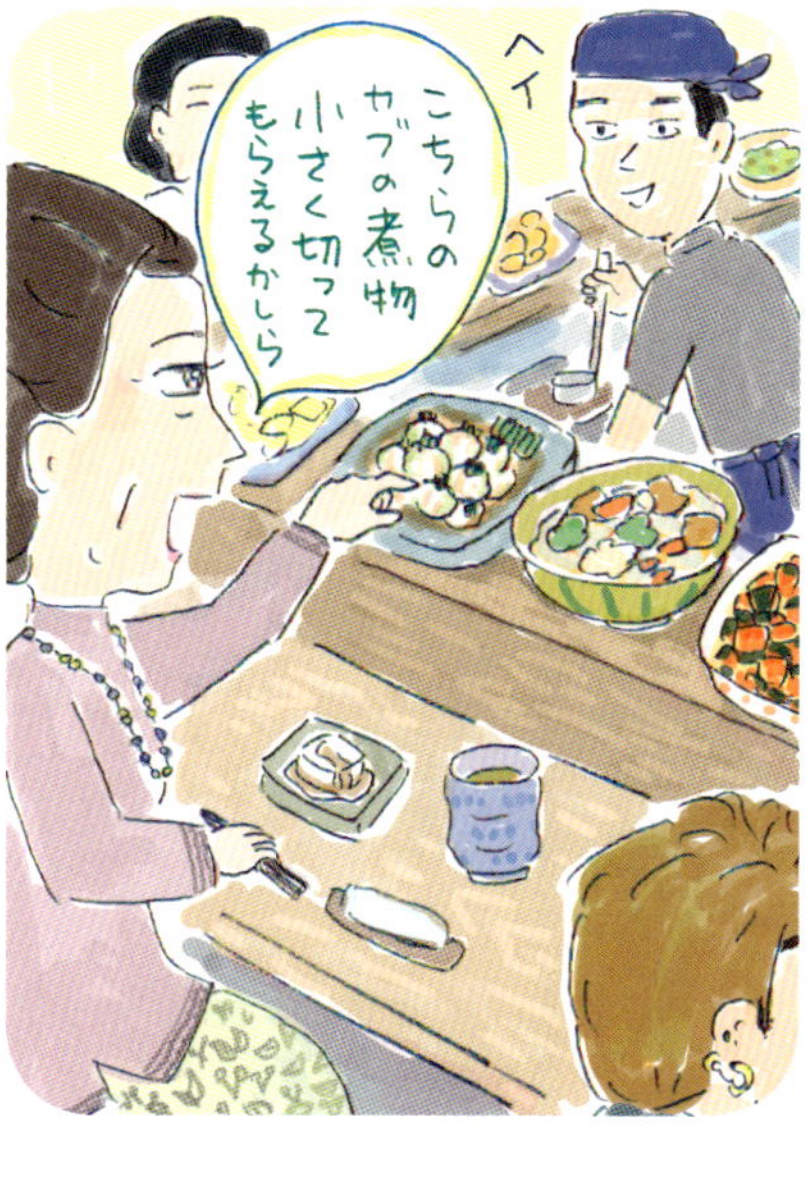
ヘイ
こちらのカブの煮物小さく切ってもらえるかしら

根っこの神経を取る治療は、三叉神経につながる神経の一部をブチッと切るという、小さな外科処置なんです。傷口がふさがるまでは多少違和感はあると思いますが徐々によくなるので、しばらくはそっと噛んでくださいね。

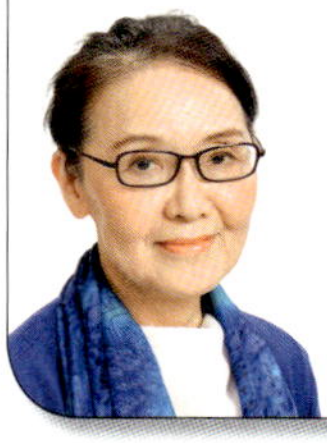
Dr. 桃井保子

うちの娘、小さい頃からむし歯だらけ。
じつはあたしもそうなの。
歯が弱いのは私の遺伝ね。

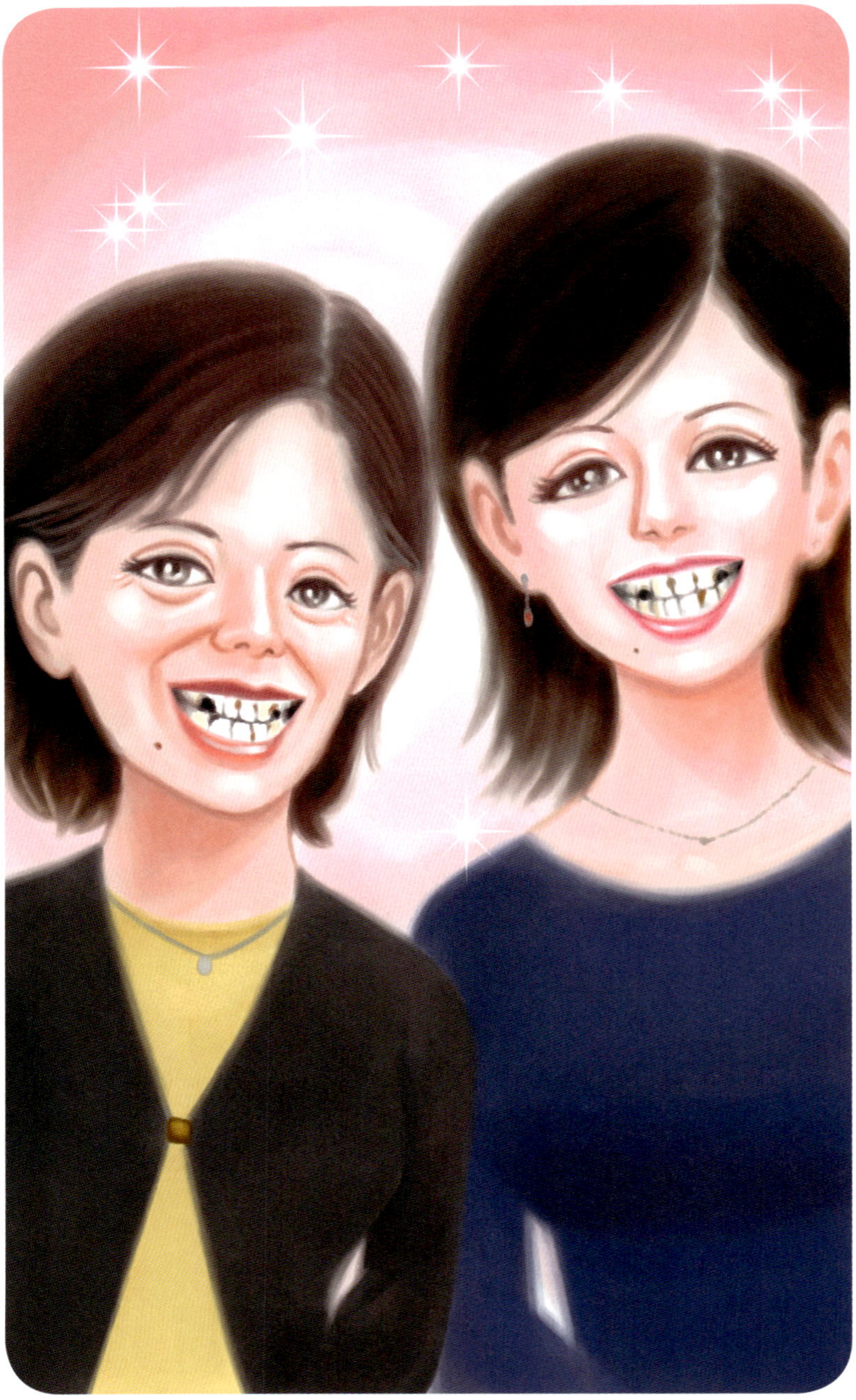

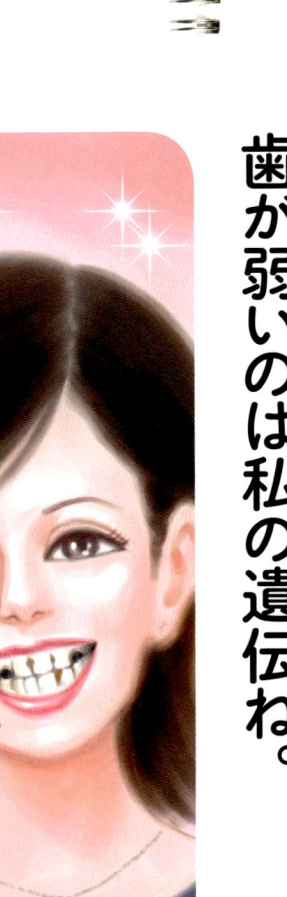

顔はかわいいのに、
笑うとむし歯が見えるのがねえ。
いっしょに買い物してると、「姉妹ですか？」なんていわれるけど、
口のなかまでこうもそっくりとはね。
ホント、遺伝ってコワイわあ。

「親の歯が悪いから、歯の質が遺伝して子どももむし歯になりやすい」なんて信じているかたもいらっしゃるようですね。でもお子さんにむし歯が多いのは、遺伝のせいではありませんよ。むし歯はむし歯菌の感染によって起こる病気なんですから。

生まれたばかりの赤ちゃんの口のなかには、むし歯菌も歯周病菌もいません。ですから、そのままいけば、一生むし歯にも歯周病にもならないはずです。

とはいえ実際には、そんなことはまずありません。家族がいっしょに暮らしていれば、家族の口のなかの菌がうつります。よくあるのが、親が子どもに離乳食を食べさせるとき、親が使ったスプーンを子どもに使ってむし歯菌がうつるケース。子どもが大きくなってからだって、親が使った箸やコップを子どもが使えば、親の口のなかの菌がうつります。むし歯だらけのお父さん、お母さんが使ったむし歯菌がウジャウジャついたスプーンで子どもにごはんを食べさせれば、子どもの口のなかもむし歯菌でいっぱいになってしまいますよ。

また、家族は生活習慣も似ているものです。ダラダラ食べをする、いつも甘い飲み物を飲んでいる、歯みがきをおろそかにするなど、家族みんながむし歯になりやすい生活をしていれば、口のなかの環境はますます似てくるでしょう。

そうは言っても、家族のスキンシップは日常生活のなかで欠かせないものです。そこで、むし歯や歯周病をうつさないためには、家族ぐるみで口のなかを健康な状態にしておくことです。

スキンシップをなくそう、なんて神経質にならずに、むしろ日ごろのていねいなセルフケアに加えて、定期的に歯科医院でプロのケアを受けて、愛する家族のために口のなかのむし歯菌を減らしましょう！

それから、ご両親の努力で、むし歯菌が少ないむし歯ゼロのお嬢さんが育ったとしても、大人になってからむし歯菌をうつされることもあります。口のなかがどんな状態かもわからない見ず知らずの人とキスするなんて、口の健康を考えればもってのほか。お嬢さんの合コンの前には、相手グループに唾液検査をしてきてもらいたいくらいですよね、親としては。

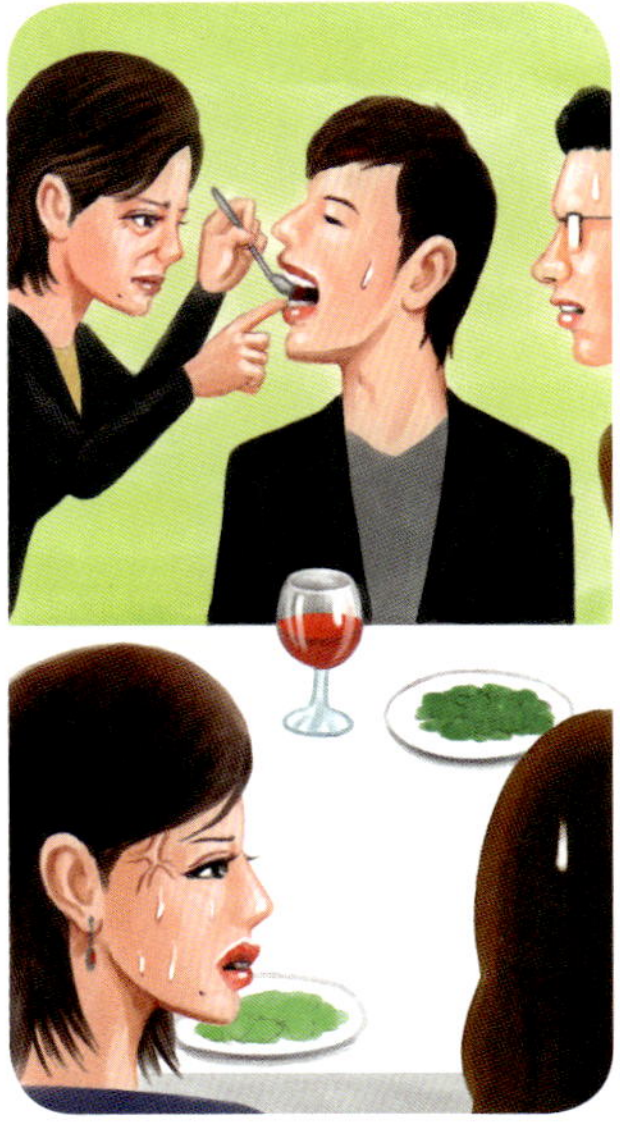

むし歯が多いのは遺伝のせいではありません！
おそらくご家族からむし歯菌がうつったんです。
ていねいなセルフケアに加え
定期的に歯科医院でプロのケアを受けて
家族ぐるみで予防しましょう。

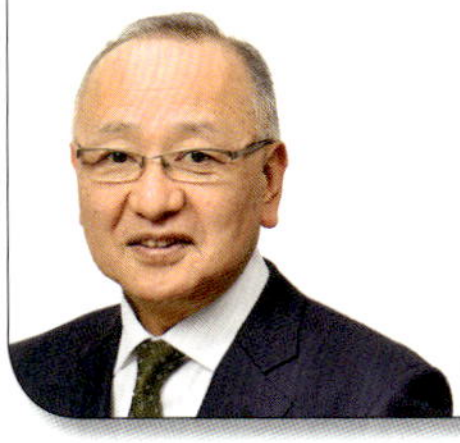

Dr. 田上順次

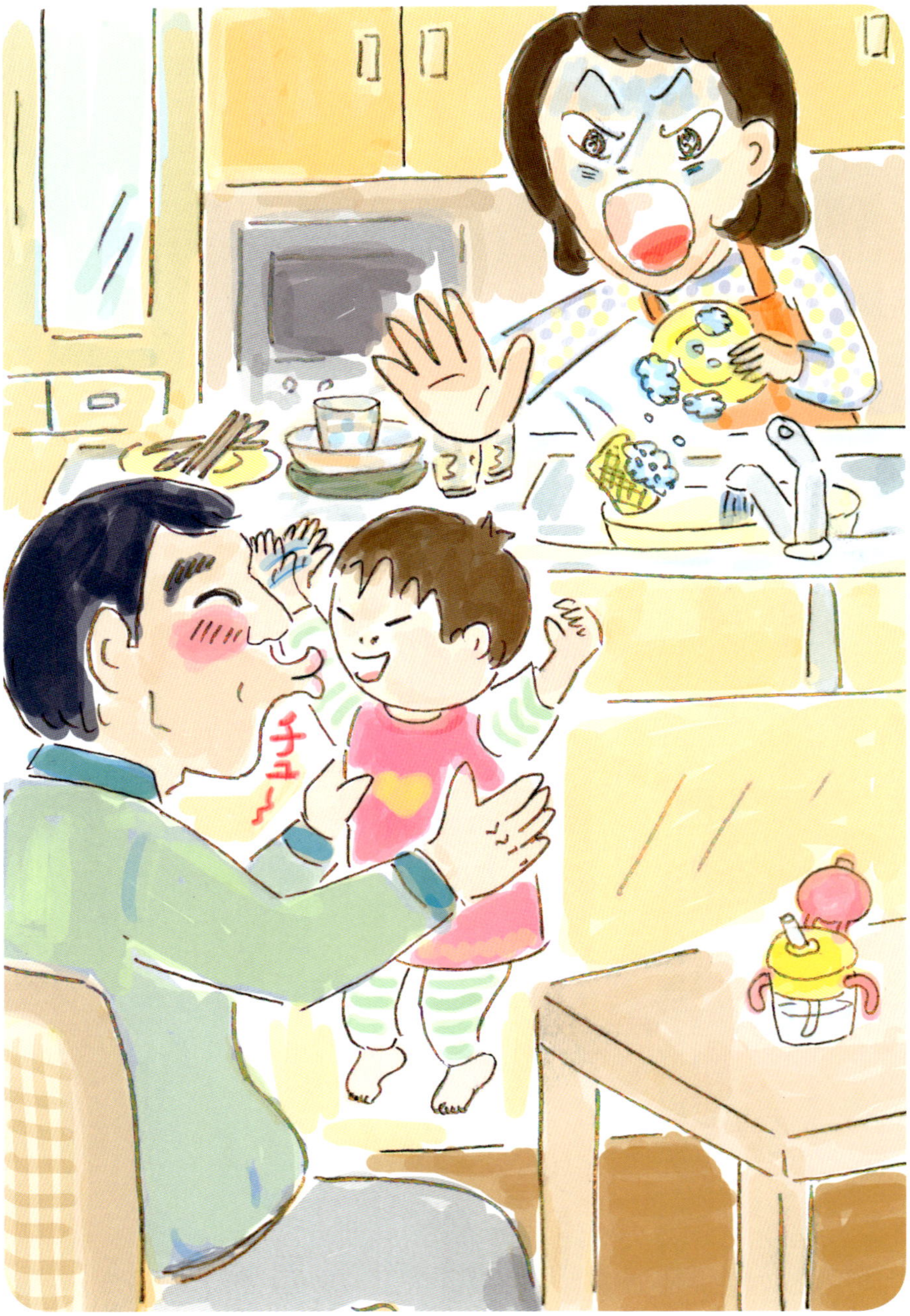

子どもにキスなんかしちゃ絶対ダメ。
むし歯菌がうつっちゃうんだからね。
ちょっとパパ！　やめなさいよ～。

むし歯って、

感染症なんだって。ねえ、知ってた？　ショックだわー。
つまりむし歯は親から子にうつるのよ！
うちは、きっとスキンシップしすぎだわよ。
あっ、またチュッチュしてる！　ちょっと聞いてんの?!

お子さんのむし歯予防に一生懸命なおかあさん。すばらしいですね。「むし歯が細菌による感染症だ」なんて、よく勉強もなさってがんばってますよね。

たしかに、生まれたての赤ちゃんのお口のなかにはむし歯菌はいません。それなのに大人になるころには、ほとんどの人のお口のなかにむし歯菌が棲みついています。私たちは、育ってくる過程のどこかで、後天的に周りの人からむし歯菌をもらっているのです。

むし歯の多いかたのお子さんにむし歯が多いと、「歯の弱いのが似た」なんてよくいいますよね。でもそういうとき、私たち歯科の専門家が心配するのは、むしろ、親御さんのお口にたくさんいるむし歯菌が、お子さんにたっぷりうつっているんじゃないか、ということです。軟らかい乳歯がむし歯になったり、生え変わった永久歯につぎつぎにむし歯ができたりして、結果的に、親御さんと同じような、むし歯の多い人生を歩んでしまうことがあるからなんです。

ただ、そうはいっても、親御さんがお子さんを抱っこして、頬ずりしたりキスしたりしてかわいがれる時期というのは、過ぎてみれば本当に短い、貴重な時間ですからね。むし歯予防のために、スキンシップを制限しなくてはならないというのは、ちょっと残念ですよねえ。

そこで私が提案したいのが、スキンシップを制限するのではなく、むしろご両親のお口のなかから「むし歯菌を減らす」という方法なんです。

ご両親が、歯科医院で定期的にお口の健診と歯のクリーニングを受け、ブラッシング指導もしてもらうといいんですよ。お口のなかのむし歯菌がぐっと減りますからね。

そうすれば、食事のときにスプーンの共用を避ける程度で大丈夫。キスくらいしたって、どうってことありません。赤ちゃんを大切に思う気持ちを中心にして、輪を描くようにむし歯予防が広がっていくといいですよねえ。おじいちゃんやおばあちゃんも巻き込んで、ぜひはじめてみてください。

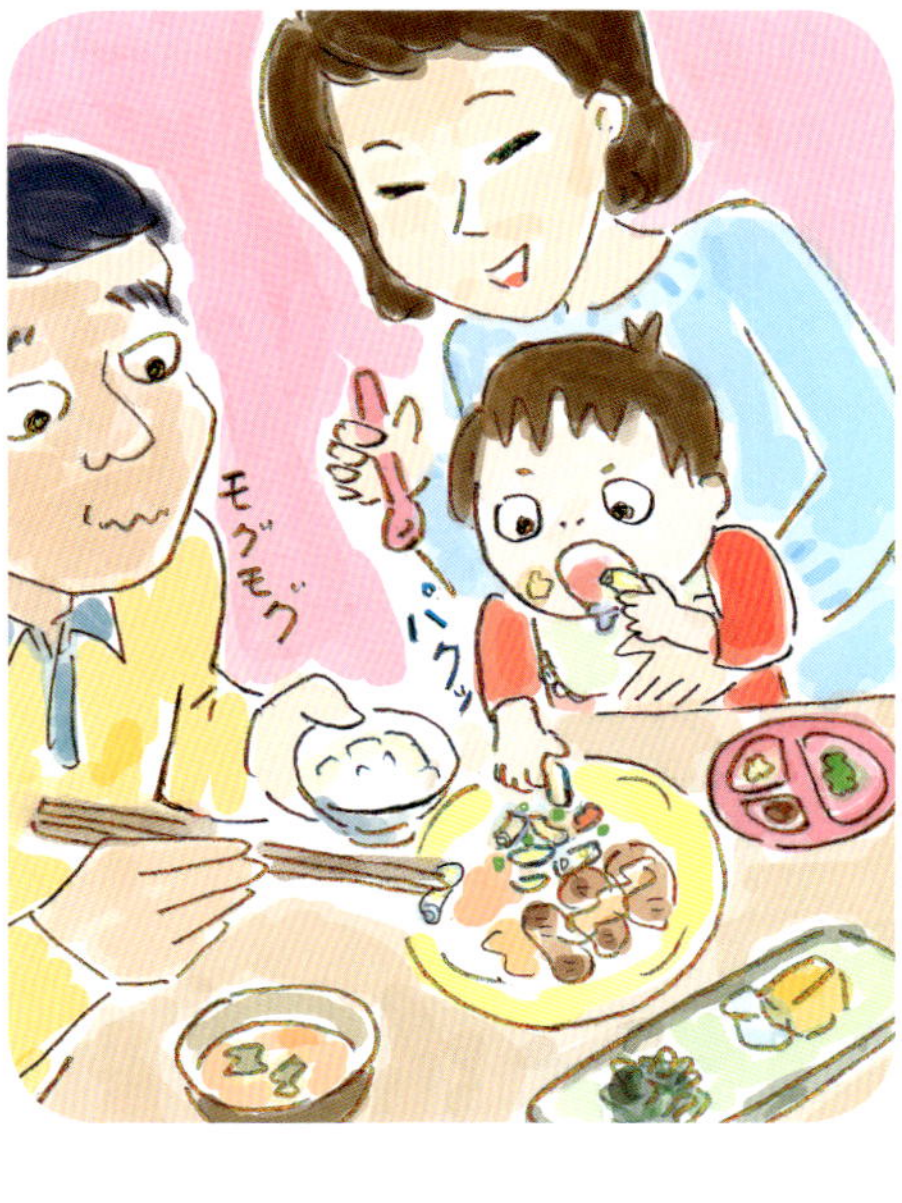

スキンシップをなくす努力より、ご両親のむし歯菌を減らしてお子さんのむし歯菌感染を減らすほうが、建設的な努力で、おすすめですよ。

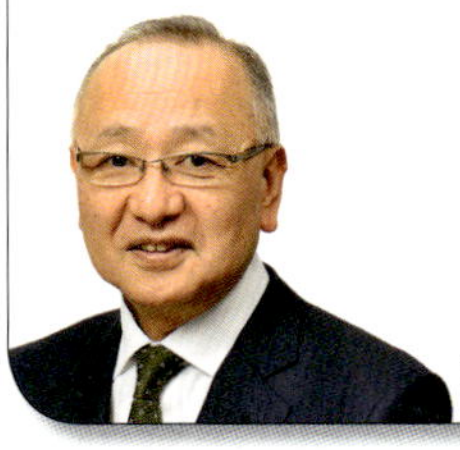
Dr. 田上順次

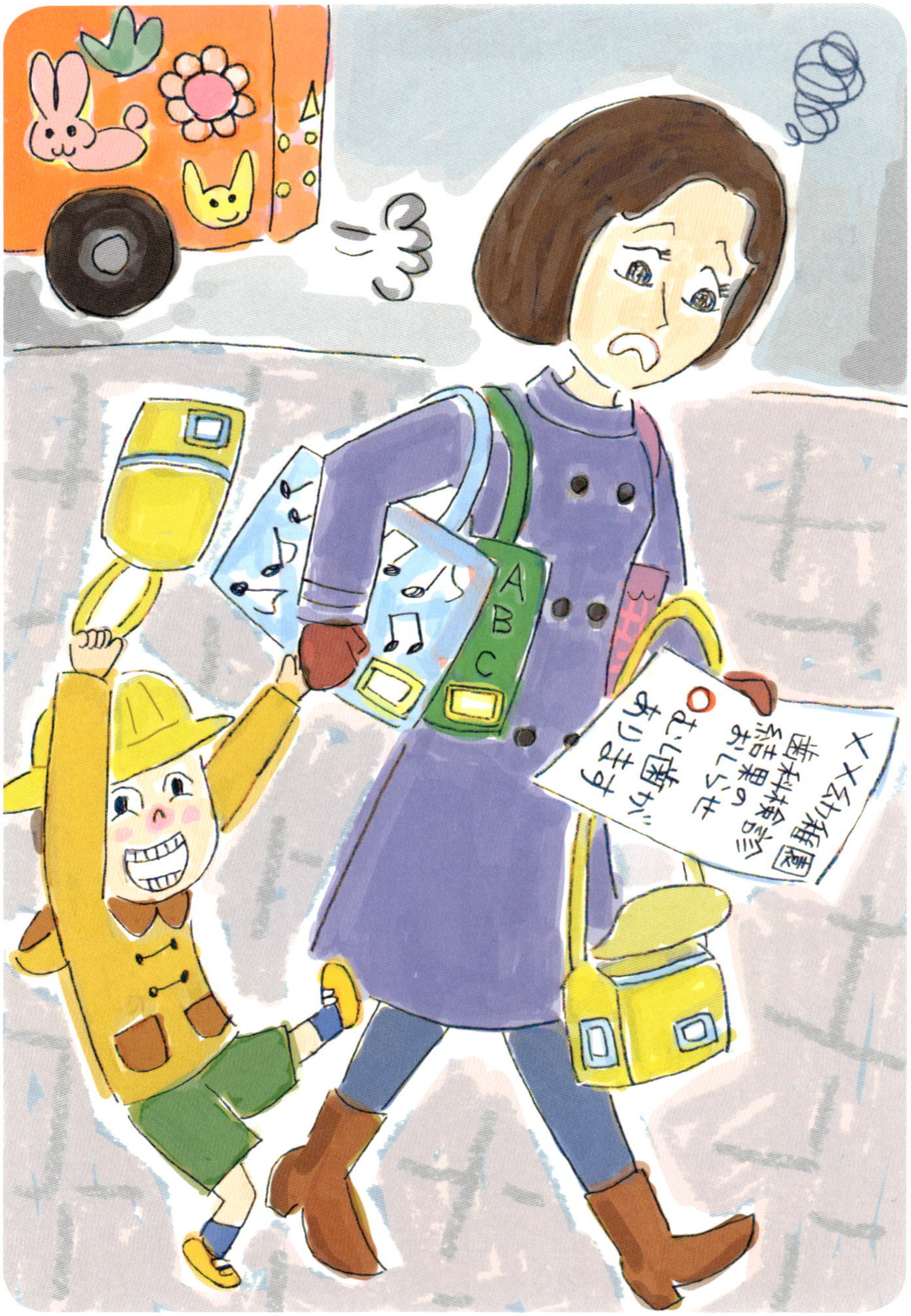
××幼稚園
歯科検診結果のおしらせ
○むし歯がありますA
B
C

この子、むし歯があるって。
はじめての歯医者かあ、面倒だし気が重いなあ。
ま、どうせ抜け替わるんだしこのままでもいっか。

息子が幼稚園の

歯科健診でひっかかっちゃった。
でも乳歯はいずれ生え変わるから、放置してもどうってことないでしょ?
永久歯なら、もちろんすぐに連れて行くけど……。
しばらく様子みようっと。

乳歯のむし歯ですか。

乳歯は軟らかくむし歯が進みやすいうえ、歯の溝は深く、歯の間にも食べかすが挟まりやすいので、放っておくと悪くならないかと心配です。

というのも、乳歯のむし歯はじつは永久歯の健康に大いに影響するんです。乳歯はいっぺんに生え変わらず、順番に生え変わっていきますよね。もし、むし歯の乳歯が残っていて病原菌がウヨウヨいるお口に、エナメル質が未成熟で若い永久歯が生えてきたら……？

それから、乳歯のむし歯は永久歯の成長をジャマすることがあります。乳歯のすぐ下では次に生える永久歯が作られていますが、乳歯の歯根までむし歯が広がると、永久歯の赤ちゃんにダメージを与えてしまうのです。歯の形が正常に育たなかったり、エナメル質が十分に育たなかったりすることがあります。

また、乳歯は永久歯に生える位置を案内するガイド役も担っています。むし歯が進行し乳歯の形が崩れていると、永久歯の生える場所がズレてしまうのです。たとえば、永久歯の6歳臼歯が生えるとき、隣の乳歯が崩れていると、本来の場所より前に詰めて生えてしまいます。すると、後続の永久歯の場所が足りず、歯並びが悪くなってしまいます。

ですから、はじめての歯医者さんはドキドキでしょうが、一度診てもらったほうが安心でしょうね。それもなるべく早いうちにね。そのほうがより小さな治療ですみますし、ごく小さなむし歯なら、歯科医が定期的に診て、フッ素(フッ化物)などを使って進行を止めれば、永久歯に生え変わるまで治療なしでうまく保《も》たせられることもあるんです。

上手にお口の管理をし、小さな治療ですませれば痛くないしラクなんだということを幼い頃に知ることはとても大事なことだと思います。歯医者さん嫌いになると、大人になってもつい検診や治療が後手にまわって、歯で苦労しやすいのです。永久歯が生えてから、などと言わず、乳歯のころから予防のための受診をはじめてください。

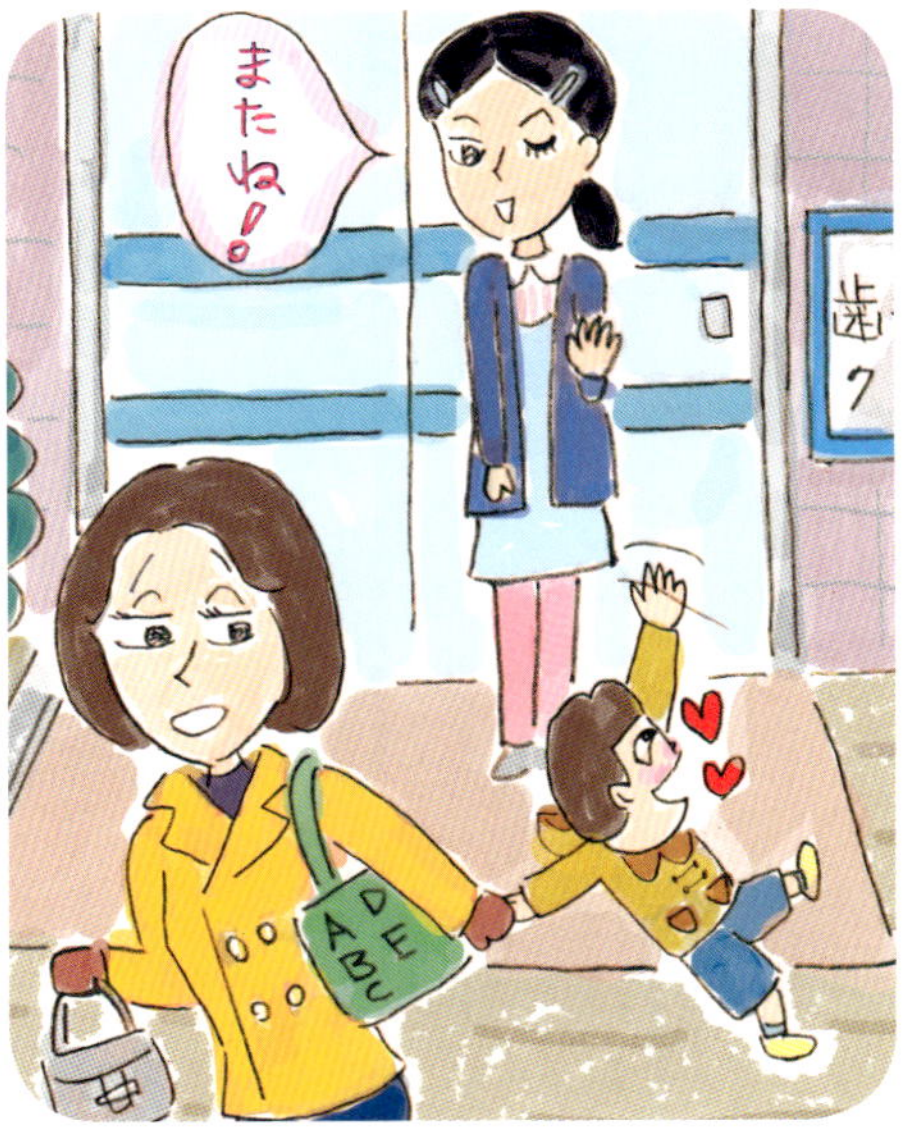

乳歯だからと油断していると、永久歯の健康と成長に悪影響を与えることも。なるべく早くに診てもらいましょう。予防のための定期受診もおすすめですよ！

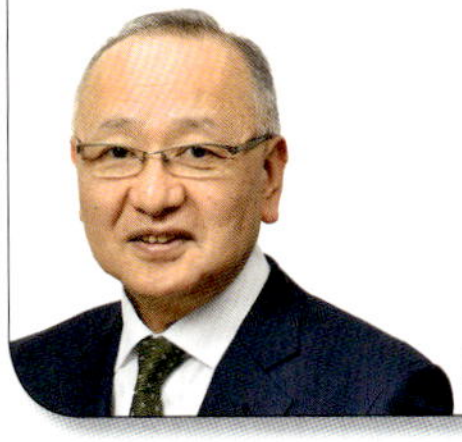

Dr. 田上順次

うちの子の奥歯のミゾ、むし歯が心配。シーラントしたほうがいいのかしら。かえってむし歯になるって話も聞くけど?

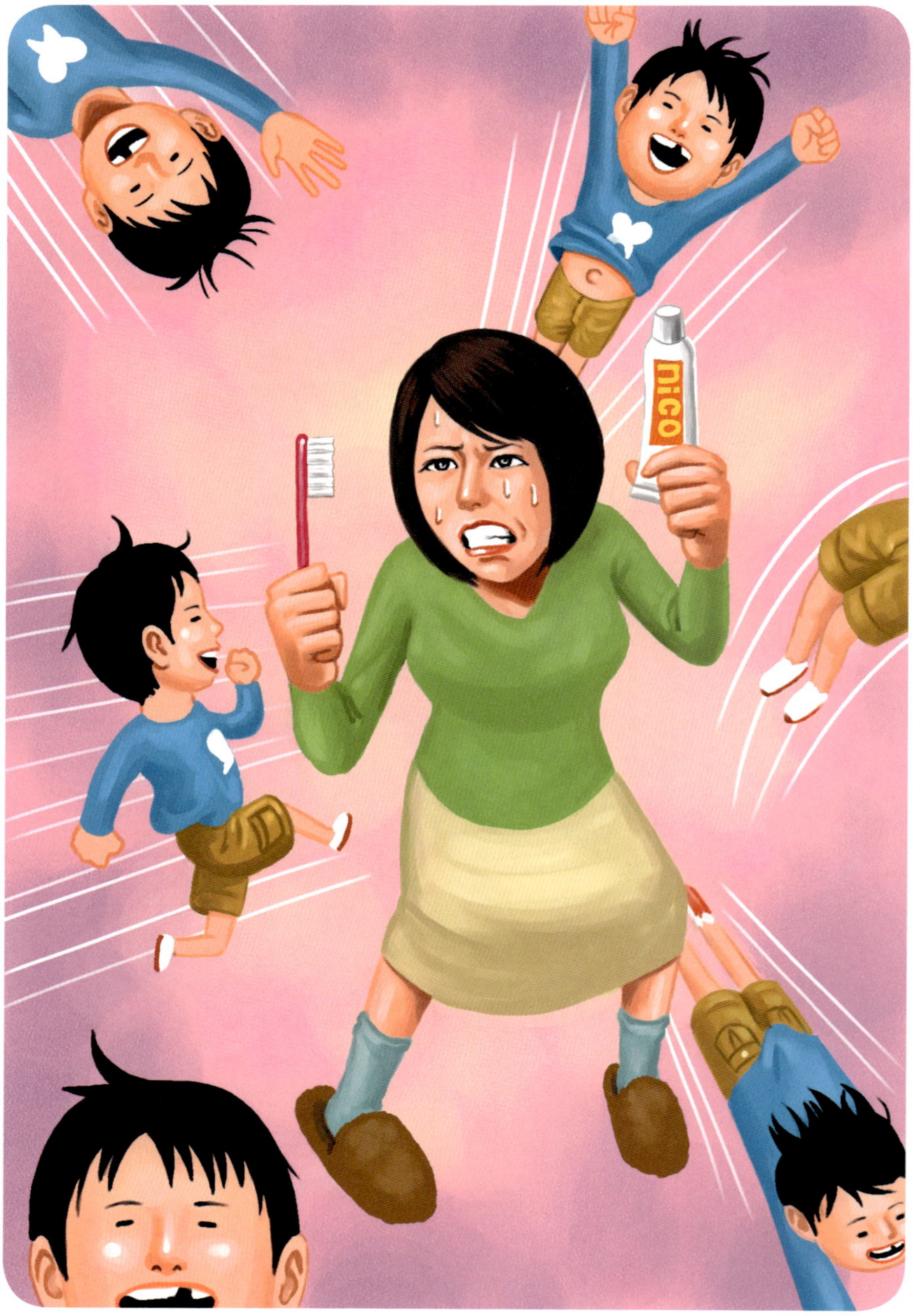

夜の仕上げみがきのとき、

うちの子ちっともジッとしていてくれないから、毎日の歯みがきが
ていねいにできなくて困っちゃう。むし歯ができやしないかドキドキよ。
奥歯にシーラントすべきかどうか、迷うわ。
むし歯にはしたくないんだけど、どうしよう。

お子さんの歯みがきが思うようにいかず、ご心配なお母さん、お父さんは多いんじゃないでしょうか。仕上げみがきのときジッと口を開けていてくれれば助かるのですが、そうはいきません。まして自立心が芽生えてからは、仕上げみがき自体をさせてくれなくなりますよね。

しかし、生えたての乳歯や永久歯は軟らかく、とくに奥歯はまだ摩耗していませんから噛み合わせ面のデコボコも大きい。むし歯菌の出す酸に弱く、汚れも溜まりやすいです。

なかでももっとも心配なのが「小《しょう》窩裂溝《かれっこう》」という奥歯の細く深いミゾなんです。歯ブラシが届かないほど深く、いくら歯みがきを頑張《がんば》っても掃除することができません。歯みがきプラス、何か工夫が必要です。

そのひとつめは、フッ素（フッ化物）を使って歯を丈夫にすること（フッ素なら唾液といっしょに「小窩裂溝」のなかに届きます）。ふたつめは、シーラントという歯と同じ色の樹脂（レジン）でこのミゾをバッチリ埋めて守ってしまうことです。

これなら汚れが溜まりませんし、酸にもさらされないのでむし歯になりにくく安心です。ただし、毎日しっかり噛んで食べているとシーラントは傷みますし、ときどき欠けたり取れたりすることもあります。

「シーラントをするとかえってむし歯になりやすい」というのは、欠けたり、取れたりしているのに気が付かないで油断していると、汚れが溜まってむし歯になってしまうよ、という意味なんです。シーラント自体がむし歯の原因になるわけではありませんのでご安心ください。

そこで、シーラントをしてからも、定期検診を受けて、欠けたり取れたりしていないか、チェックしてもらうことがとても大事です。そして毎日歯みがきで汚れを落とし、フッ素を使って歯を丈夫にしていきましょう。

シーラントは、むし歯のリスクの高いお子さん（唾液検査を受けるとわかります）にはとくにおすすめ。歯が軟らかくむし歯になりやすい時期を上手にしのぎましょう。

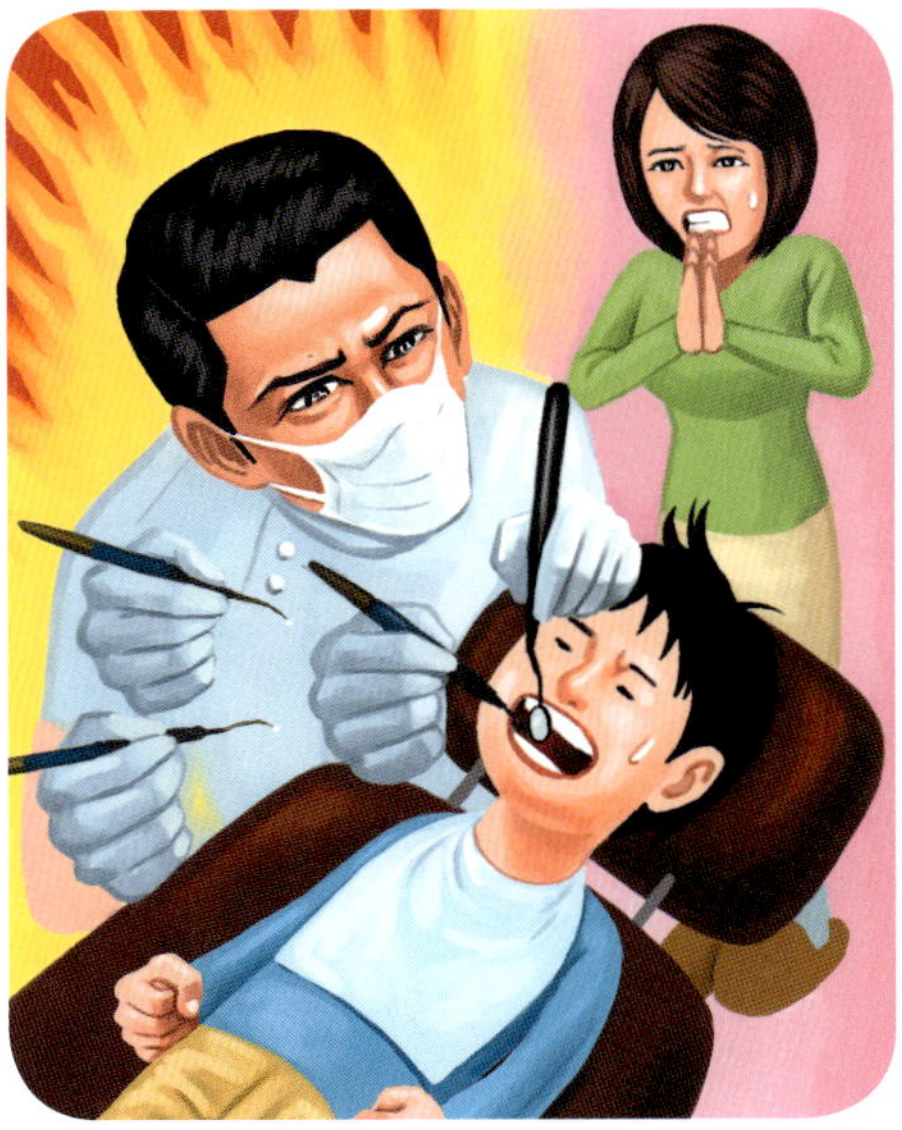

歯ブラシの届かないミゾがあるならぜひシーラントを。シーラントしたあとは、欠けてきていないか定期検診でチェックしてもらうのを忘れないようにお願いします。

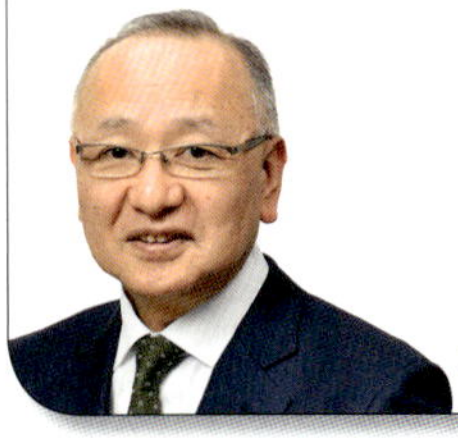

Dr. 田上順次

生えたての赤ちゃんの歯に、歯みがきは必要ない？

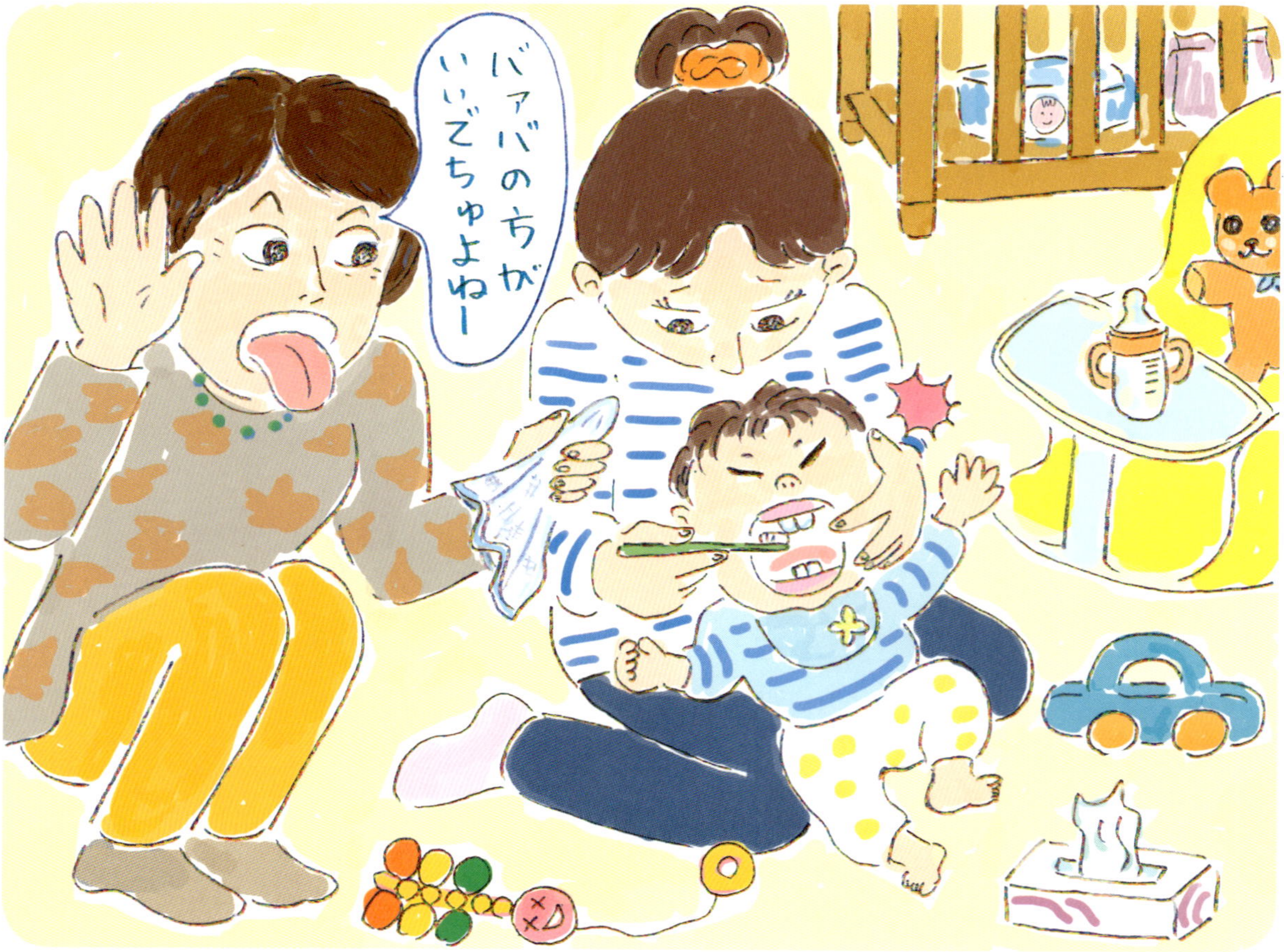

まあー、もう歯みがき？

おっぱいと離乳食だもの、歯なんて汚れやしないわよ。
私たちの頃は、ガーゼでチョチョっと拭けばいいって言われたものよ。
うがいもまだできないんだもの。え、フッ素？　まだ早いでしょ。
ネー、歯みがきなんてイヤでちゅよねー。ベロベロバー。

お孫さんがかわいくて仕方がないんですね。でもね、私は子育て中のお母さまがたにこうお伝えしています。「ちっちゃな前歯が生えてきたら、1日に一度でよいので、ぜひ歯みがきをしてあげてくださいね」って。

赤ちゃんは、まだ飴もチョコも食べないし、歯みがきしなくても大丈夫なんじゃないかとお思いかもしれません。

でも、歯の表面や、歯と歯のあいだには汚れが溜まるんです。とくに哺乳瓶やマグがいつもあたる前歯は注意が必要な場所なんですよ。

赤ちゃんが動き回って歯みがきするのが難しい、と困っているなら次善の策として、「歯と歯のあいだにフロスをして、あとはガーゼで拭いてあげてみては？」とアドバイスしています。ホルダーについたフロスを使うとササッとできておすすめです。

お母さまがたからよく聞かれるのが、「フッ素はいつ頃から使えばいいですか？」という質問です。歯が生えてきたら、フッ素（フッ化物）入りジェルなどを使いましょう。生えたての歯にはフッ素の効果がより高いんですよ。安心して使っていただきたいですね。歯ブラシや、ガーゼにつけて使うといいですよ。フロスも忘れずに。

ただし、奥歯が生えてくる頃にはガーゼは卒業です。噛み合わせの溝を歯ブラシでよくみがく必要が出てきますから。もちろんフロスはそのまま続けましょう。

反抗期の2歳近くになってから、甘いおやつが好きだからと急に歯みがきをはじめても、なかなかうまくいかず、歯みがきが嫌いになってしまうこともあります。赤ちゃんの頃からお口のなかを触わられることに慣れさせておくって大切です。

この調子で仕上げみがきを続ければ、むし歯ゼロで成人を迎えるのだって夢じゃありません。

赤ちゃんの頃からの口腔ケアをおすすめしている歯科医院も増えています。世代間でもしも意見が割れたら、一度相談してみるのもいいと思いますよ。

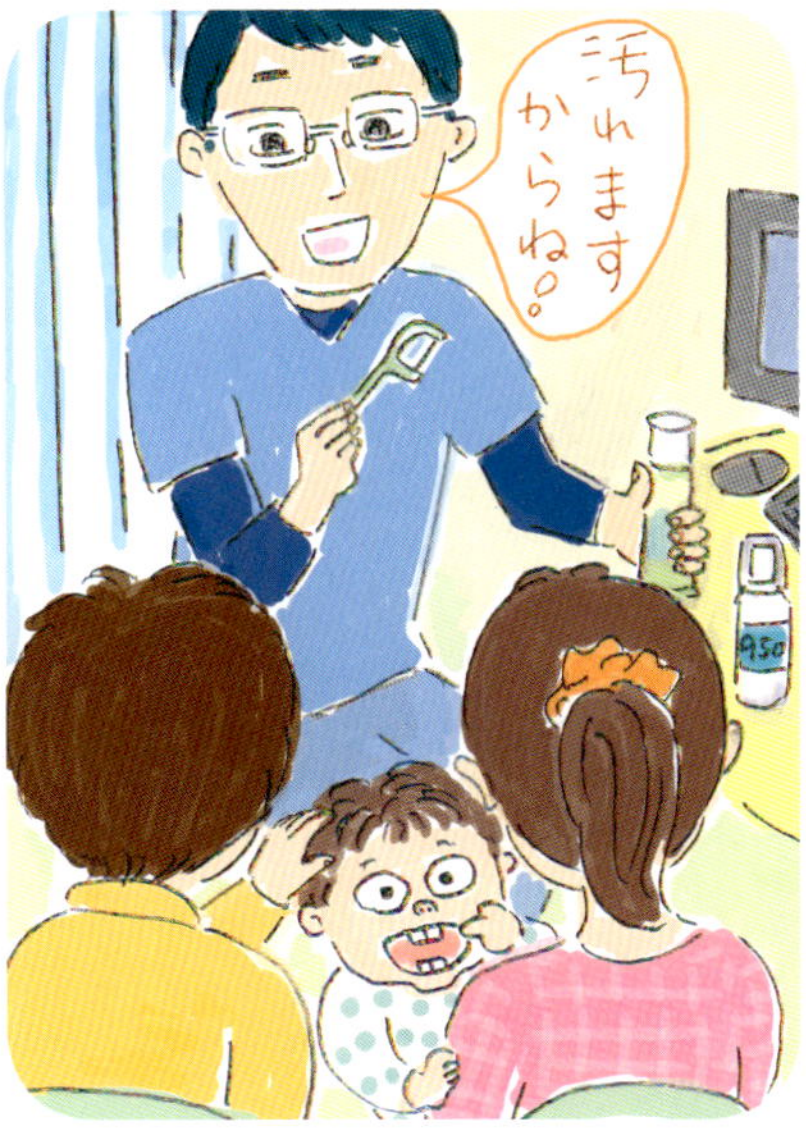

歯が生えたら歯みがきをはじめましょう！じつは、歯が生える前だって口腔ケアは大切。ミルクの汚れをガーゼで拭いてあげましょう。乳幼児用フッ素ジェルやスプレーも売られています。うがいなしで大丈夫なので安心してお使いくださいね！

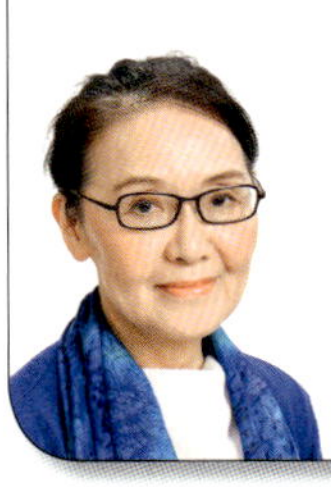

Dr. 桃井保子

頑張って治療を終えたら
効果的なむし歯予防の仕方を
歯医者さんに教わって
さっそくはじめましょう!

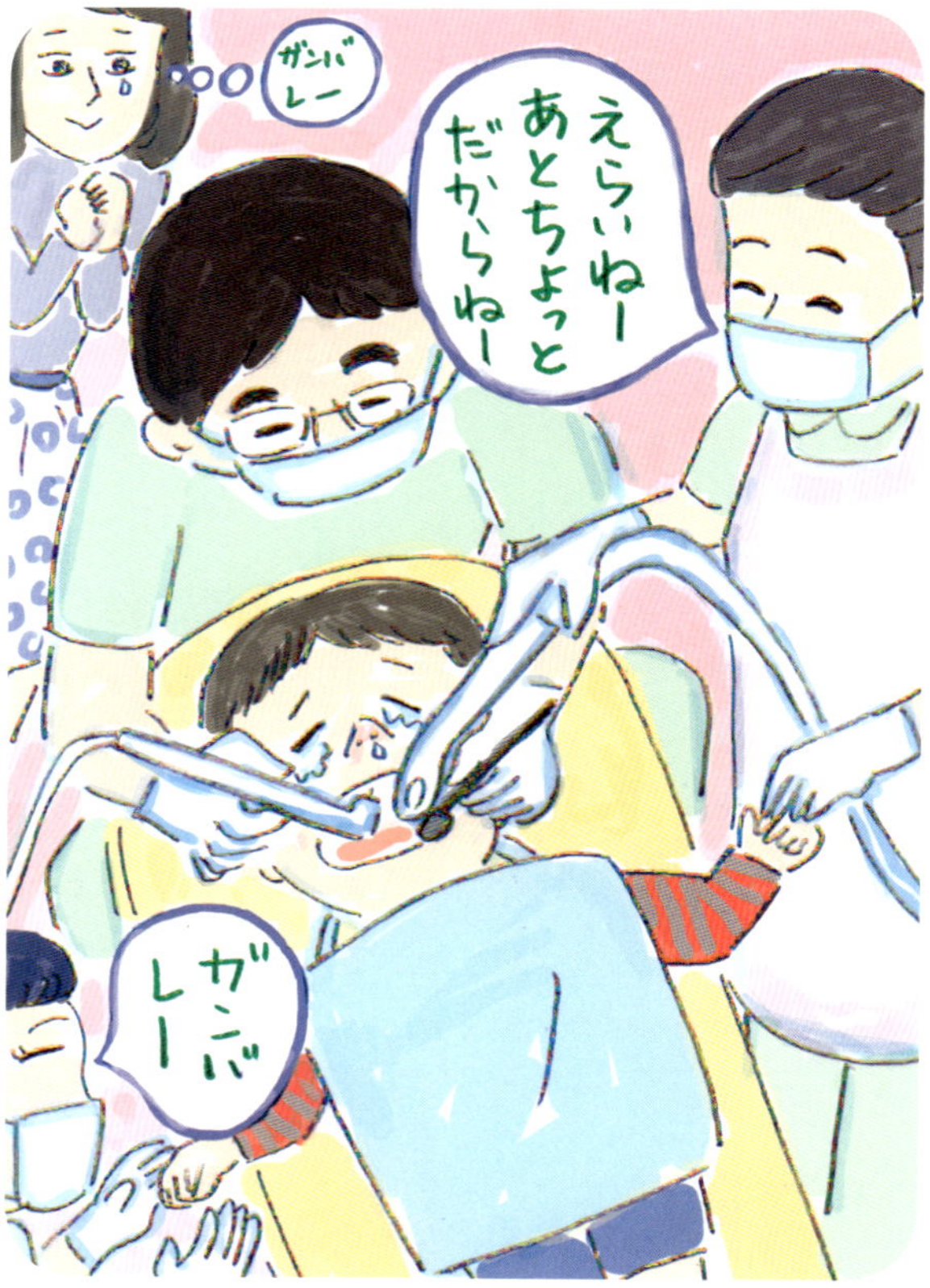

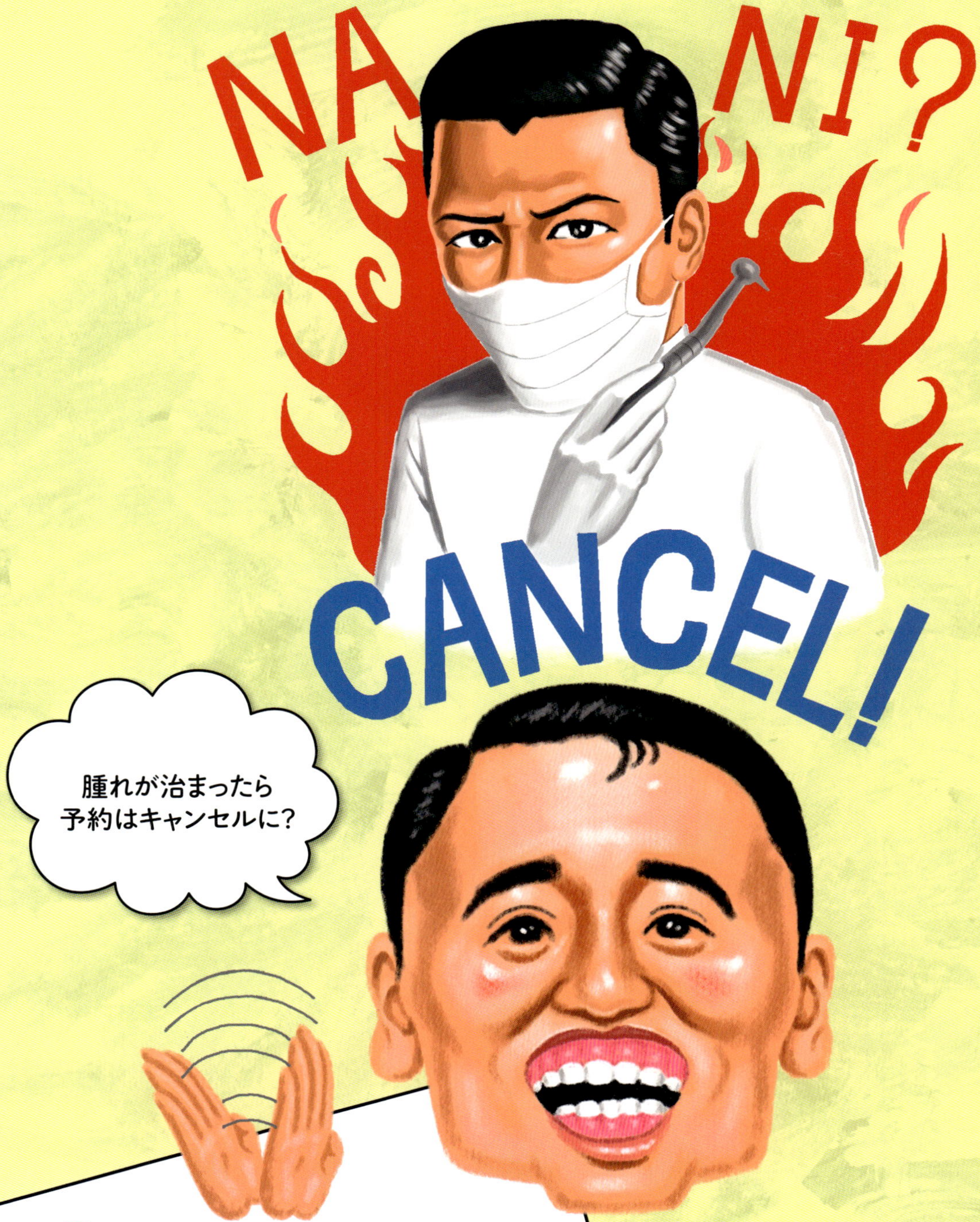

第2章

歯周病 これホント!?

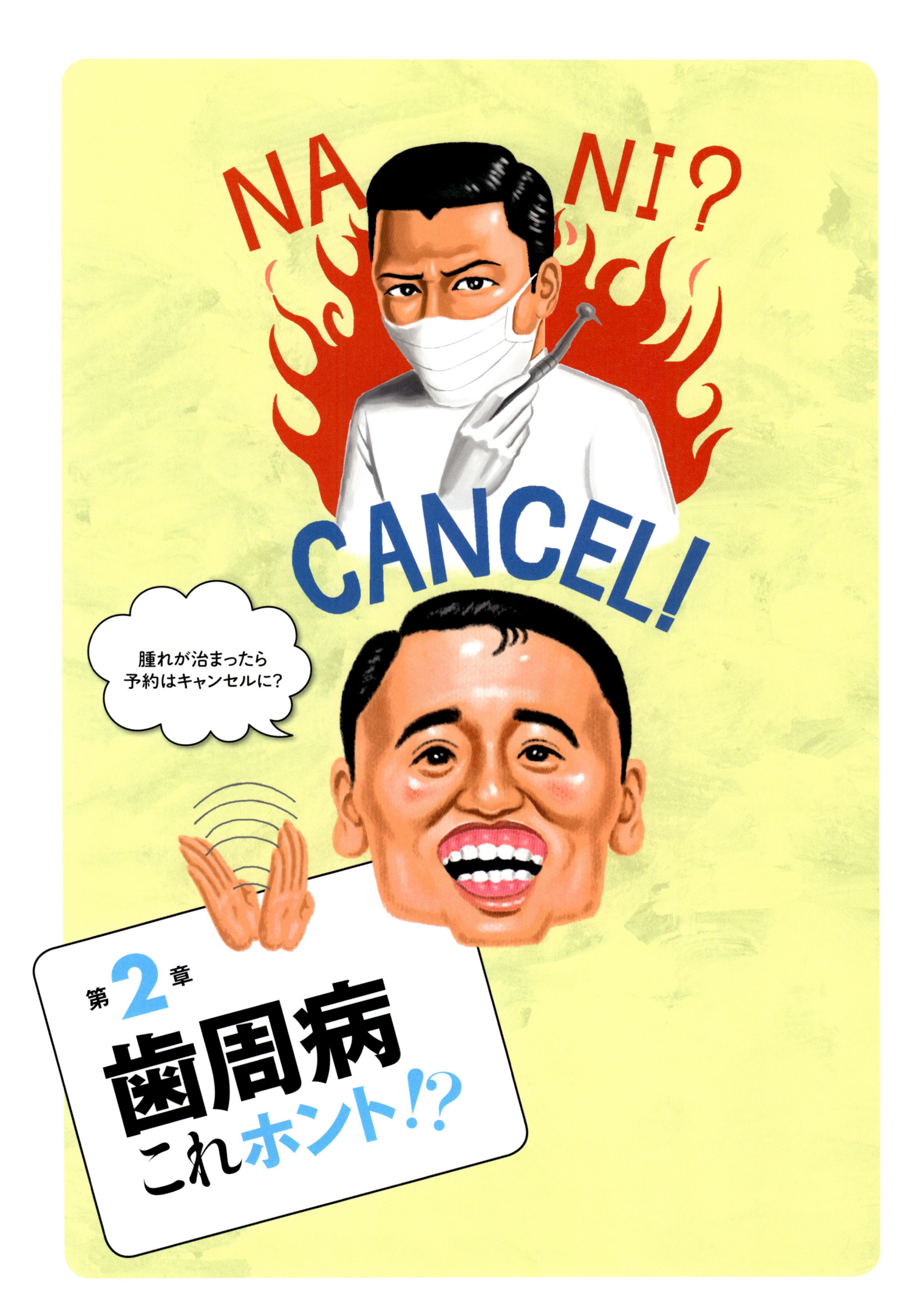

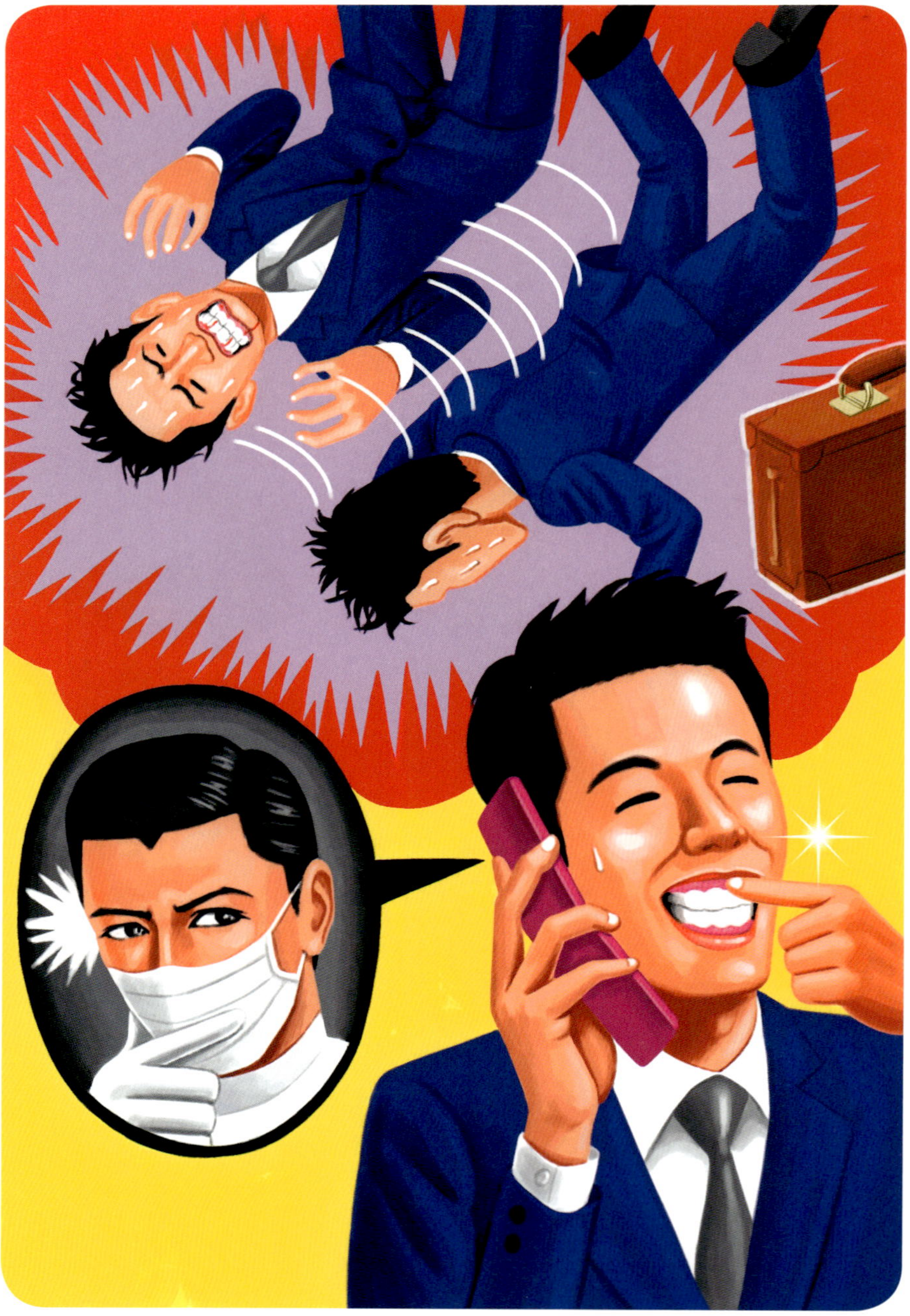

先週の出張中、歯ぐきが腫れて痛くて参ったよ。
歯医者の予約、夕方に入れてあったんだけど
平気になってきたぞ？ キャンセルしちゃお。

痛いときは

「先生、今すぐお助けをー！」って感じ。

でも、前もそうだったけど、何日かすると治るんだ。膿が出たからかな。

オレって自己治癒力高い？

「あ、鈴木です。すいませーんキャンセルで」

どうやらその症状は歯周病だね。疲れたときなんかに、一時的に歯ぐきが腫れて痛むでしょ? で、放っておくと症状が治まる。何度か繰り返しているようだし、このままではまずいなあ。

歯周病は「沈黙の病気」と呼ばれているの、知ってる? まったく痛みがないままゆっくりと炎症が進んで、歯を支える骨が破壊され、ついには歯を失ってしまうという困った病気なんです。

とはいってもまったく症状がないわけではない。歯ぐきから血が出たり、歯ぐきが浮くような感覚があったり。でも痛まないから放っておく人が多いんだよね。で、もっと進んじゃうと、からだの抵抗力が落ちたときなんかに、ワッと急性の症状が出るんだ。歯ぐきが腫れたり、膿が出たり、痛んでとてもつらい。

だけど、からだに抵抗力が戻ってくると、急性の炎症は治まって痛みも引っ込んでしまう。一見治ったように見えるけど、これは残念ながらそうではない。歯周ポケットのなかで炎症を起こしている歯周病菌を徹底的に減らさない限り火元は消えないし、歯を支える骨はジワジワと破壊され続けてしまう。だから、その予約をキャンセルしないで、どの程度の病状なのか、ぜひ診てもらわなくちゃ。

治療方法は、手間と根気はいるけど非常に明解。ポケットのなかや歯の根についた細菌の巣「プラーク」(歯垢)を取り除き、歯周病菌を減らして炎症を止める。スケーリングやルートプレーニングという外側からの掃除で治療するんだけど、あまりに深くプラークが入り込んで外側から掃除しきれないときは、歯ぐきを切開し、すみずみまできれいにします。

これらは細菌を減らすのが目的だから、じつは患者さんの歯みがきも立派な治療なんだ。でも、深い歯周ポケットの奥に歯ブラシは届かないし、プラークが石灰化した硬い歯石は自分じゃ取れないからね。そこで、われわれの腕が必要となるわけ。

ただ、治療には限界がある。重度だと手の施しようのないこともあるんだ。手遅れにならないうちに治療をはじめよう!

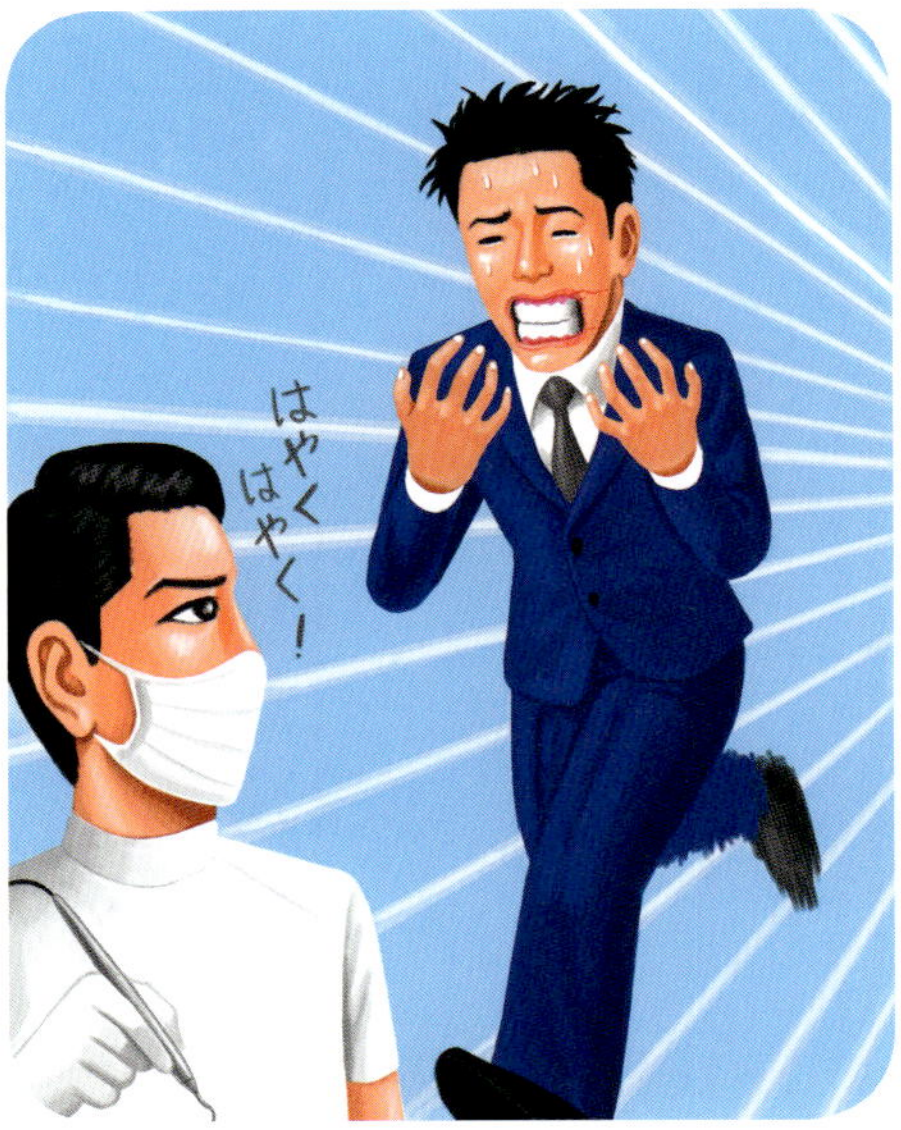

そのキャンセル待った!!
このまま痛みや腫れを放っておくと
ついには歯が抜けちゃいますよ。

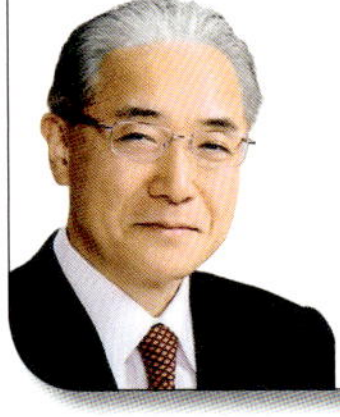
Dr. 伊藤公一

歯周病?
ああ、歯ぐきの病気ね。

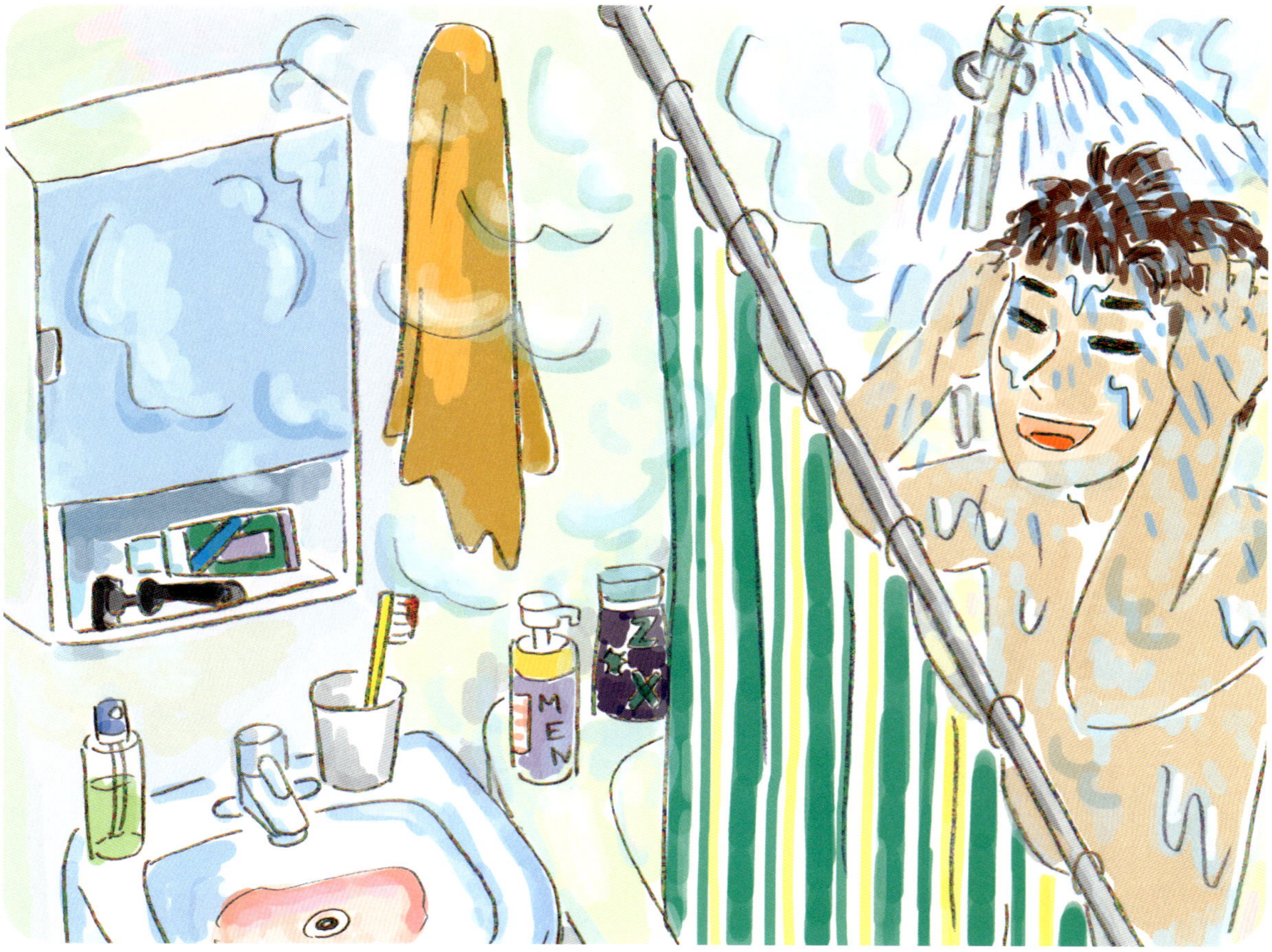

え? 歯周病?

ああー、歯ぐきから血が出るってやつでしょー?
俺も歯みがきすると、いつもちょっとは血が出るけどさあ。
歯医者で治療したほうがいいって? そんな大げさな。
血なんかいつもすぐ止まるよ。ちっとも痛くないし、ぜーんぜん困ってないから。

歯周病を歯ぐきだけの病気だと思ってますね？　大いなる誤解です。歯周病は、たしかに最初は歯ぐきが腫れるだけ。でも進行すると歯を支える骨がなくなって、歯が抜けてしまう。しかも相当悪くならないと痛くない。だから逆にこわいんです。

歯みがき後、短時間で血が止まります。そのたびに治った気がするのかもしれませんが、それも間違いです。炎症は治ってない。治ってないから次の日も血が出る。毎日みがいているのに、なぜかって？

歯ブラシが届かない歯ぐきの溝の奥までプラーク（細菌のかたまり）が入り込んでいるからですよ。

歯周病のごく初期、歯肉炎なら、溝が浅いから汚れも溜まりにくく歯ブラシが届くかもしれません。でも、毎日血が出るような状態が続くと溝が深くなり、奥に歯石がガチガチに付いてそれにプラークがからみつく。こうなると、どうやったって自分では取り除けないのです。

歯周ポケットのなかの汚れがひどくならないように、毎日の歯みがきで口を清潔にすることは、もちろん必須です。でも、隠れたところもきれいにしないとダメ。しつこいバイオフィルム（細菌とタンパクなどの膜）や歯石を歯科で取ってもらわないと。まさにボンドやコンクリートのようにくっついているのですから、プロにしかできない仕事です。

日本人が清潔好きだなんて、本当ですかねえ。何年も歯石を取らずに平気な人、いっぱいいるでしょう。口のなかですよ？　細菌がウヨウヨで炎症まであるのに。まだまだ歯科の啓発が足りないんですね。我々歯科医は猛省せねばなりません。

このまま放っておくと将来は入れ歯ですよ。日本では最低限の入れ歯なら保険でできますが、でもだからって、入れ歯になってもいいやと思っているわけではないでしょう？

周りの年輩のかたに聞いてみてください。入れ歯でどんなに不便な思いをしておられるか。悪くなってから歯医者に行けばなんとかなる、と勘違いするのは、そろそろやめなくちゃいけませんよ。

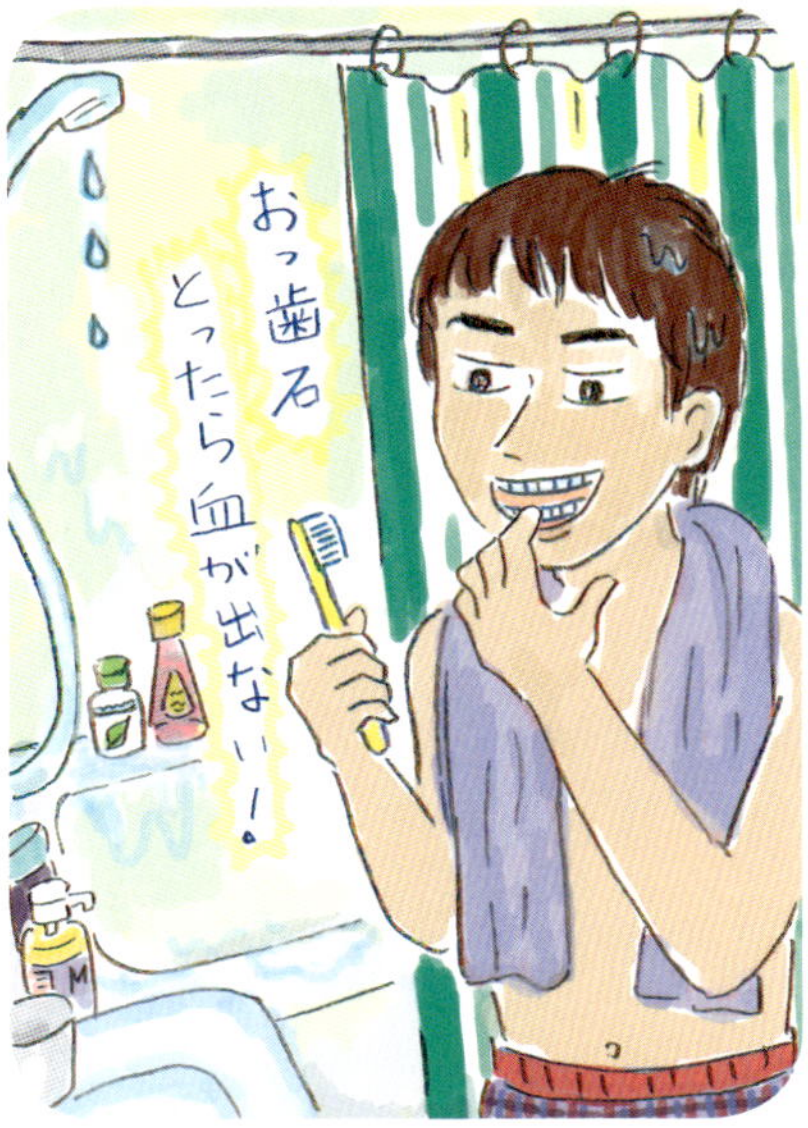

**歯ぐきのなかに細菌を溜め続けると
将来入れ歯になっちゃいますよ。
そろそろお口の将来像をリアルに想像して
半年に一度は歯周ポケットのなかの
お手入れに通いましょう！**

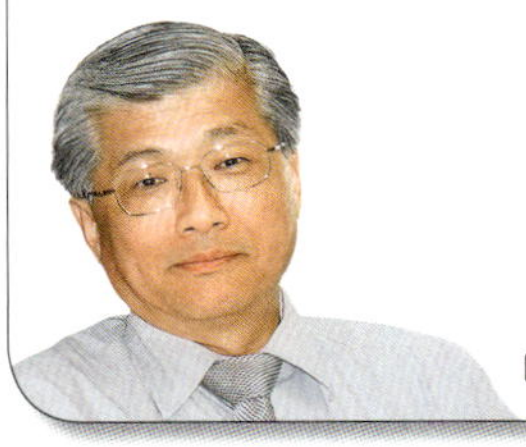
Dr. 八重垣 健

検証ファイル
#3

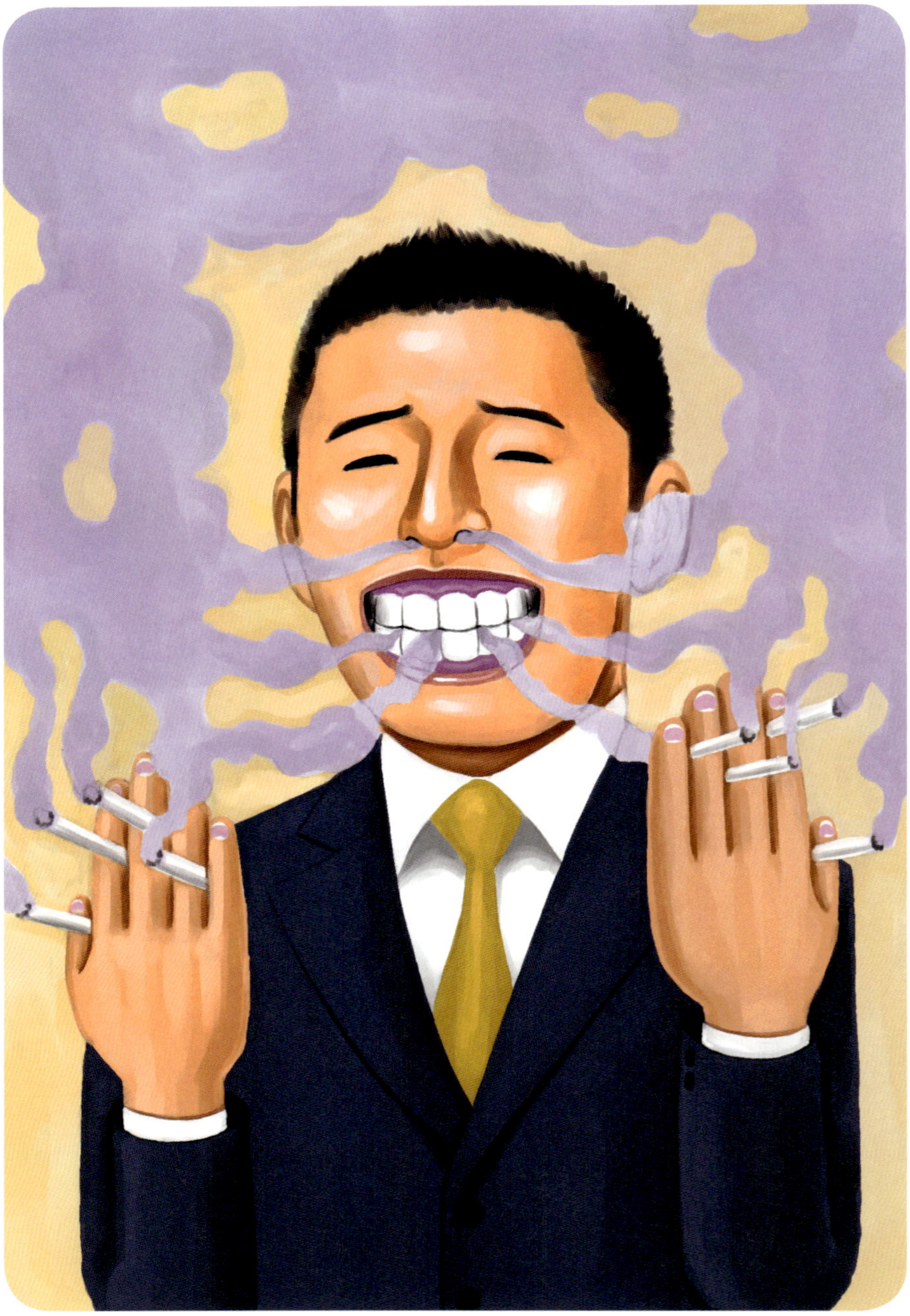

「タバコを止めましょう」って歯医者がいうんだ。
歯周病が悪化するからって。
でも、腫《は》れてないし血も出てないし。平気平気。

むし歯を治しに行ったら

「歯周病が進んでますよ」って。「治療しましょう。禁煙も」だって。
必要あるのかねえ。
だって、歯周病って歯ぐきから血が出るはずでしょ?
ほらね、ぜんぜん血出てないし。歯医者に通うのヤダしなあ。

歯

周病なのに歯ぐきが腫れていないっていうのは、喫煙者、とくにヘビースモーカーにはありがちなことなんだよね。なぜかっていうと、ひとつは、ニコチンの作用で血管が収縮して血行が悪くなるから。歯ぐきが軽い貧血状態になっているので、腫れにくいんです。

それから、免疫機能が低下するってこともある。歯周病菌に攻撃されると、ふつうなら炎症が起きて、歯ぐきが腫れたり血が出たりするよね。これは、からだが歯周病菌を「異物だ」と認識して戦おうとするから起こるんだ。炎症というのは、免疫機能が働いてからだを守ろうとすることで起きるわけです。

ところが、タバコを吸っていると、免疫機能が低下しているから、歯周病菌がたくさん攻めてきても、からだが「異物だ」っていう反応をちゃんとしてくれないんだな。で、攻められているという認識が薄いからしっかり戦ってくれない。だから結果的に腫れにくいし、血も出にくい。困っちゃうよね。

「腫れていないから大丈夫」と思いたいだろうけど、炎症が起きていないようでも、歯周病菌がいれば被害は確実にこうむっている。むしろ免疫力が劣えている分、病気の進行はノンスモーカーよりも早いんだ。歯周病の怖いところは、歯ぐきが腫れるだけでなく歯の周りの骨が溶けてしまうこと。ヘビースモーカーは病気の自覚が遅れがちなうえ、悪化するスピードも早いから、その分歯周病で歯を失うリスクが大きいんだ。

むし歯の治療をしたときに、歯周病もいっしょに発見できてさいわいでした。治療のために撮ったエックス線写真に、歯を支えている骨が溶けているのが写っていたのかもね。さっそく歯周病の治療をはじめましょう。治療で歯周病菌を減らして、歯周病の進行を止めることです。

この際、タバコも値上がりしたことだし、思い切って禁煙にチャレンジしたら？　口のなかも、からだも、健康を維持するには自己管理から。タバコを止めて免疫機能が回復すると、治療の効果もグッと上がりますよ。

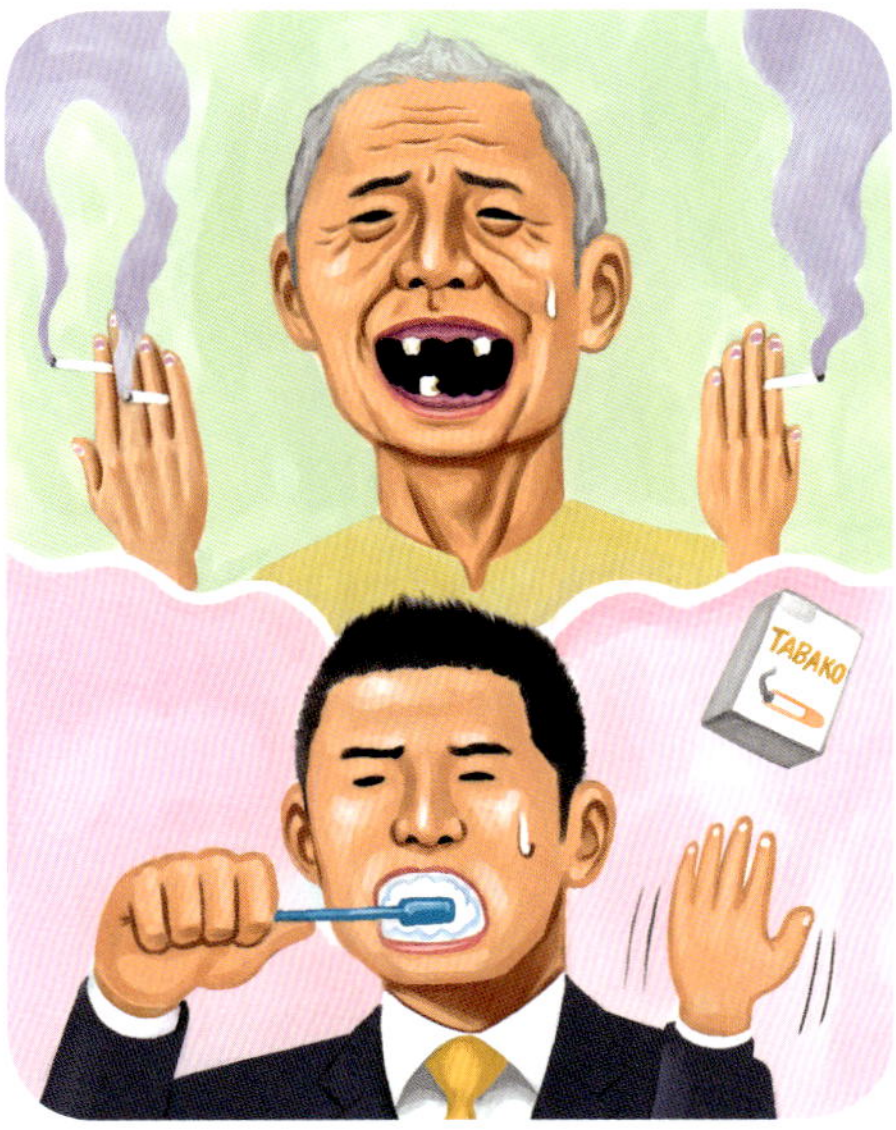

喫煙者の歯ぐきは腫れにくいんです。そのせいで、自分では気付きにくいし悪化するのも早いから、ぜひ治療を。

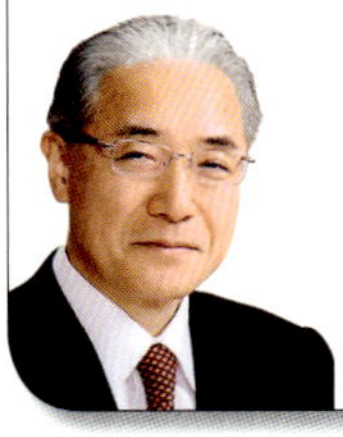
Dr. 伊藤公一

歯周病で血が出るときは歯ぐきに溜まった悪い血を出しちゃうといいらしい。

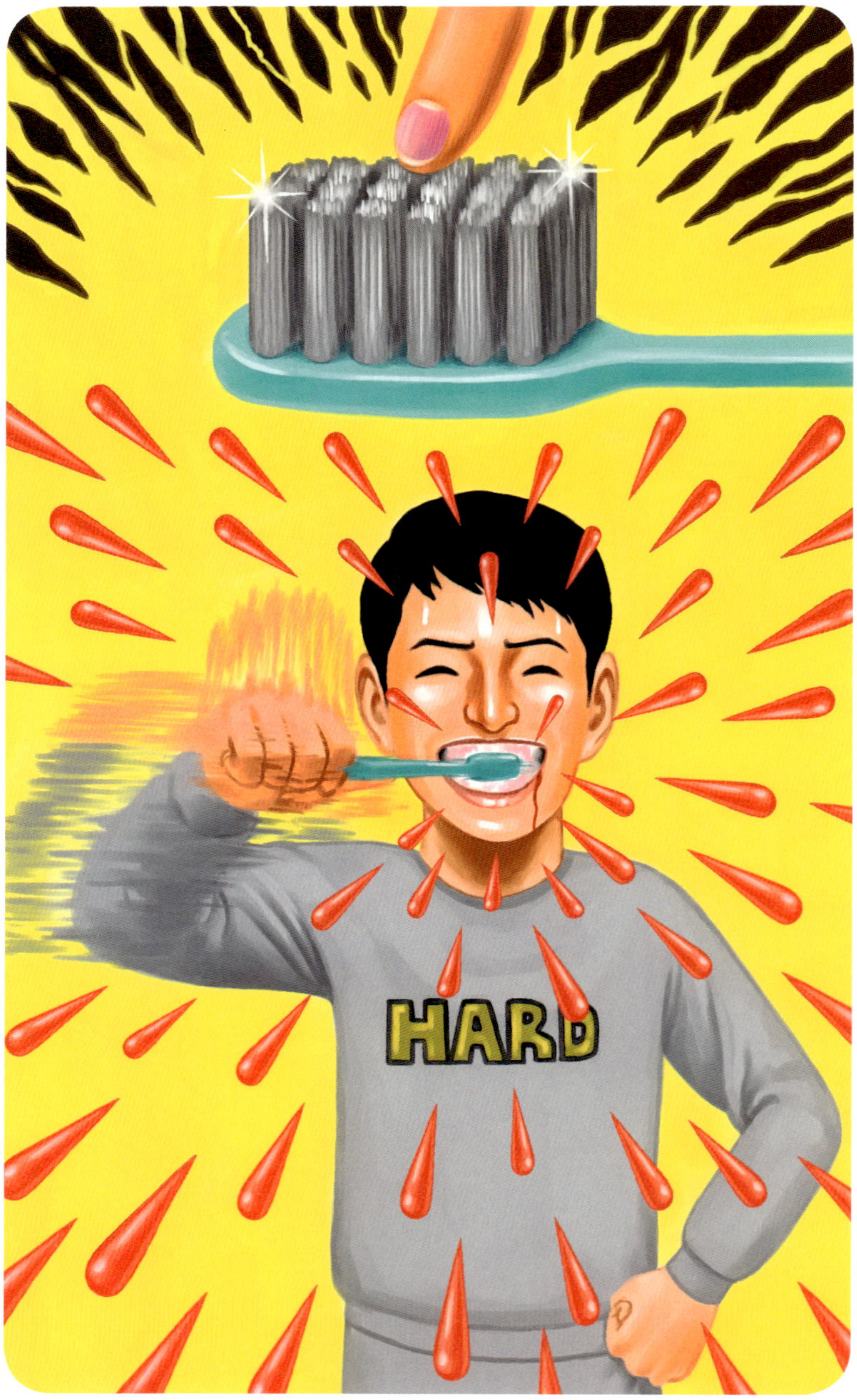

歯みがきすると

血が出るブヨブヨの歯ぐき。
いっそこの血、出しちゃうと治るんだってね。
そこで硬めの歯ブラシでゴシッ、ゴシッ!
ひえ、ヒリヒリして痛い!　しばらく歯みがきサボろうっと。

硬い歯ブラシでゴシゴシした!?
歯ぐきが傷だらけになって
痛くて歯みがきができなくなったら、
ますます歯周病が進んじゃいます。

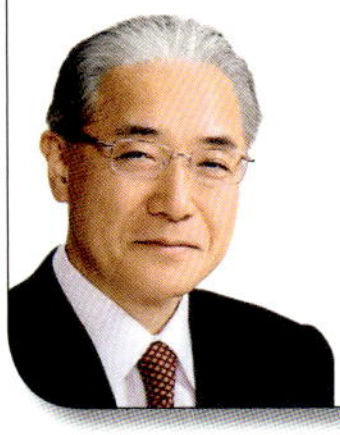

Dr. 伊藤公一

硬い歯ブラシで思いきりこすった？　ただでさえ炎症で充血して歯ぐきが破れやすくなっているのに、硬い歯ブラシでゴシゴシみがいたら。表皮はズルむけだな。気の毒に……。

「悪い血は出しちゃったほうがいい」なんて、それは昔の民間療法？　歯周病を治したいなら、歯ぐきを破って傷つけて出血させても百害あって一利なし。案の定、痛みで歯みがきできなくなっちゃったんでしょ？　まいったね。しばらくは、歯みがきするのがつらいでしょう。

歯周病でブヨブヨになった歯ぐきは、悪い血が溜まって腫れているんじゃないんだ。口のなかの細菌のせいで、歯ぐきに炎症が起こって腫れているんですよ。

歯ぐきを赤黒く腫らす細菌は、歯にベタベタつくプラークのなかにウジャウジャいる。だから、歯ぐきの腫れを治すいちばん効果的な方法は、口のなかをよく掃除してプラークを取り、細菌を少なくすることなんだ。

どんな人の口のなかだって、1日たてばプラークが溜まる。そこで毎日歯ブラシでていねいに掃除をすることは、単なるケアにとどまらず、歯周病の大切な治療でもあるんだ。だから毎日のていねいな歯みがきは、歯周病治療の大前提です。

硬い歯ブラシでゴシゴシすると、痛いからすみずみまでていねいに掃除できないでしょう。だから、歯ぐきの腫れている人にはことに、軟らかい歯ブラシを奨めます。毛先を歯と歯ぐきの境目にやさしく当て、細かく震わすように動かすと、軟らかい毛先が歯のすき間によく入り込んで、しっかりプラークを取り除いてくれるからね。

それから、プラークは歯ぐきの溝やポケットのなか、その周りに溜まった歯石にも入り込んでいる。歯石は自分では取れないから、歯科医院できれいに取ってもらおう。そうすると歯ぐきの溝やポケットのなかに隠れた細菌も掃除することができる。

しばらくは痛いだろうけど、歯みがきをサボるとますます腫れちゃうから、軟らかい歯ブラシでソフトなお掃除を続けてください。そして歯石取りが終われば、みるみる腫れが引いてピンク色の歯ぐきに。楽しみですね。

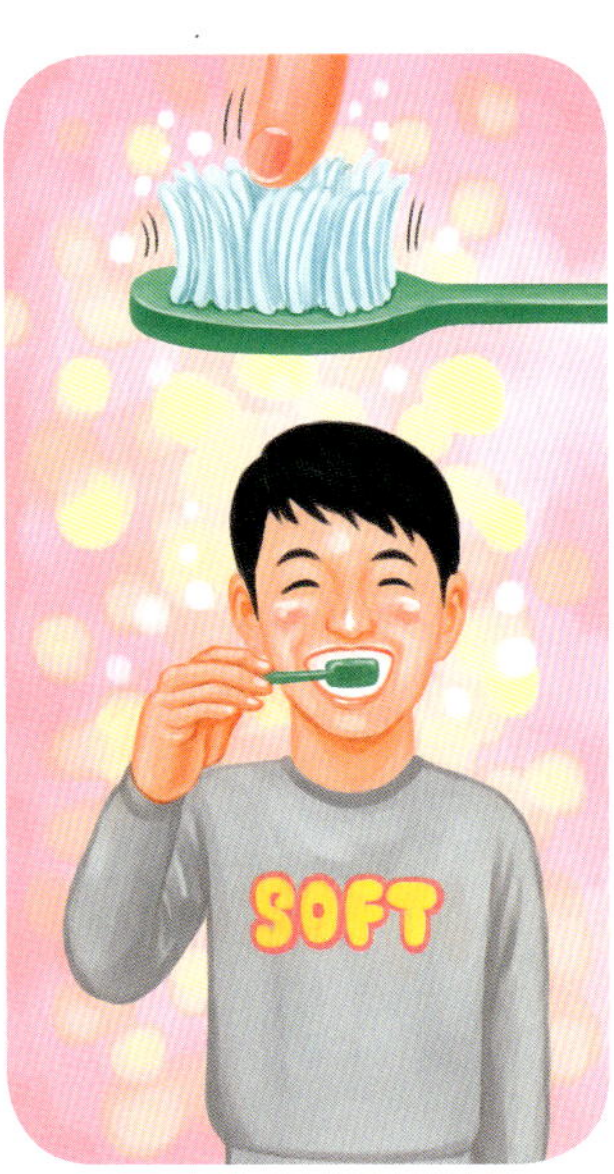

歯ぐきが赤黒くブヨブヨ。血も出てしまって。
それで毎晩粗塩でマッサージしているの。
歯ぐきも若々しくピンクに引き締めなくちゃ。

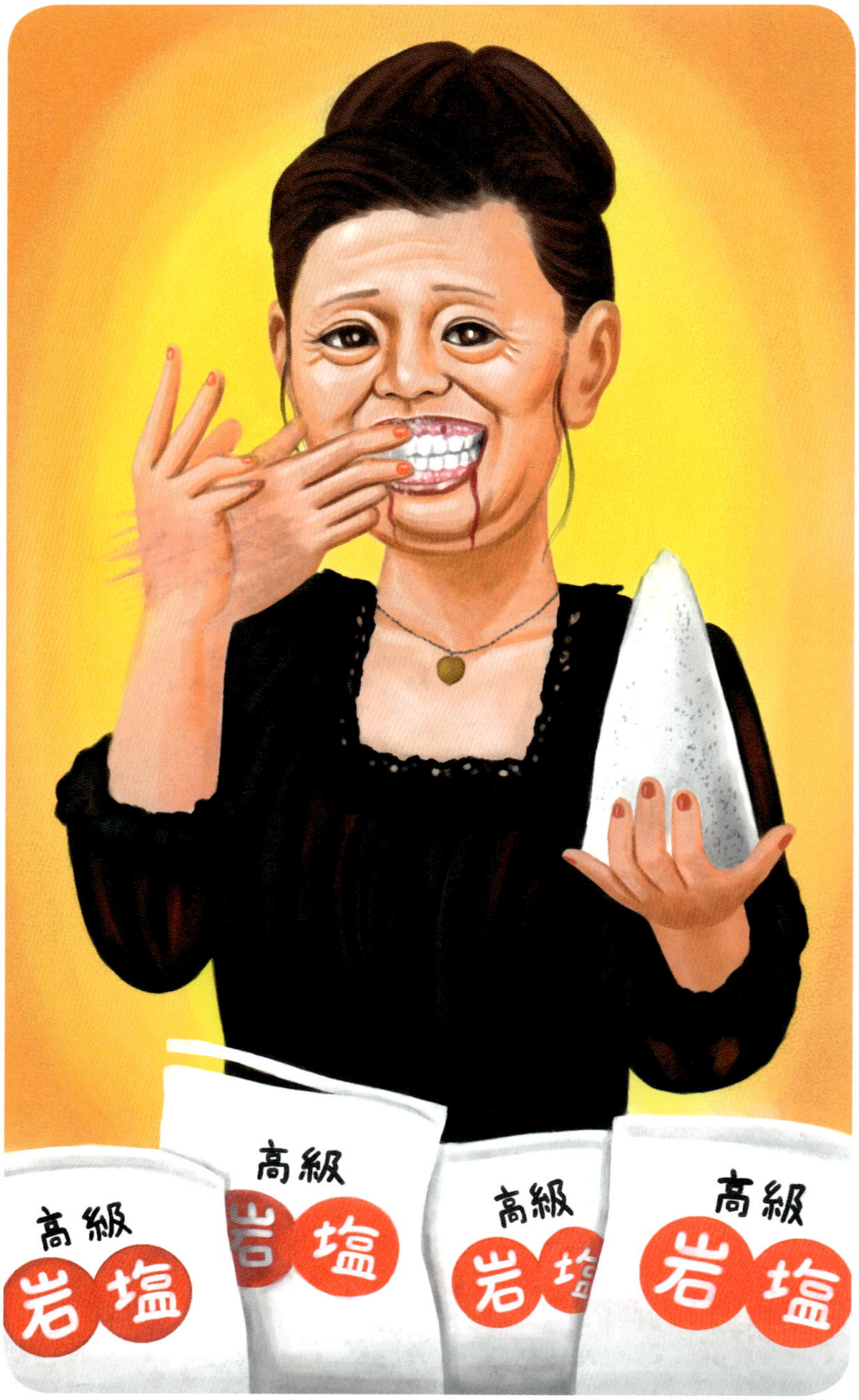

得意のホームエステ。

指先のしなやかなテクニックと粗塩の引き締め効果で、
いつかピチピチの歯ぐきに！
あら？ でもまた血が出てきた、いやねえ。
きっと塩が足りないんだわ。もうひと盛り使っちゃお。

漬け物じゃないんだから、歯ぐきを塩漬け(?)にするなんて、どうかと思うね。

赤黒くてブヨブヨしているって？ 歯ぐきが腫れている？ どうやら歯周病だな。

歯周病は、プラークのなかに棲む歯周病菌が炎症を起こす病気なんだ。だから、このブヨブヨを治すには、口のなかから歯周病菌を追い出すしか方法はない。

昔の日本人は塩で歯みがきをしていたし、たしかに塩には殺菌作用がいくらかある。でも、歯ぐきに塩を塗りつけてマッサージするだけでは、歯周病菌を殺せはしないし、腫れも引かないでしょう。しつこい歯周病菌を殺すには、もっと強い殺菌力が必要だからね。

それに、歯周病菌はプラークのなかにひそんでいて、歯や歯ぐきにくっついたり、歯ぐきの溝やポケットのなかにも隠れることができるんだ。歯ぐきの腫れをとるには、ていねいに歯みがきをして、プラークをかき出すこと。塩をこすりつけて揉んでも、すき間に入ってベタベタと付くプラークまでは落とせない。

それと、深いポケットの奥に入り込んで、隠れて悪さをする歯周病菌は、自分ではなかなか取れないから、これは歯科医院で取ってもらうといい。

顔の手入れにしたって、化粧水や保湿クリームを塗ってマッサージをするのは、洗顔をして化粧や汚れを取り除いてサッパリしてからでしょ？ 歯周病菌を溜め込んだままマッサージをするのは、汚れた顔にいきなりクリームを塗ってマッサージをするようなものだよ。

だから、これを治すには、まずは口のなかの歯周病菌を少なくしなくちゃ。マッサージでいくら血行がよくなっても、歯周病菌の出す毒素が減らなければ、歯ぐきの腫れは引かないからね。

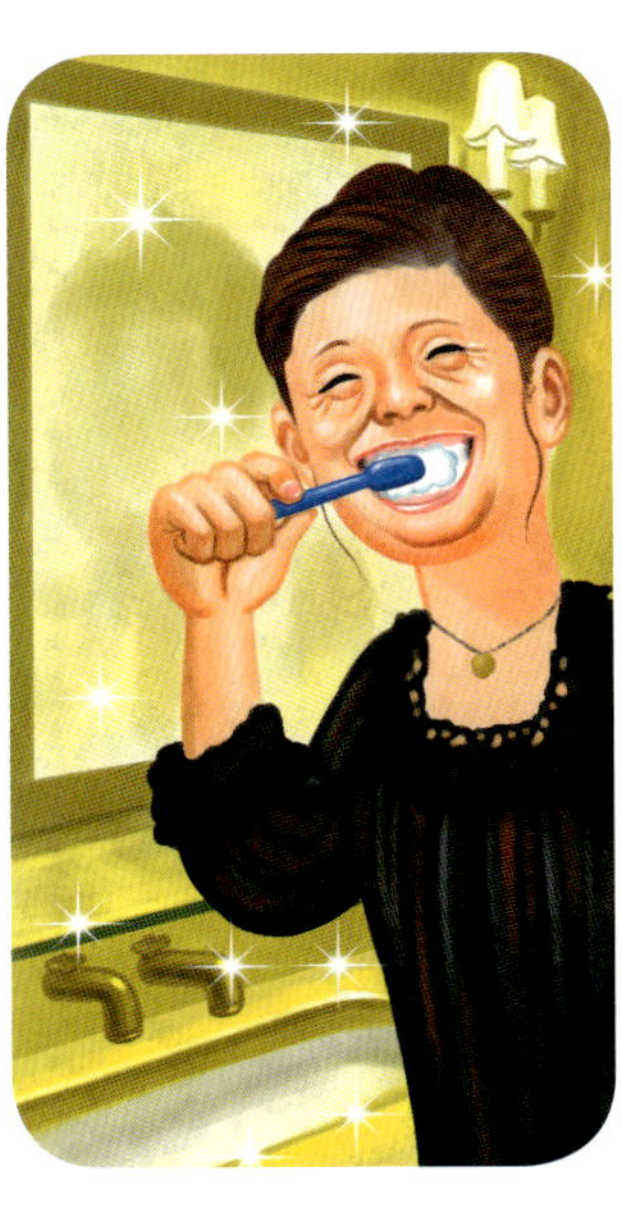

目新しいことがなくて申し訳ないけど、なんといっても、ていねいな歯みがきが重要。それと、やっぱり一度歯科医院に行って診てもらっておいたほうがいいね。歯ぐきが腫れるだけの歯肉炎の段階なら、歯科医院のクリーニングと歯みがき指導で、2週間もすればすっかり元通り、ピンクの歯ぐきが戻ってくるよ。さらに症状が進むと治療がたいへんになってしまう。ホームエステだなんて言ってないで、悪いこと言わないから、なるべく早く受診しましょう！

赤黒いブヨブヨは歯周病菌のせいです。塩で歯ぐきを揉む前に、ていねいに歯をみがき歯科医院で治療を受けましょう。ピンクの歯ぐきが戻ってきますよ。

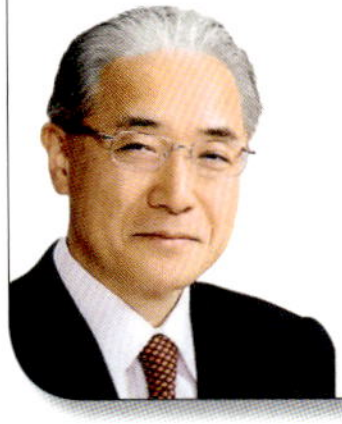
Dr. 伊藤公一

強烈に口が臭うって、娘に嫌がられるんだ。
でも大丈夫。いまはいいスプレーがあるからね。
シュシュッ、ミントの香りでブレスケアさ。

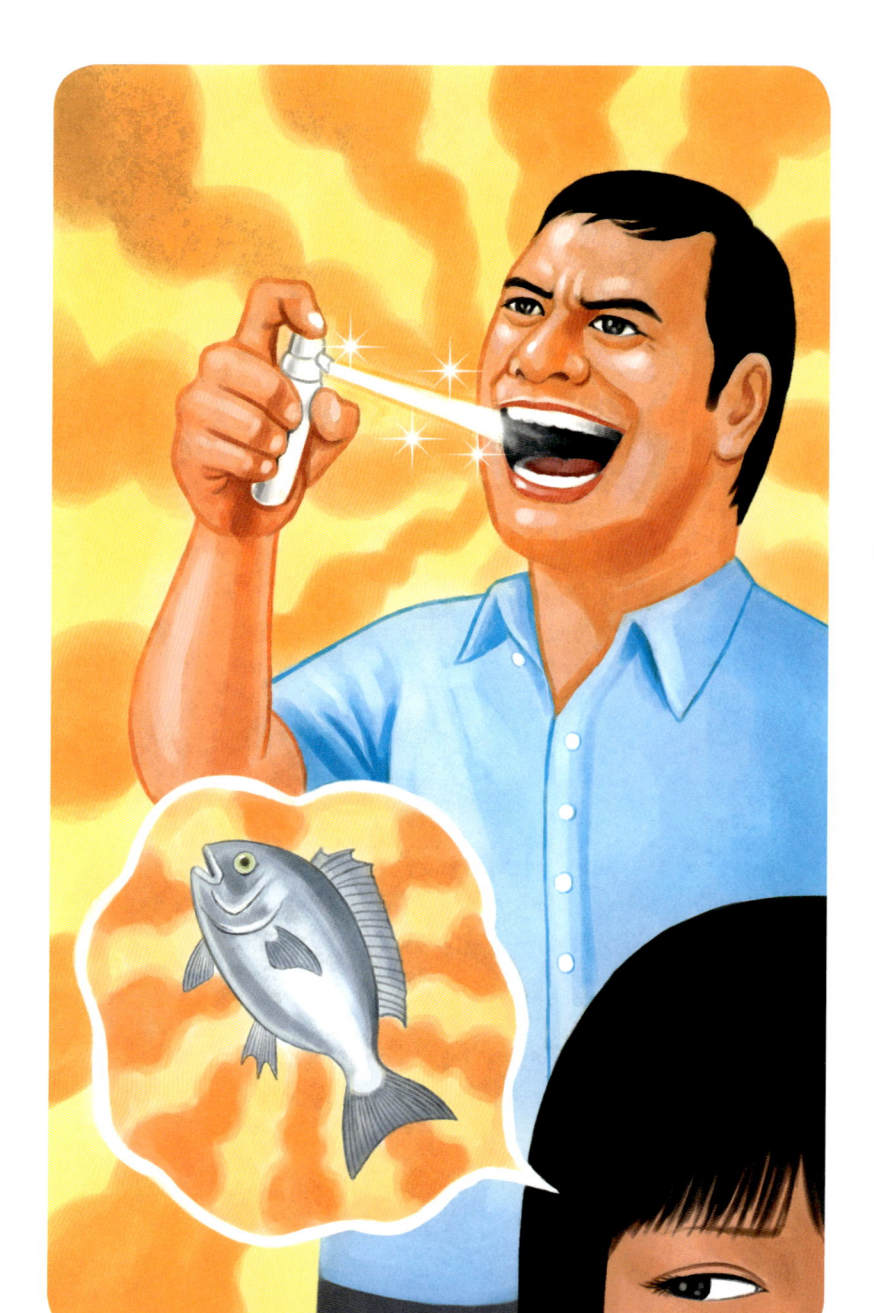

魚の腐ったような

臭いがする？　べつに胃腸も悪くないし、
いくら反抗期だって、その言いぐさはないだろぅ。
お父さんだって会社に行けば、チョイ悪オヤジなんだぜ。

息が魚の腐ったような強烈な臭いがする？

それはたしかにハタ迷惑だなあ。はっきり教えてくれた娘さんに感謝したほうがいいよ。自分の息の臭いには、ご本人はすっかり順応してしまっていてなかなか気付かないんだから。会社の人たちは、よほど我慢してくれているんじゃないのかな。

口臭には大きく分けると二通りあって、ひとつは生理的な口臭、もうひとつが病的な口臭なんです。

生理的な口臭というのは、朝起きたときに誰にでもある硫黄温泉のような軽い臭い。食事したり、お茶を飲んだりしてふつうに生活をはじめれば気にならなくなる程度。周りの人も不快に思うほどのものではありません。お口が健康な人でも、この程度の口臭ならごくふつうにあるので、これは心配いらないです。無臭の人間なんてこの世にはいないんだから。

問題は病的な口臭。魚が腐ったような臭いがするというなら、おそらくこちらが当てはまるんじゃないかな。こういう強烈な臭いの原因の多くは、進行した歯周病なんです。メチルメルカプタンや硫化水素やジメチルサルファイドという強烈に臭う揮発性硫黄化合物のガスが発生するから。

歯周病の原因である歯周病菌は、嫌気性菌といって、空気を嫌う性質がある。だから歯周ポケットの奥深くや舌苔《ぜったい》にひそんで繁殖する。上皮細胞や白血球が分解されて、この強烈な臭い物質が出るんだ。

これを口臭用のスプレーでごまかそうとしても、強烈なガスとさわやかなミントの香りが混ざり合ってかえって複雑な臭いができあがるだけ。根本的に消臭されるわけじゃない。

病的な口臭を消すには、その原因を元から断たなきゃダメ。まずは歯周病の治療をして歯周ポケットのなかをきれいに掃除しなくちゃ。お部屋の消臭だって、腐った生ゴミを放置したままスプレーなんかしても意味ないでしょ。それと同じです。だから、まずは歯科医院で自分のお口がどんな状態なのかを診てもらって治療をはじめましょう。もちろん歯みがきも有効。それと舌ブラシで舌のお掃除をするのも、細菌を減らせるので有効です。

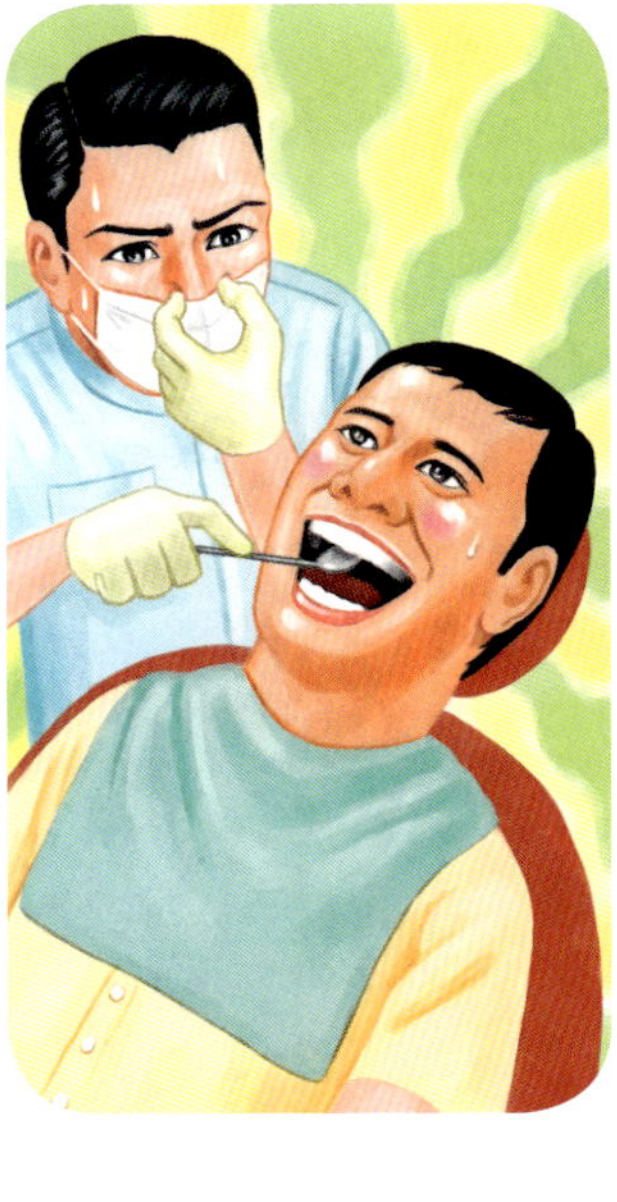

臭いの元は歯周病のせいでは？
スプレーでは臭いが複雑化するだけ。
治療して臭いを元から断ちましょう！

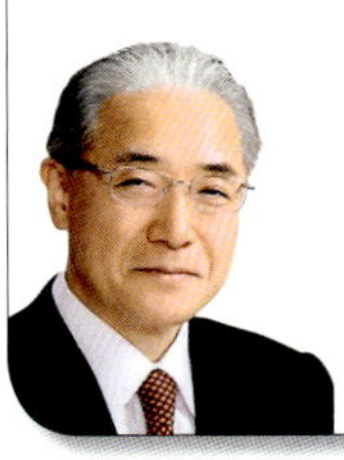

Dr. 伊藤公一

歯科健診で歯周病だって。歯周病ってオッサンの病気じゃねえの？おれ、まだ中1なんすけど。

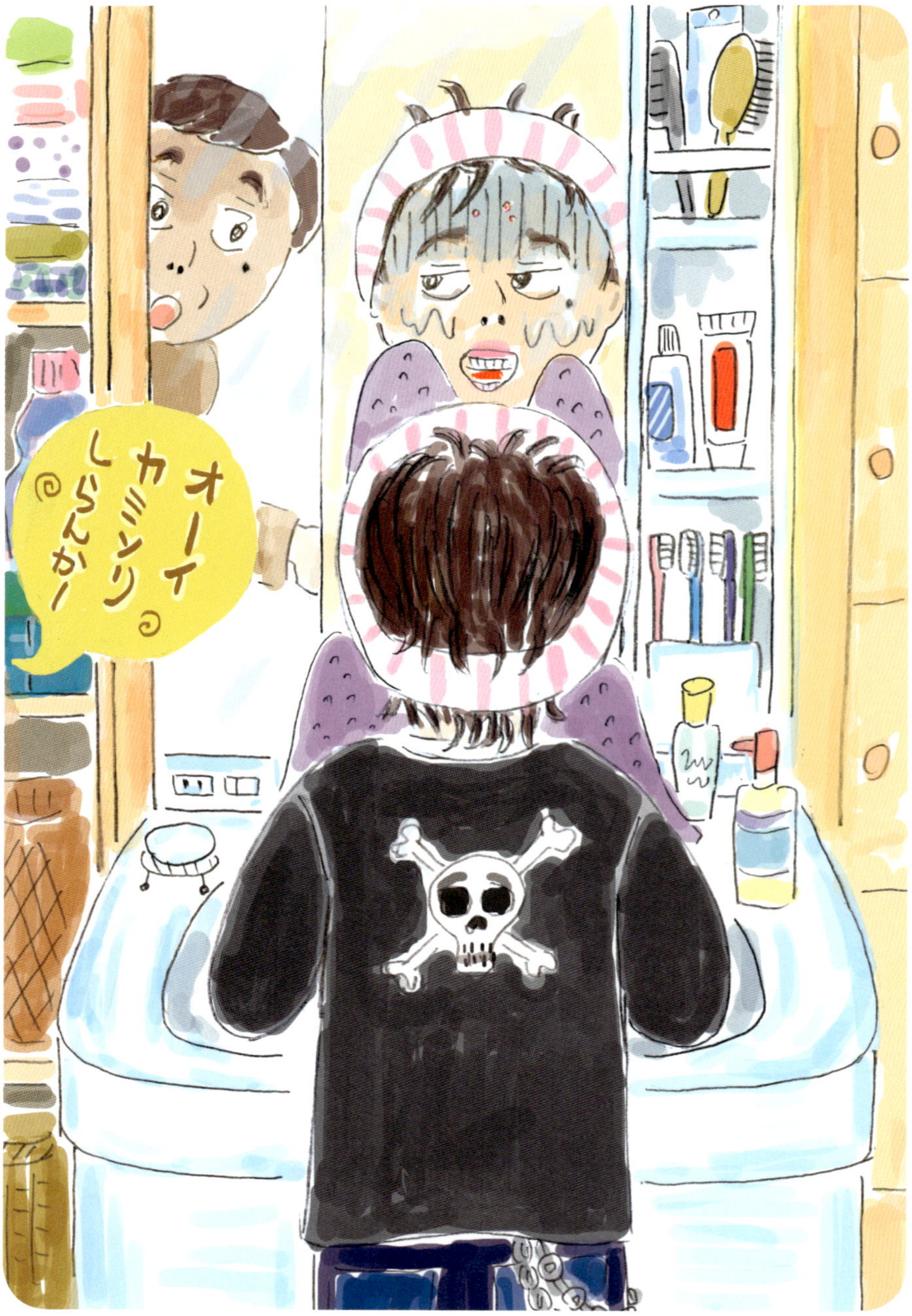

歯周病って

歯がグラグラするやつでしょ？
なんでおれが？ だって若すぎるでしょ?!
うちの親父といっしょの病気なんて、マジか（涙）！

たしかに歯周病って「大人の病気」っていうイメージが強いよね。

ところが近頃は、若年層の歯周病が増えているんだ。以前は考えられなかったことなんだけれど、15〜19歳の30％以上に歯ぐきから血が出る症状があることがわかっているんです（「歯科疾患実態調査」2016年）。

この変化のもっとも大きな原因は、食生活の変化だと思う。日本の伝統的な食事は、玄米、大根やゴボウなど食物繊維が豊富な食材が多く含まれて、よく噛まなければ食べられなかったでしょ。歯周病は、歯にベタベタ付くプラークのなかの細菌が炎症を起こすことによるものだけど、食物繊維は歯にベタベタ付かず、むしろ擦《こす》って掃除してくれるし、よく噛むと唾液がタップリ出て洗い流してくれる。結果的に口のなかの自浄作用が高くなる。

ところが今はスパゲティやハンバーガーのような、軟らかくて歯にベタベタ付く食事が人気。しかも噛む回数が減れば、その分唾液が減ります。自浄作用がガクッと落ちてしまう。細菌のエサになる甘いものも豊富。つまりプラークが増えやすく溜まりやすく、歯周病にもなりやすい食生活になっているというわけ。

もちろん、からだの抵抗力が細菌の攻撃力にまさっていれば炎症は起きません。そのへんは若さでカバーできるかもね。でも、細菌が口のなかに多量にありすぎたり、塾通いや夜更かしで疲れていたりすると、細菌の攻撃にからだの抵抗力が負けてしまって、炎症、つまり歯周病がはじまってしまうんだ。

中高生くらいだと、歯がグラグラするような重度の歯周病はまれで、まだ歯周病の初期症状の「歯肉炎」の人がほとんど。歯肉炎は歯ぐきの腫れだけで、歯を支える骨は失われていないから、今のうちに治せば、歯がグラグラするようなことはないよ。

でも、このまま放っておくと悪化して将来歯が抜けちゃう。だから歯医者さんで上手なブラッシング方法を教わってプラークコントロールをして、歯ぐきのピシッと引き締まった、カッコいい大人になってください。

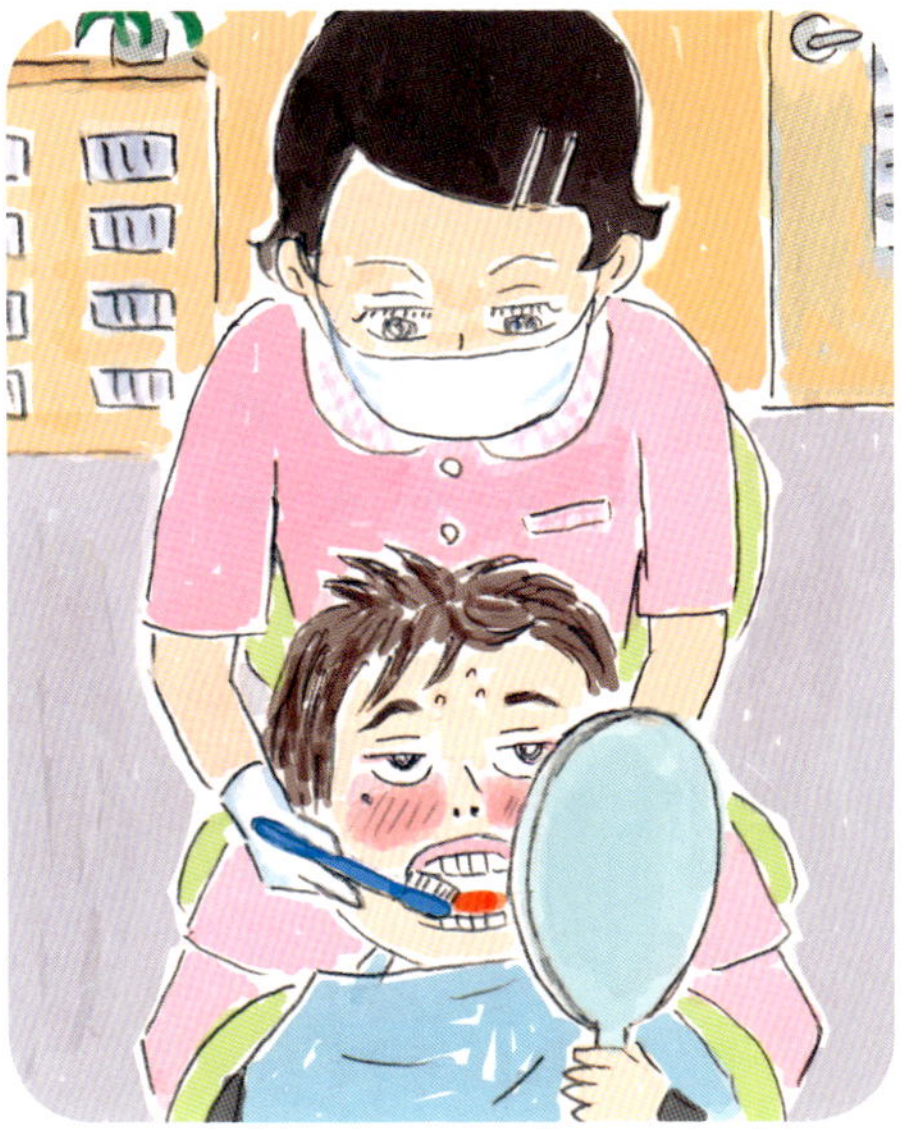

中高生の歯周病、増えてます。軽い症状の「歯肉炎」のうちにしっかり治しておきましょう！

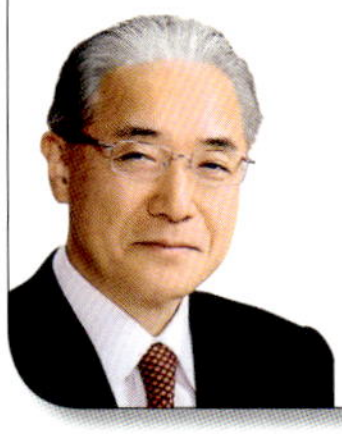

Dr. 伊藤公一

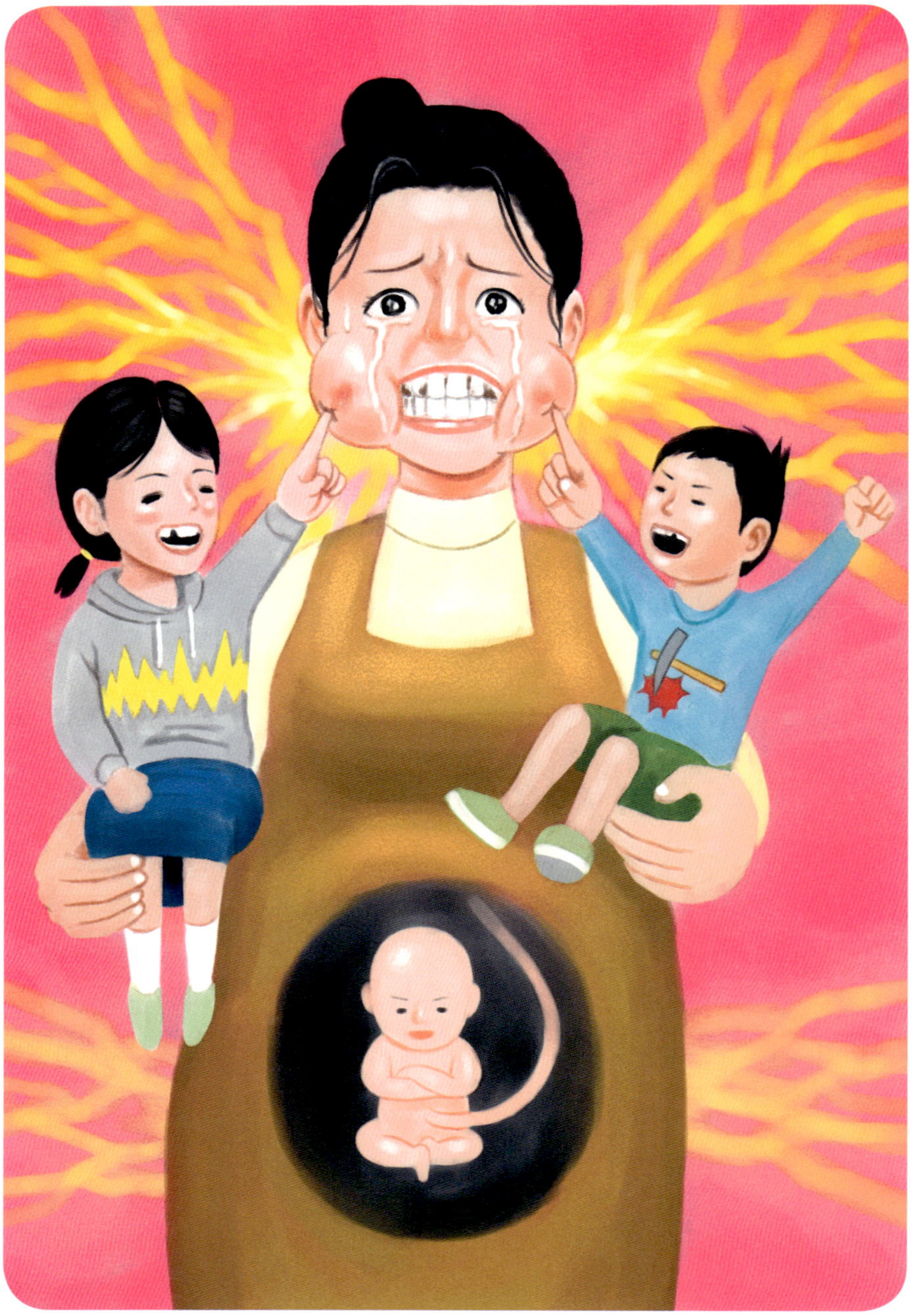

出産すると歯が悪くなるわよねー。赤ちゃんがカルシウムを使っちゃうからしかたないのよ、母親の宿命だわ。

ひとり産むごとに

つぎつぎと歯が悪くなっちゃって。
ホラ、お腹が大きくなると栄養取られるじゃない。
3人目ともなると奥歯がグラグラなんだけど、
忙しくて歯医者どころじゃないのよね。

たしかに昔からよく言うよね。でもこれ、じつは迷信。お腹の赤ちゃんのせいで悪くなっているわけじゃないんだ。ただし、妊娠中にむし歯が増えたり、歯周病が悪化したりっていう人は実際多いだろうね。

原因のひとつはケアの問題。つわりがあると歯ブラシを口に入れるのがつらくなるでしょう。プラークが溜まれば細菌が増えてむし歯になりやすいし、歯周病も進行しやすいです。つわりには個人差があるけどね。

それから食事や間食の問題。妊娠中は、つわりやお腹が圧迫されるせいで、ちょこっとずつ何度にも分けて食べることも多い。結果的に、細菌にしょっちゅうエサを与えることになるよね。

実際のところ、妊娠期の女性には、間食の回数が増え、酢っぱいものが好きになって唾液が酸性になり、口内環境が悪化しやすいという特有のリスクがあるんです。

さらにもうひとつ。妊娠すると女性ホルモンのエストロゲンの分泌が増えるんだけど、歯周病菌はこれが大好き。ホルモンをエサにして増殖します。歯周病菌の出す毒素によって歯周病が悪化するのはもちろん、この毒素がじつは早産や低体重児出産に影響を与えることも明らかになっています。歯周病菌の毒素が血液内に入ると、それが子宮を刺激し、赤ちゃんを早く生ませようとしてしまうんだ。

妊娠中の口のなかは、ただでさえ細菌が増殖する環境がバッチリ整っている。細菌にとっては「機は熟せり」って感じだからね。だけど、妊婦さんは身体的なストレスを強く受けているわけだし、無理もないんですよ。

だから、とくに歯周病の人は、妊娠前に治療を済ませておいてほしいし、健康なお口の人もふだんからスケーリングやPMTCで細菌を減らしておいてほしい。そうすれば、妊娠中のむし歯や歯周病を予防できるし、早産のリスクも減らすことができるからね。

それから、第一子を早産したり未熟児だったりしたかたは、念のためお口の状態を調べてもらうとよいでしょう。

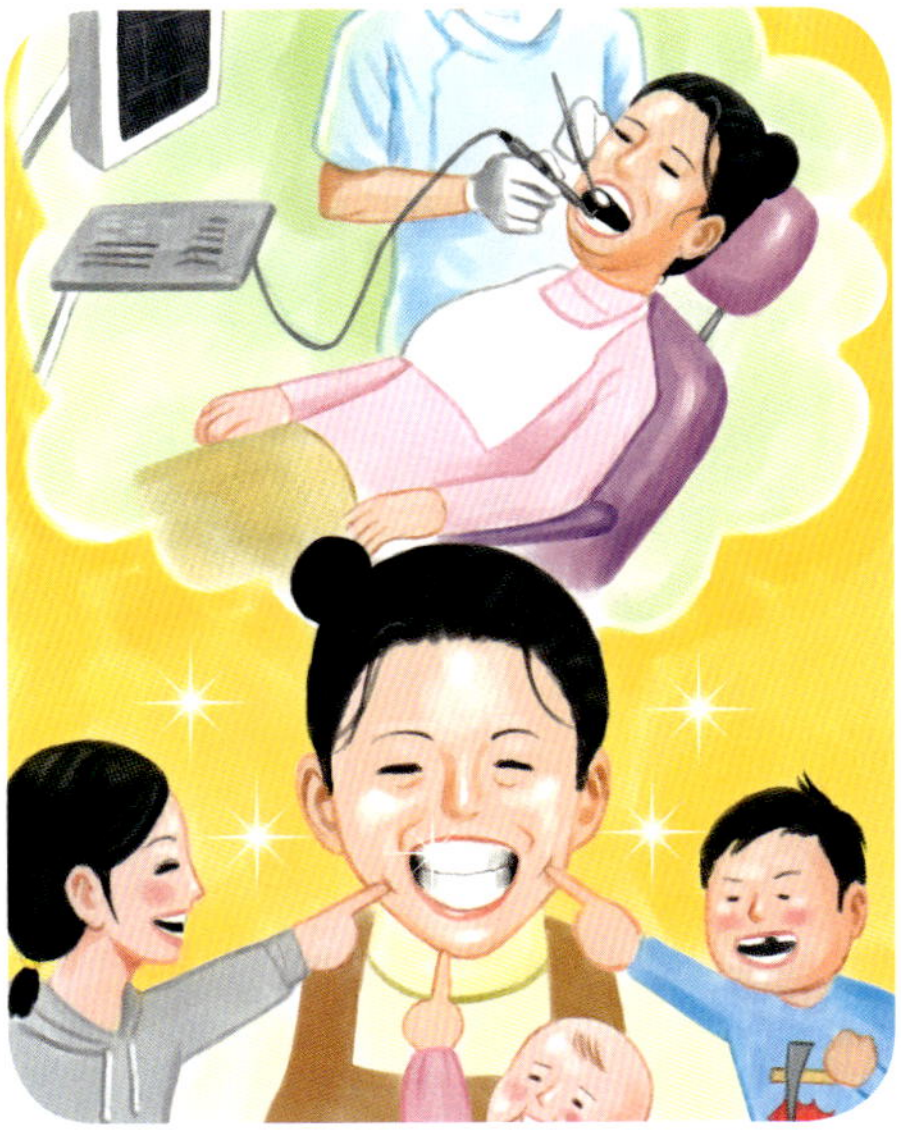

これってじつは昔からの迷信です。日頃からケア&治療しておけば予防できるんですよ。

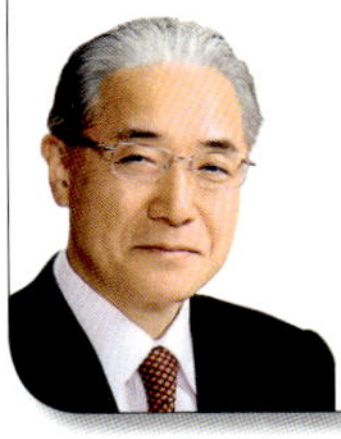

Dr. 伊藤公一

もしかしてあなたのお口、
知らないうちに臭っているかも。
歯周ポケットのなかを
定期的にきれいにして
もらいましょう!

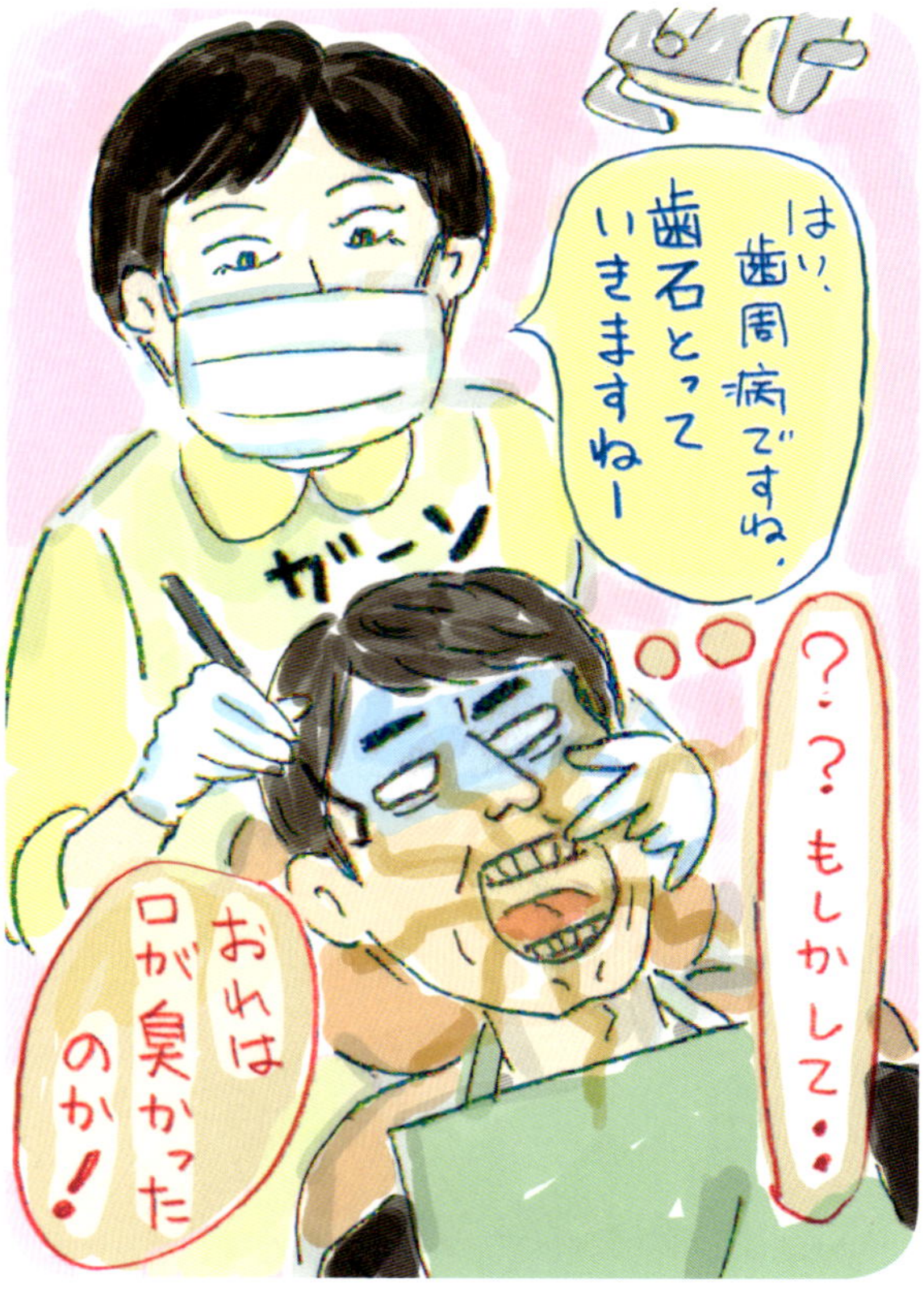

第3章 歯みがきこれホント!?

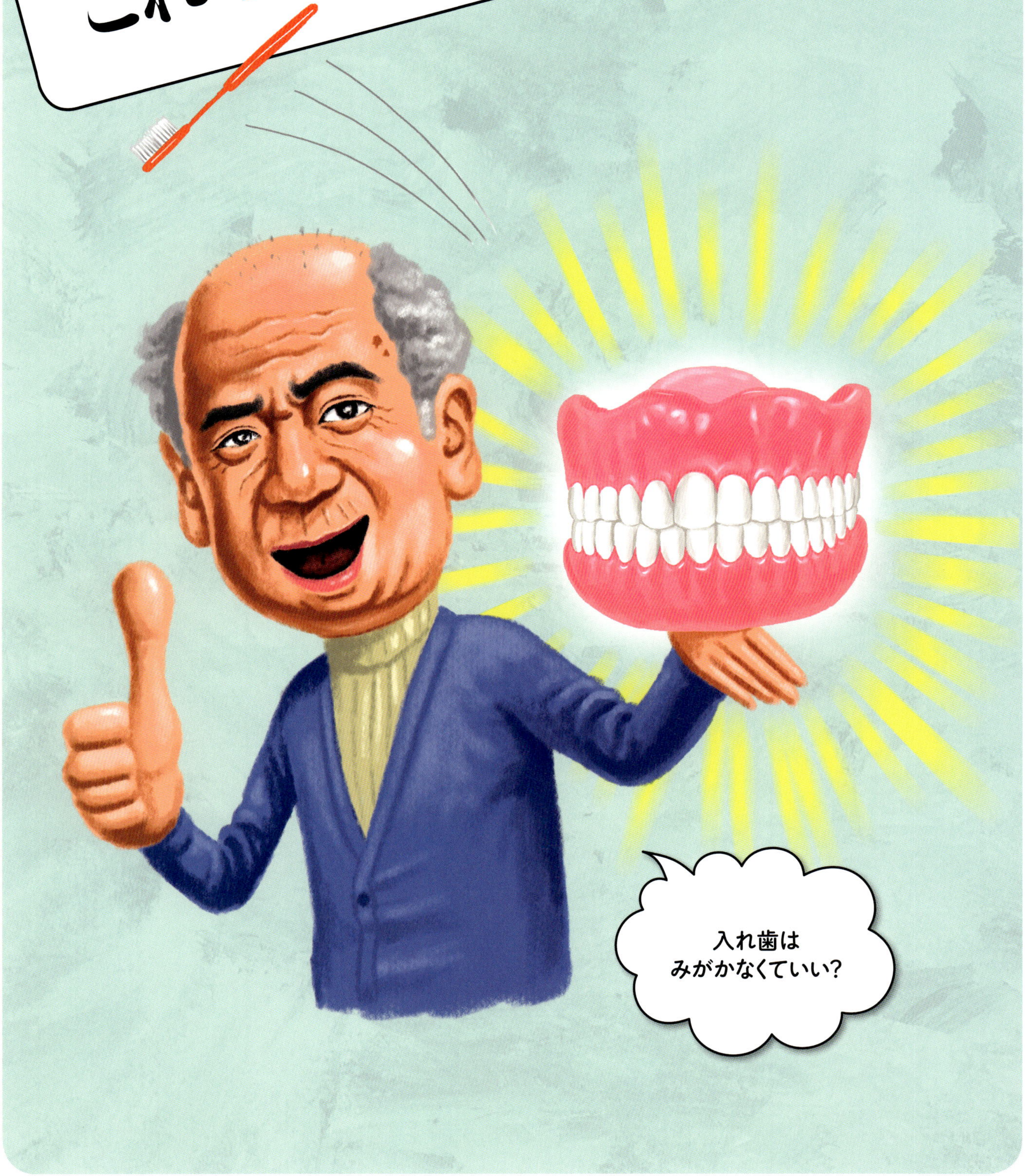

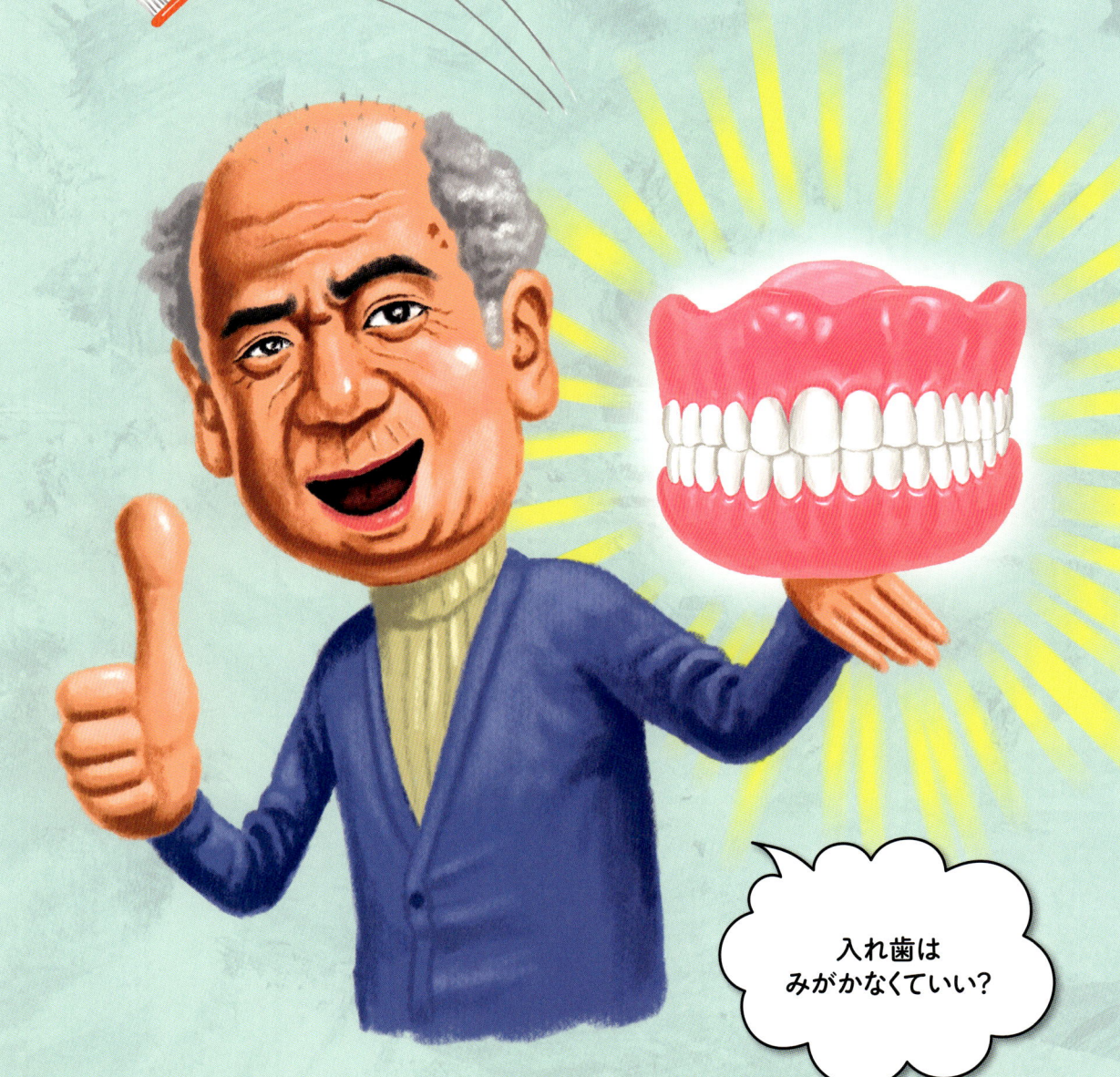

検証ファイル
#1

歯みがきは毎食後に3分が正しいんじゃなかった？

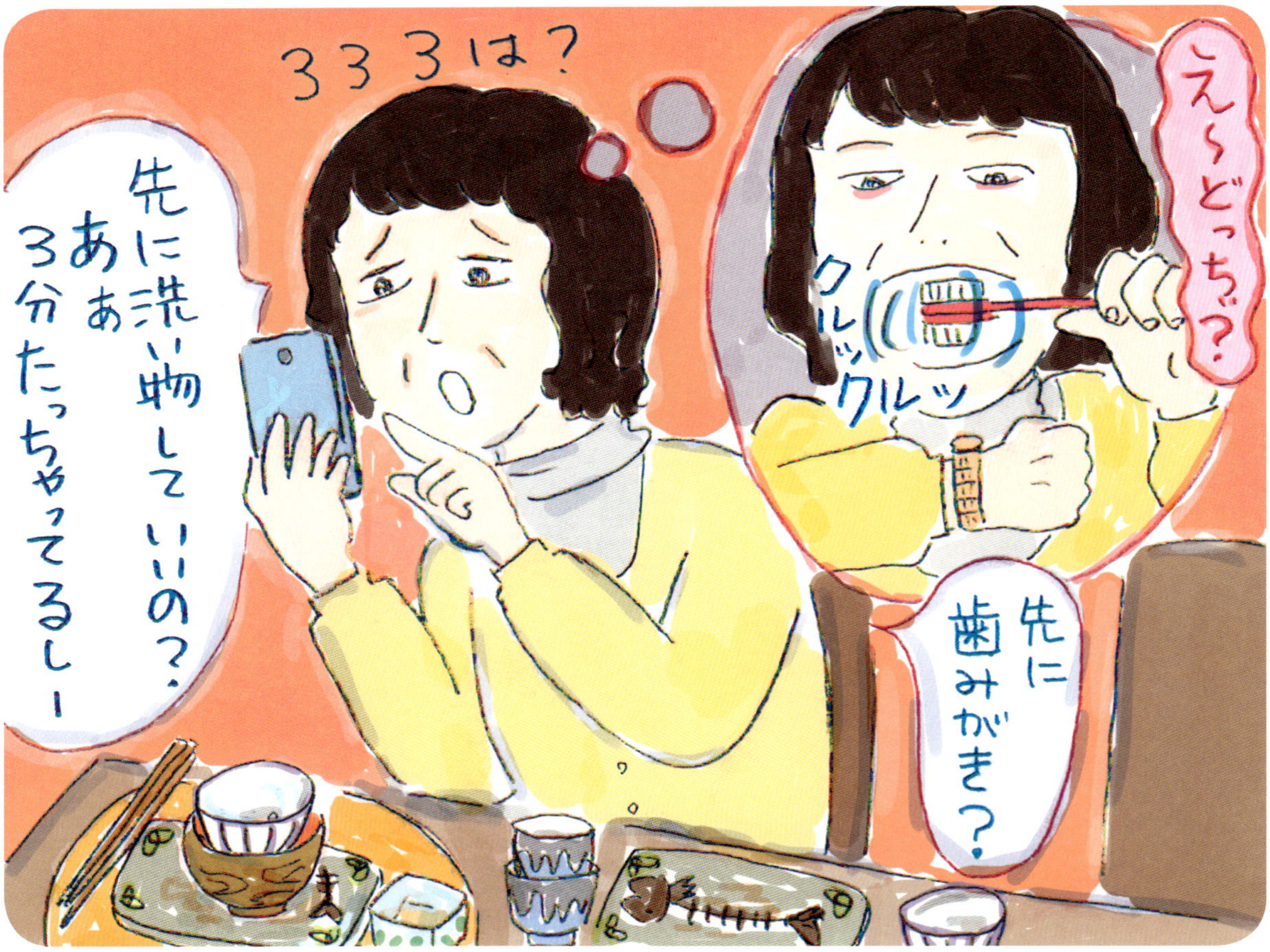
333は？
先に洗い物していいの？
ああ
3分たっちゃってるしー
え〜どっち？
クルックルッ
先に歯みがき？

私、小学生の頃から、

3度の食事のあと、3分以内に3分間の歯みがきがいいと思ってきたのよ。
だけど最近は、食後すぐには歯みがきをしないほうがいいとか、
いろんな説をネットで見るのよね。
毎日の歯みがき、どうしたらいいんだろう。迷っちゃうわ。

いまの中高年世代が子ども時代に身に着けた歯みがき習慣、それを広めたのが333運動ですよね。「3度の食後、3分以内に3分間歯をみがきましょう」と、わかりやすい標語で食後の歯みがき習慣を日本に定着させた画期的な歯科保健運動でした。

起床時に洗顔と歯みがきをし、食後や寝る前の歯みがき習慣がなかった昔の日本人。近年の333運動の甲斐あって、いまや日本は朝晩歯みがきする人が7割以上という、世界に冠たる歯みがき大国です。食後みがきもすっかり定着していますね。

おかげで、我が国の歯科保健はさらなる高みを目指し、歯みがきの効果と効率を進化させる段階に入っているんです。

食べカスというよりプラーク（細菌の塊で、学術的には口腔バイオフィルムともいいます）を歯みがきでこすり落とすのだということ。プラークは放っておくと成熟して取れにくくなってしまうから必ず1日に1度歯ブラシ＋フロスまたは歯間ブラシですみずみまでしっかり除去しよう。フッ素（フッ化物）入りの歯みがき剤をタップリ使おう。これが歯みがきの基本と考えられるようになってきました。

現在歯みがきは、患者さんの歯の状態や生活リズムに合わせたカスタマイズ型へと進化しています。歯みがきタイムは、忙しい朝とゆっくりできる就寝前では取れる時間が違うでしょうし、歯並びがよく手入れが楽な人と歯がデコボコしている人では、当然ながら歯みがきにかかる時間は異なりますよね。

ところで、「すぐに歯みがきをしないほうがいい」という説ですが、これは中高年になって歯ぐきが下がり歯の根が出てきたら、スッパイものを食べて軟らかくなった歯の根を食後すぐに歯ブラシでこすらないほうがよいというおすすめです。ですからこんな心配のないかたでしたら、食後すぐに歯みがきしていただいて、ちっとも問題ないんですよ。

ことほど左様に、ピッタリの歯みがき法は十人十色。「よくみがいている」と「よくみがけている」とは違うので、ぜひプロに教わりましょう。歯医者さんや歯科衛生士さんが、あなたに合う方法を教えてくれますよ。

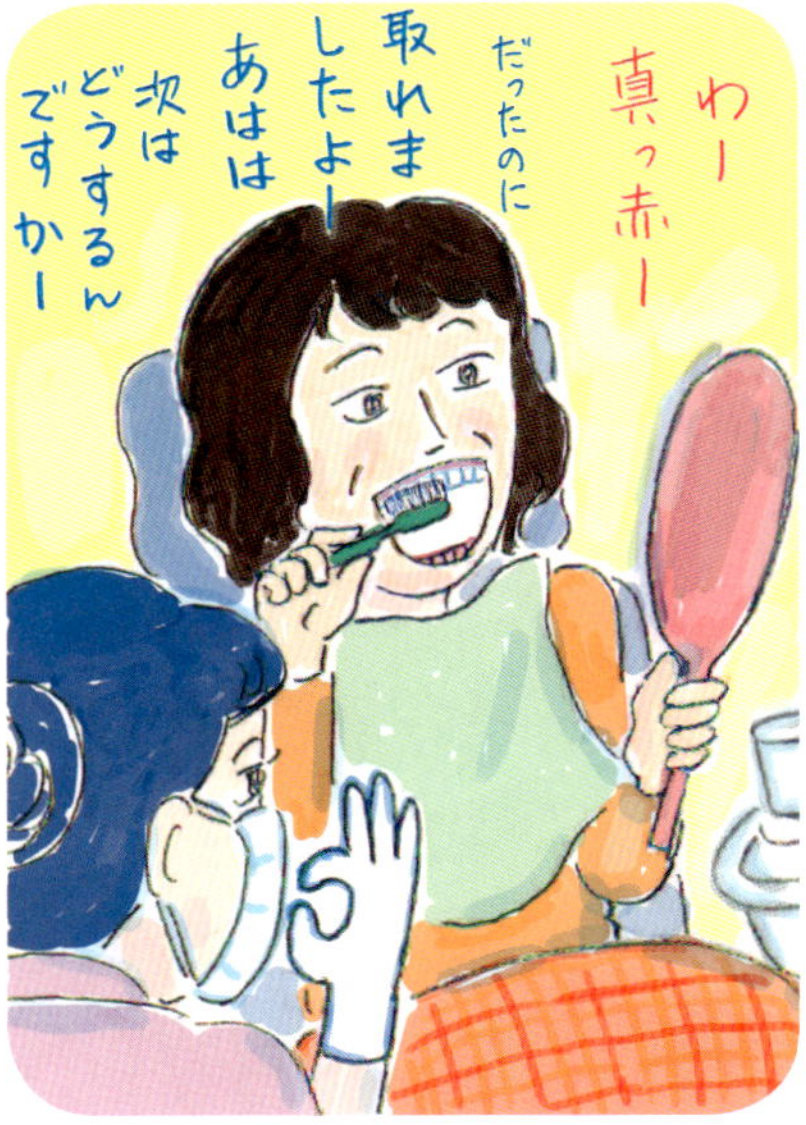
わー
真っ赤ーだったのに取れましたよー
あはは
次はどうするんですかー

わかりやすい標語で歯みがき習慣を定着させた333運動。
おかげで日本は世界に冠たる歯みがき大国になりました。
いまはこの成果をふまえ、さらなる予防効果を上げるため
患者さんそれぞれにピッタリな方法を歯科が指導する
カスタマイズが進んでいます。ぜひお試しを！

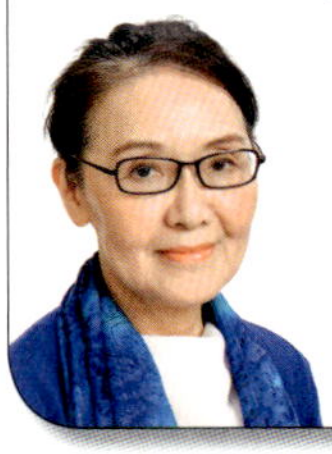

Dr. 桃井保子

歯のみがきかたって流行があるのね。

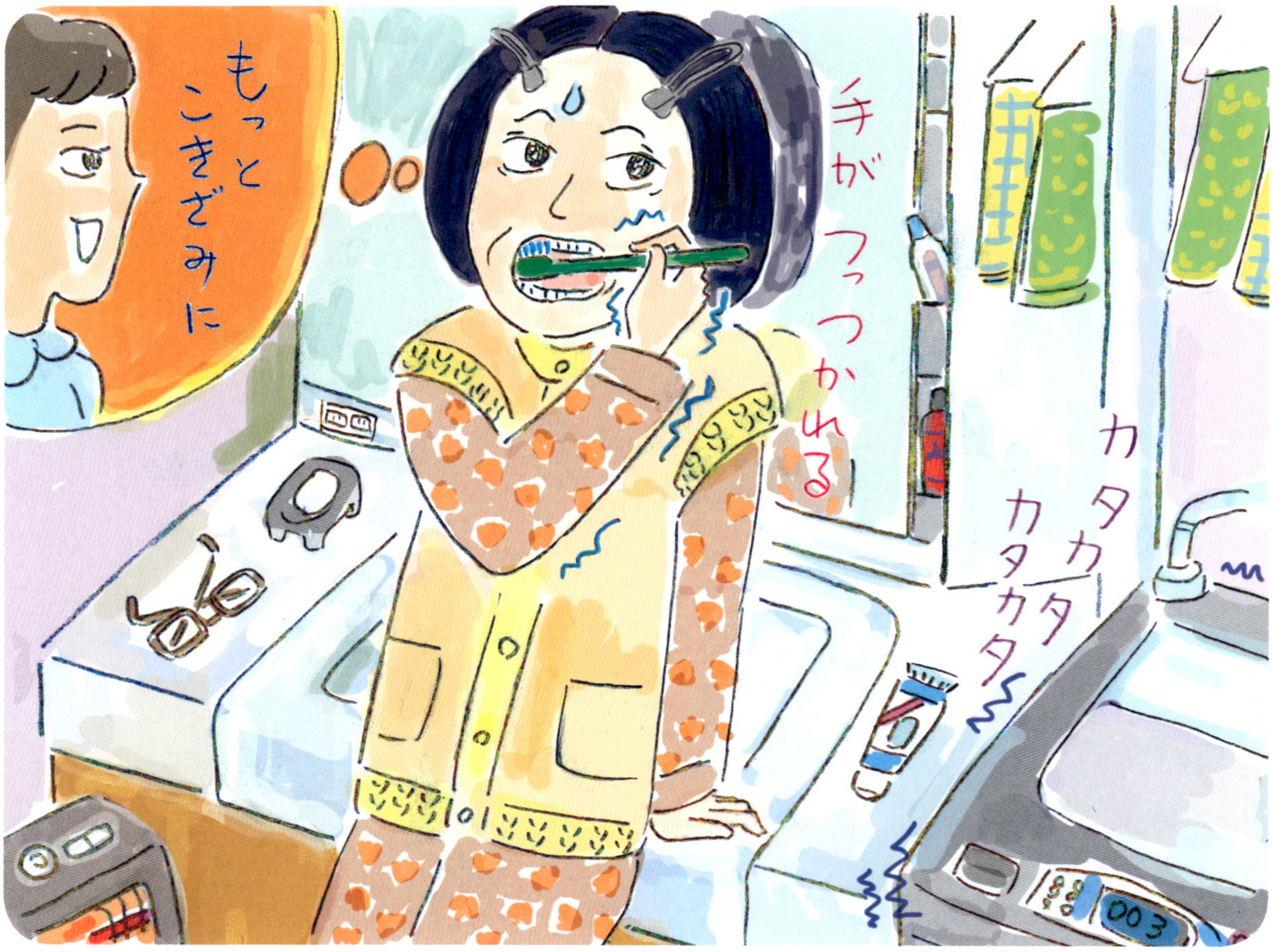
もっとこきざみに
手がつっつかれる
カタカタカタカタ
003

久しぶりに

歯医者さんに行ったら、小刻みに震えるように毛先を動かしてみがくといいって、
衛生士さんが言うの。歯ブラシをクルンクルンしてみがくのが正しいって、
小学生のころに習って以来ずーっとそうしていたのに。
「正しいみがきかた」にも流行があるのね。ホントあてにならないわ。

中高年のかたかしら。若いかただったら、毛先を歯の根元に当てて細かく動かす「スクラビング法」を、歯医者さんや学校で教わって育ってきているはずですもの。

おっしゃるとおり、以前は「歯ぐきにブラシを当て、ローリング法といってホウキで掃くようにクルンクルンと歯ブラシを回転させる方法でみがきましょう」って教えてました。

ええ、私自身もすごーく熱心にしてました。歯ブラシは硬めをおすすめしていましたし、今とはぜんぜん違いますね。

でもね、むし歯や歯周病について今ほど解明されていなかったこのころ、これが最前線の歯みがき法だったんです。

その後、歯科学の成果が少しずつ積み上がり、むし歯や歯周病の原因はほぼ解明されました。「こうすれば予防できるじゃないか」とわかってからは、それまでの予防情報が大きく更新されました。もちろん歯みがき法もです。

歯ブラシの品質アップも素晴らしくてね。日本のメーカーさんってすごいでしょ？　軟らかくて歯ぐきにやさしく、でも汚れはしっかり取れる。こんな歯ブラシなら、歯ぐきの近くをスクラブしても歯ぐきが傷つきません。

当時、スクラビング法が推奨されていなかったのは、そのころの歯ブラシでは歯ぐきが痛くてできなかったせいもあるでしょう。

サイエンスって、どんどん進歩していきますよね。iPS細胞だって、10年前には想像もしなかった。それと同じように歯科のサイエンスもどんどん進歩しています。歯みがき情報も、より効果のあるものへと更新されているんですよ。

患者さんに早くお伝えしたくて、私たちも啓発キャンペーンや口腔保健指導を頑張っていますが、患者さんご自身も、クリーニングがてら歯科情報をゲットしに、定期的に歯科医院においでください。知らずに損しちゃわないように。ぜひお願いしますね。

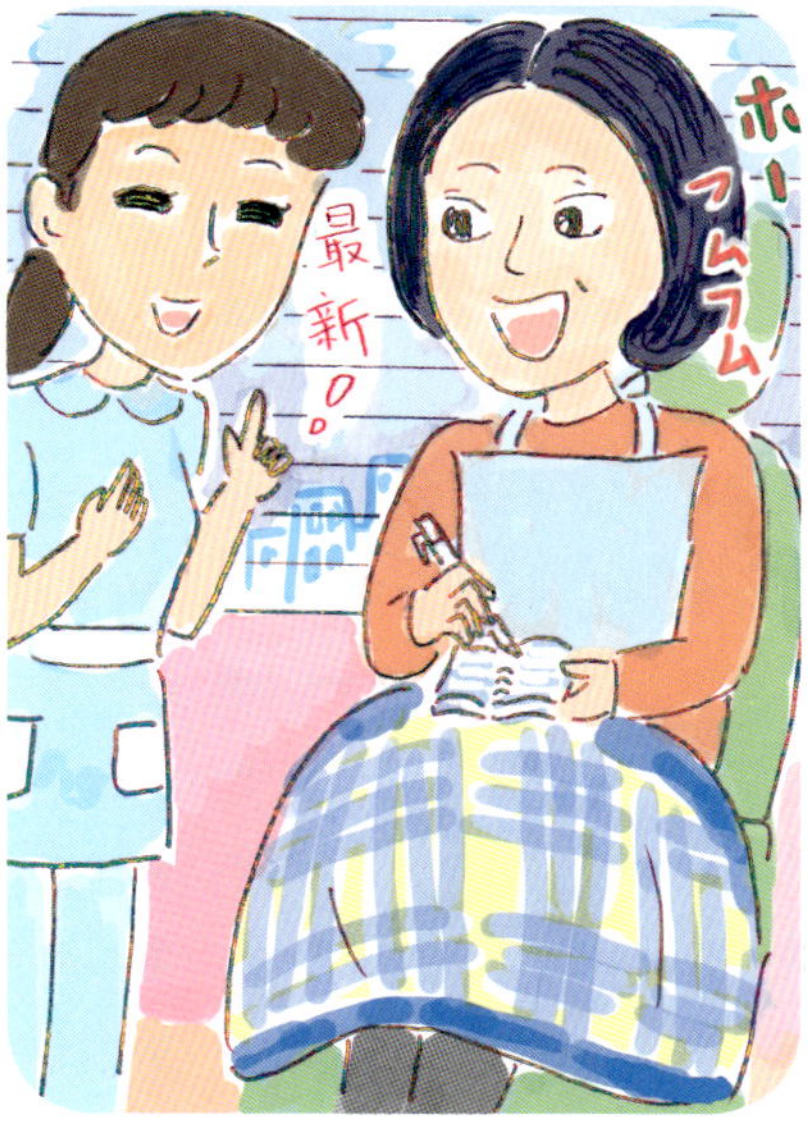

歯科のサイエンスの進歩とともに
歯みがき情報も更新されてます。
ふだんから定期的に歯科医院に通って
お得な最新情報をゲットしてくださいね！

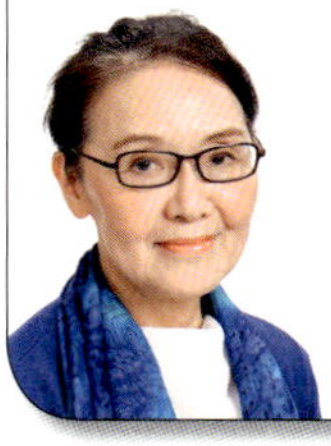
Dr. 桃井保子

歯ブラシ1本あれば
歯周病を予防できる。

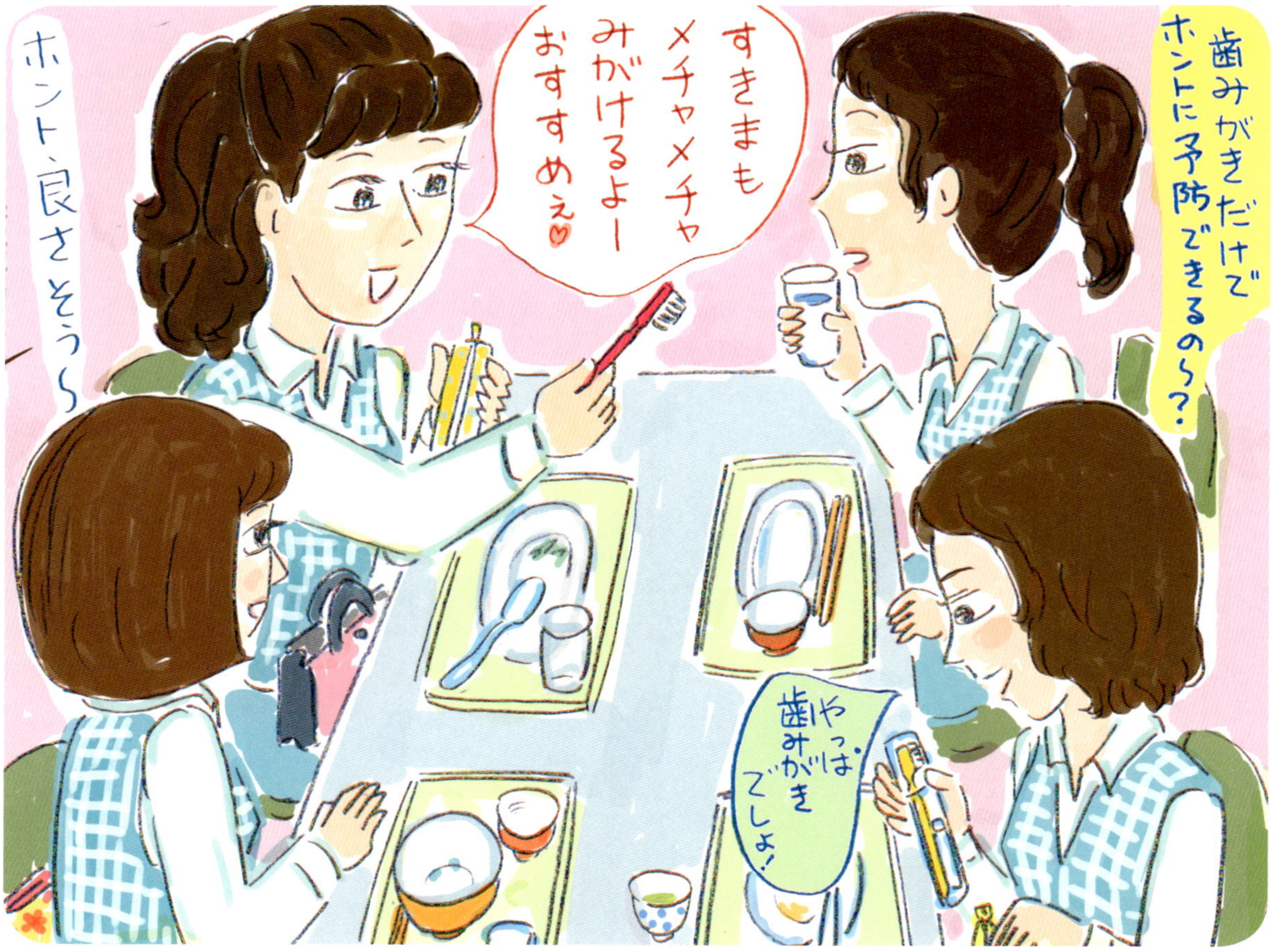
ホント、良さそう〜
すきまも
メチャメチャ
みがけるよー
おすすめぇ♡
歯みがきだけで
ホントに予防できるの〜？
やっぱ
歯みがき
でしょ！

この歯ブラシ、

軟らかくて歯周ポケットまで入り込む感じがとっても気持ちいいのよ〜。
私はいつもこれ1本。前に歯医者さんですっごいキビシイ指導受けたことがあって、
それじゃあって時間かけてみがいてるのに、
なんでかしらねえ。歯ぐきから出血しちゃうのよねえ。

「歯ブラシ1本で歯周病を予防できる」だなんて、日本に蔓延している「歯ブラシ万能神話」には困ったものです。歯周病の原因であるプラークやバイオフィルムが、歯と歯のあいだ（隣接面）や歯と歯ぐきの境目の溝（歯肉溝）にできると、歯ブラシはなかなか届かず、取るのが難しいのです。

それに衛生学では「予防の成功には3種のケアが必要」とされているんです。ひとつはセルフケア。2つ目がパブリックヘルスケア（自治体の歯科健診や公衆衛生活動）。3つ目が歯科医院で受けるプロフェッショナルケアです。

ところが日本では、多くの人がセルフケアさえ頑張れば大丈夫だと誤解している。しかも歯ブラシ1本で予防できると。これには私たちは猛省しなくちゃなりません。予防指導が「歯ブラシ指導に偏っていないか？」とね。北米人の歯みがき時間は日本の半分ぐらいですが、高齢になって抜かずに残っている歯は後期高齢者で、日本より多いようです。これはプロフェッショナルケアが十分にされているからです。

まずセルフケアですが、隣接面も掃除しないと、半分近い面積にプラークが溜まったままです。日本ではフロスや歯間ブラシを使う習慣が拡がりません。指導しても「面倒だ」ってね。日本人はきれい好きだっていいますが、プラーク1mgには10億もの細菌がウヨウヨですよ。これを溜めていて平気とはね。

パブリックヘルスケアでは、歯科健診がタダでも、実際に受ける人はごく少数。歯周病は痛まずに進みます。健診を受け見逃さないことです。

もっとも重要なのがプロフェッショナルケア。歯周病の原因となる歯肉溝のプラークは、歯ブラシではまず取れないので、歯科医院でていねいに取ってもらうこと、これが必須なんです。

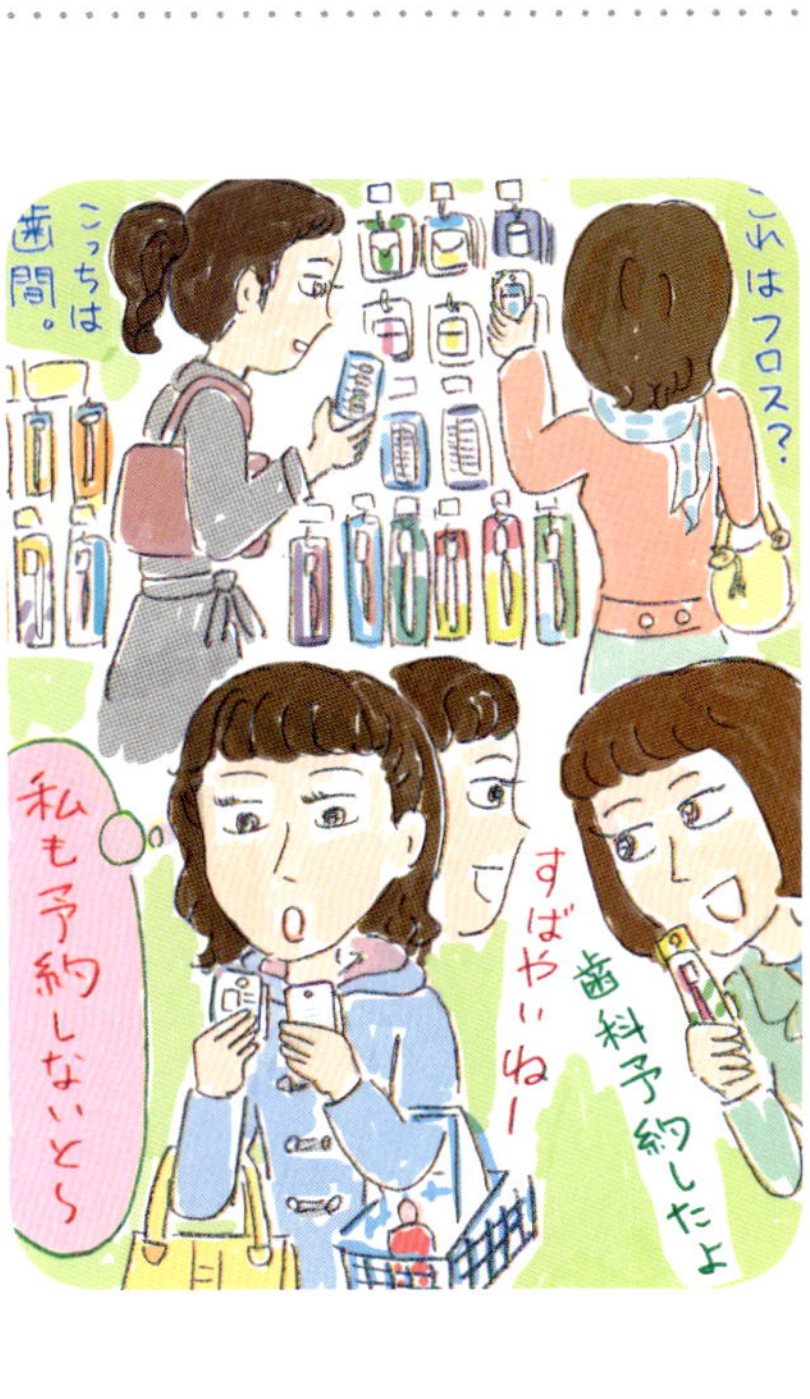
これはフロス？
こっちは歯間。
歯科予約したよ
すばやいね！
私も予約しないと～

ふだんからフロスや歯間ブラシも使うこと、健診を受け、半年に一度は歯科医院で歯ぐきのなかをきれいにしてもらうこと。この3つを続ければ、歯周病の予防はきっと成功します。すぐにもはじめましょう！

歯と歯のあいだや歯周ポケットのなかなどの肝心な場所に歯ブラシはなかなか届きません。フロスや歯間ブラシを併用し、定期的に健診を受け、プロフェッショナルケアも組み合わせた本物の歯周病予防をはじめましょう！

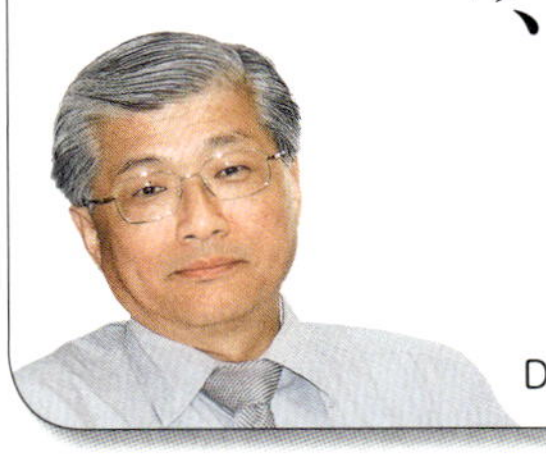

Dr. 八重垣 健

歯ブラシは、硬い毛のほうがしっかりとみがける。

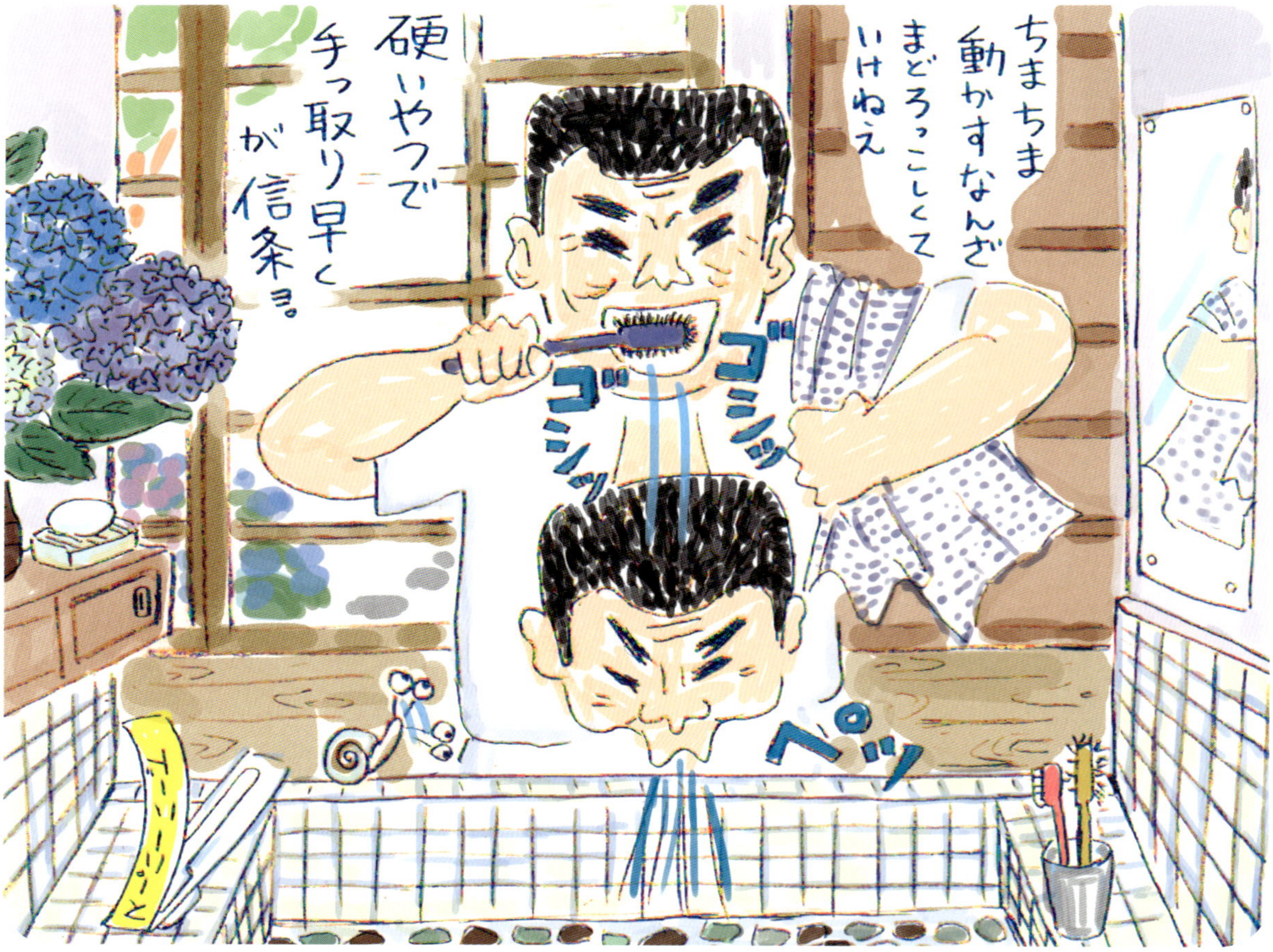
ちまちま動かすなんざまどろっこしくていけねえ
硬いやつで手っ取り早くが信条ョ。
ゴシッ
ゴシッ
ペッ

どうも歯みがきは、

ハードタイプって毛の硬いやつでゴシゴシやらねえと、みがいた気がしないやね。
最近はやりの、軟毛だの、毛先が細くなったテーパード毛っつうの？
ああいうのは手元がフワフワしちまって、まどろっこしくていけねえ。
硬い毛のやつで、一気に終わらせるのが、俺流よ。

こ

のかたのおっしゃること、乱暴なようでいて、じつは一面正しいです。広い歯面のプラークを効率よく取るには、軟毛やテーパード毛ではたしかに不利。まどろっこしいと感じるのは、無理もありません。

ただ、硬い歯ブラシでゴシゴシすると、歯ぐきが痩せエナメル質より一段やわらかい象牙質が出て、これを削ってしまわないか心配です。理想的な歯ブラシ圧は150〜200g。台所用のハカリなどで試すと案外軽いタッチですよ。

それに硬い歯ブラシは、歯と歯のあいだや歯と歯ぐきのさかい目の掃除がしにくいでしょう？　このへんはとくにむし歯や歯周病のリスクが高いところ。ツルツルした歯面はもともとプラークが溜まりにくく、むし歯のリスクの低い場所なのに対し、歯と歯のあいだや歯と歯ぐきとのさかい目は歯ブラシが届きにくくプラークも溜まりやすいのです。歯ブラシを選ぶなら、ここのお掃除に少しでも有利なものがおすすめなんですよ。

それでは、どんな硬さの歯ブラシがいいのか？　私が所属している鶴見大学の歯科衛生士さんによる実験結果をお教えしましょう。5社のさまざまなタイプの歯ブラシ26本を比較した結果、いちばん歯と歯のあいだをきれいにできたのは、フラットタイプのミディアムソフトでした。同タイプ内で比較すると、全体的にソフトやハードよりミディアム（あるいはミディアムソフト）の毛質がプラークの除去に有利という結果でした。

ただし、歯ブラシで歯と歯のあいだがどの程度きれいになったと思います？　ショックをうけないでくださいね。優秀な歯ブラシでも約6割のプラーク除去率にとどまりました。頬側と舌側の両面から15秒間みがいた結果がこれです。

ですから歯周病で血が出るなどの問題がないなら、できればミディアムの毛質でみがき、フロスか歯間ブラシもぜひ使ってください。この場合、歯科衛生士さんに選んでもらうのがいちばん。もちろんフッ素（フッ化物）配合歯みがき剤も忘れずに。

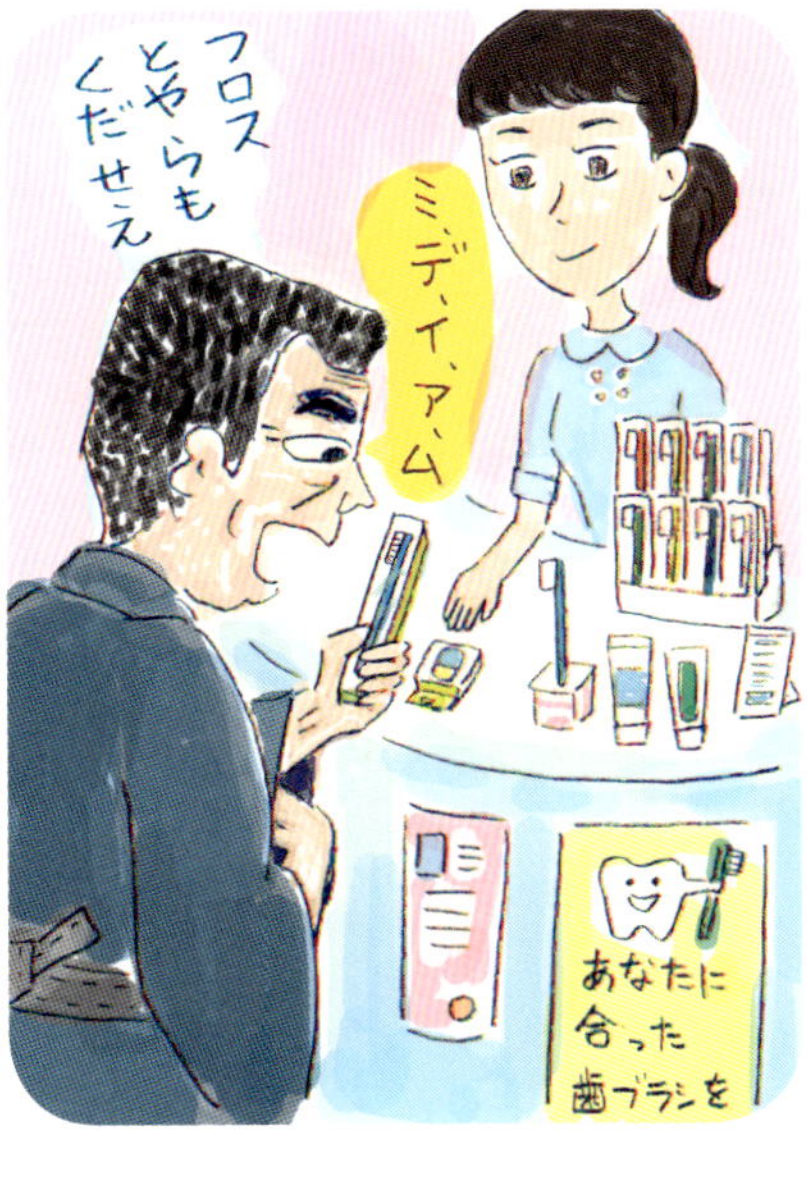

歯面を効率よく掃除する目的なら硬めでもよいのですが
むし歯になりやすいのは、なんといっても歯と歯のあいだ。
そのお掃除には硬めよりミディアムがよいでしょう。
でも、歯ブラシだけでは決して取りきれないので、
フロスか歯間ブラシも
ぜひいっしょに使ってくださいね！

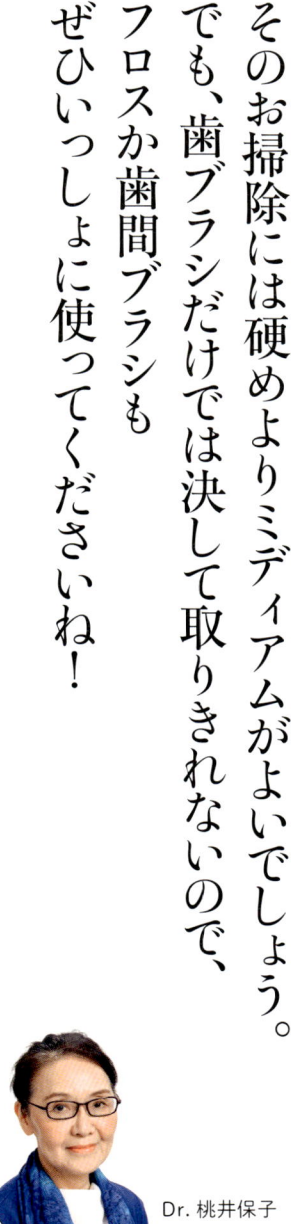

Dr. 桃井保子

歯みがき後は、水で何度もうがいさせてます。

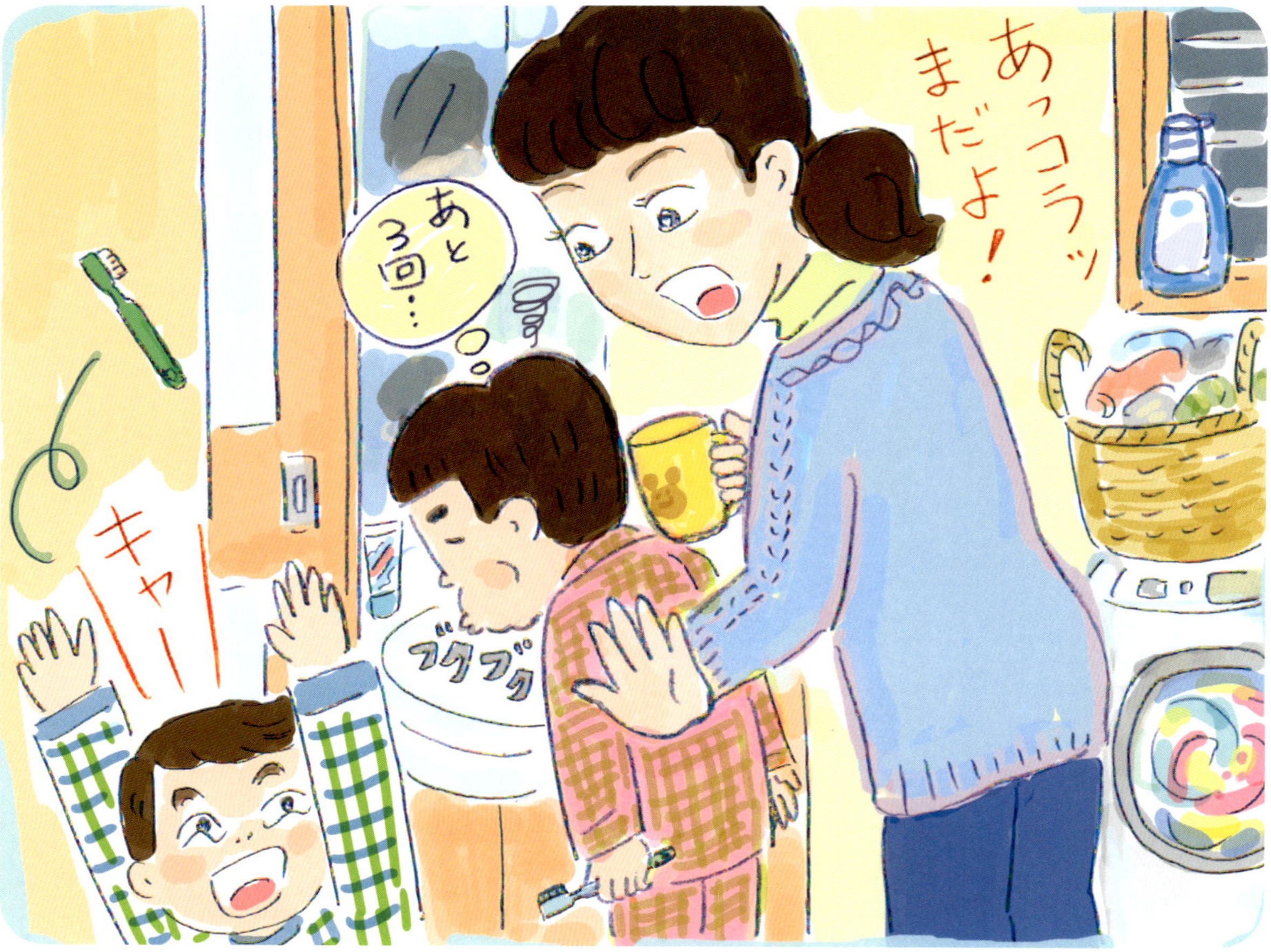

子どもの歯を守るのは

親の責任ですもの。フッ素入り歯みがきでよくみがいたあとは、
何度もうがいをさせています。汚れをすっかり口から出してしまわなくてはね。
子どもはつい簡単にすませてしまいますが、
……あっコラ！ しっかりブクブクペしなさいっ。あと3回よっ。

お子さんのむし歯予防にフッ素（フッ化物）入りの歯みがき剤を使って、素晴らしいと思います。ただ残念なのが「うがい」の仕方なんです。フッ素を使ってむし歯予防の効果を上げるには、ちょっとしたコツがあります。

それは、歯みがき後にフッ素を口のなかに長く留めること。そのため、うがいはできれば「最低限」にしてほしいんです。

歯みがき剤をたっぷりと歯ブラシにとって歯みがきをしたら、10～15mlくらい（少ないでしょう?）の水で、軽くクチュッとして吐き出します。すると、フッ素が口のなかにしっかり残ります。2時間ほど飲食せずに過ごすと、残ったフッ素のイオンが大活躍。歯の表面を酸に溶けにくく強化したり、歯みがきで取り残したプラークのなかに浸透してむし歯菌の活動を抑えてくれるのです。

とくに就寝前はその後飲食しませんし、寝ているあいだ唾液が減ってフッ素イオンが流されにくいのでチャンスなんです。

歯みがきをいくらていねいにしても、プラークを100%除去するなんてできませんよね? だったら残ったプラークのなかにフッ素イオンを送り込んで、予防に使っちゃおうというわけです。とってもいい方法でしょう? 手間要らずで、もちろん大人にも効果があります。

今の歯みがき剤は、薬剤の効果がバッチリ発揮されて、さすが「医薬部外品」です。単なる清涼剤とは違うんですよ。歯みがき剤を買うときには「医薬部外品と書いてあるかな?」と見てくださいね。そうそう、成分表示の「フッ化○○」、「フッ素」配合の確認もお忘れなく。

ただし、さすがのフッ素も歯みがきをサボってコテコテに熟成したプラークのなかには入り込めません。歯みがきをふだんしていて、でも取り残しちゃった、というようなフレッシュなプラークによく浸透します。

それから、「やっぱりうがいをよくしないとスッキリしない」というかたは、うがいのあとにフッ素洗口をしたり、ジェルやフォームでフッ素を補うといいですよ。

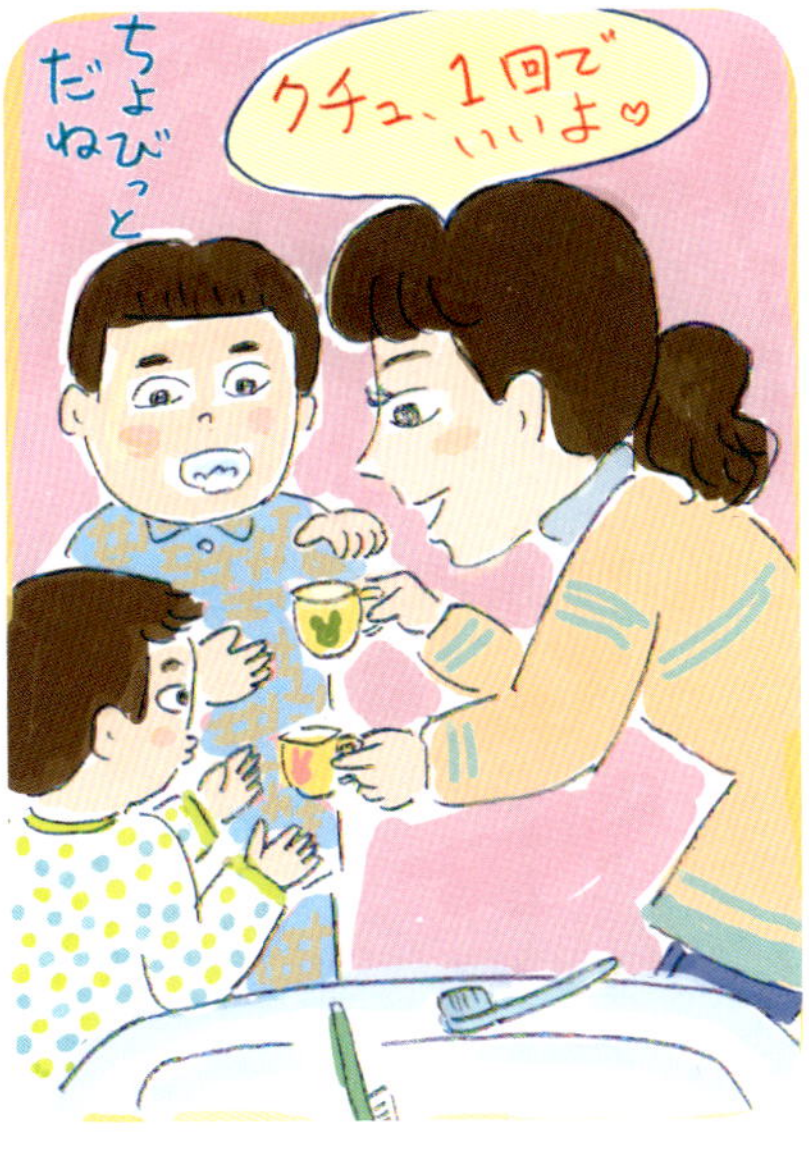

**むし歯予防の効果を高めるなら
せっかくのフッ素が口のなかに留まるように
少しの水で、一度だけのうがいがおすすめ。
うがいのし過ぎはもったいないですよ。**

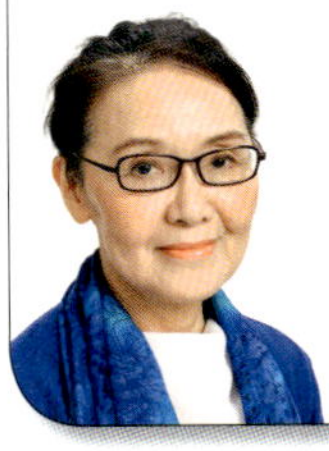
Dr. 桃井保子

研磨剤が歯を削ってしまうから歯みがき粉は使わないほうがいい。

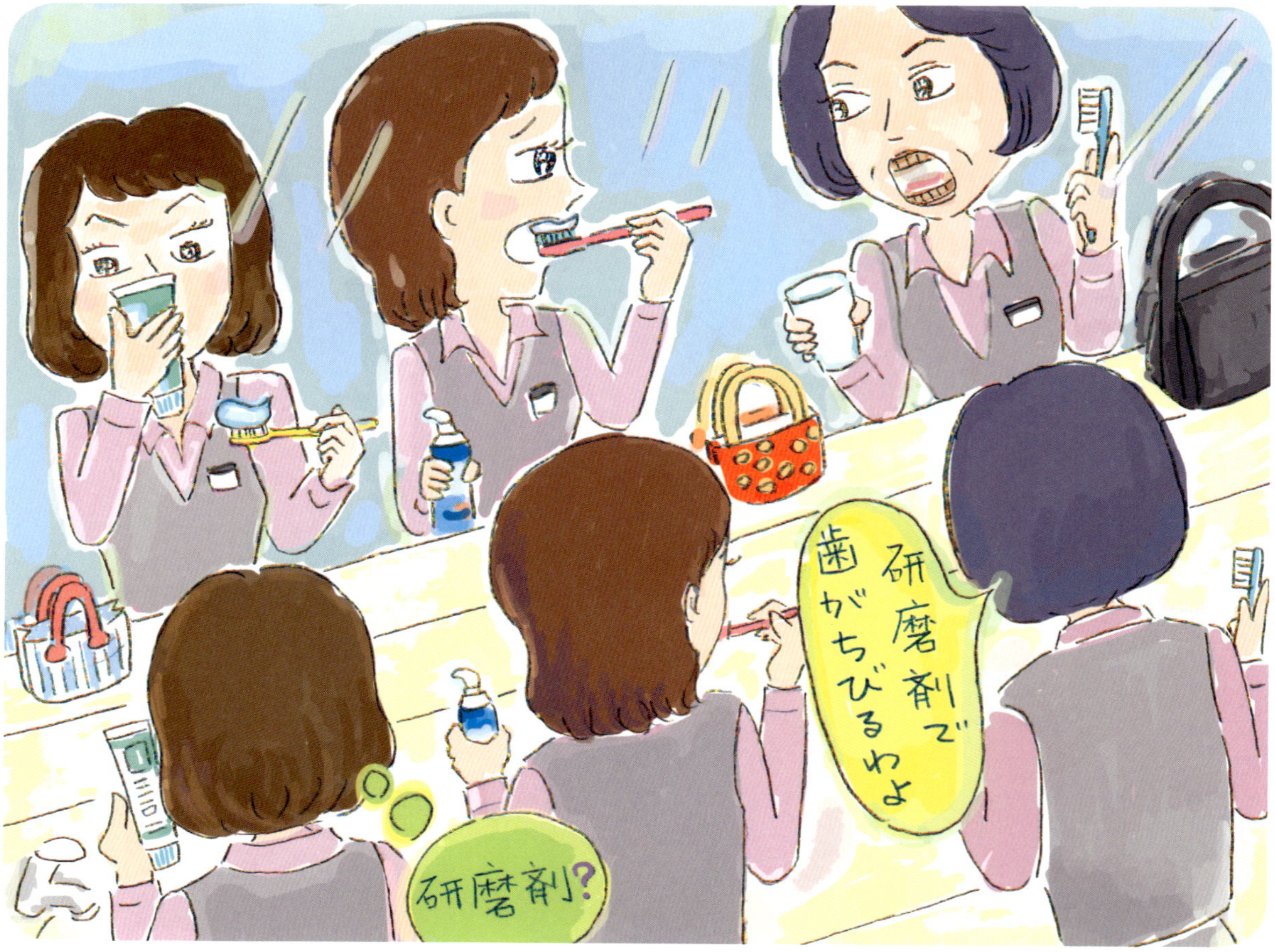

あらやだ、歯みがき粉

なんか使ってるの？ 研磨剤が入ってるから、ほんとは歯によくないのよ。
研磨剤って歯を削るらしいわよ。だから私はずーっとカラみがきなの。
茶渋が歯についちゃうのがちょっと気になるけどね。
あらら、そんなにタップリつけちゃってー。

おやおや。歯みがき剤をお使いでないとは残念ですね。私は「タップリと使ってくださいね」といつも患者さんにお話しています。

「昔はカラみがきしなさいって言われましたけど」と心配するかたもなかにはおられますが、「昔と比べてビックリするほど歯みがき剤の品質がよくなっています。大丈夫、安心してくださいね」ってお伝えしています。

たしかに今と比べて昔の歯みがき粉はタバコのヤニ取りという感じでザラザラでした。盛大に泡が立ち、しかも辛かったでしょう？ ろくにみがいていないのに、口いっぱいの泡と刺激にごまかされて、はやばやと歯みがきを終えてしまうこともあったと思うんです。その頃の最先端のサイエンスと技術力を駆使した製品だったとは思うのですが……。そんな事情から当時「カラみがき」を薦めた先生は、患者さん思いの素敵な先生だったと思いますよ。

一方、今の研磨剤は粒子が細かくて、軟らか。なかには歯の表面についた汚れを浮かせて剥がしやすくする製品もあります。より少ない研磨剤で汚れが取れるように研究されているんですね。

そのうえ、今の歯みがき剤には、予防に役立つ機能も加えられています。たとえば、日本で販売されている約9割がフッ素（フッ化物）配合。むし歯予防にとても効果があります。タップリ使って歯と歯の間などすみずみまでフッ素を届けていただきたいです。

じっくり歯みがきしやすいように、発泡が控えめ、味はマイルドになっていますし、ザラザラ感も少ないので、なるべく少量の水でクチュッとゆすぐ程度にできれば、働きもののフッ素イオンがお口のなかに残ります。何度もゆすいで捨ててしまうなんて、もったいないですものね。

最後に、歯みがき剤をトコトン有効活用する裏技をひとつ。歯みがき後、うがいせずツバをペッと出し、そのままフロスや歯間ブラシをするんです。歯と歯のあいだや歯の根元に、フロスや歯間ブラシが歯みがき剤をしっかり届けてくれますよ。

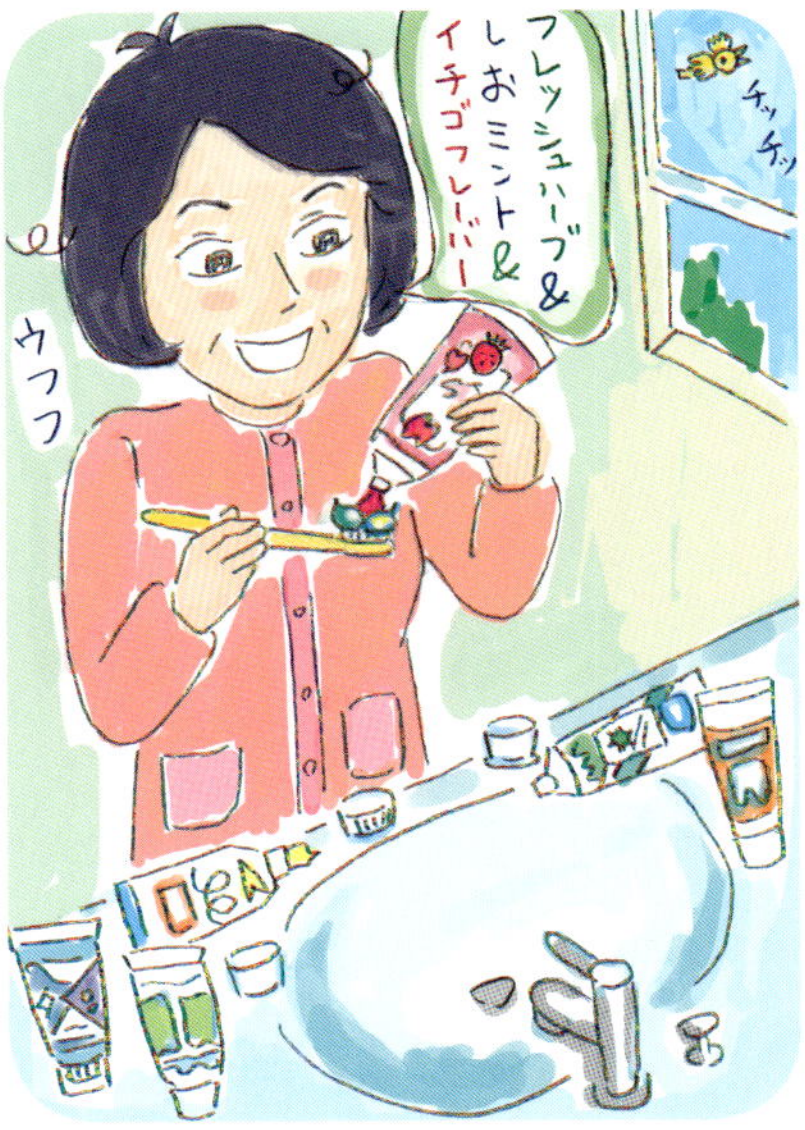

メーカーさんの研究と技術革新のおかげで昔のような硬くて粗い研磨剤は使われてません。むしろ、むし歯予防に効果が高いのでフッ素配合のを選んでタップリ使いましょう！

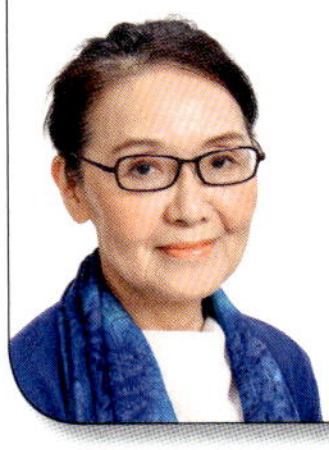

Dr. 桃井保子

歯ぐきがブヨブヨで歯が動く感じ。
それで、歯周病用の歯みがき剤を買ったの。
これで自分で治せるわ、よかったァ！

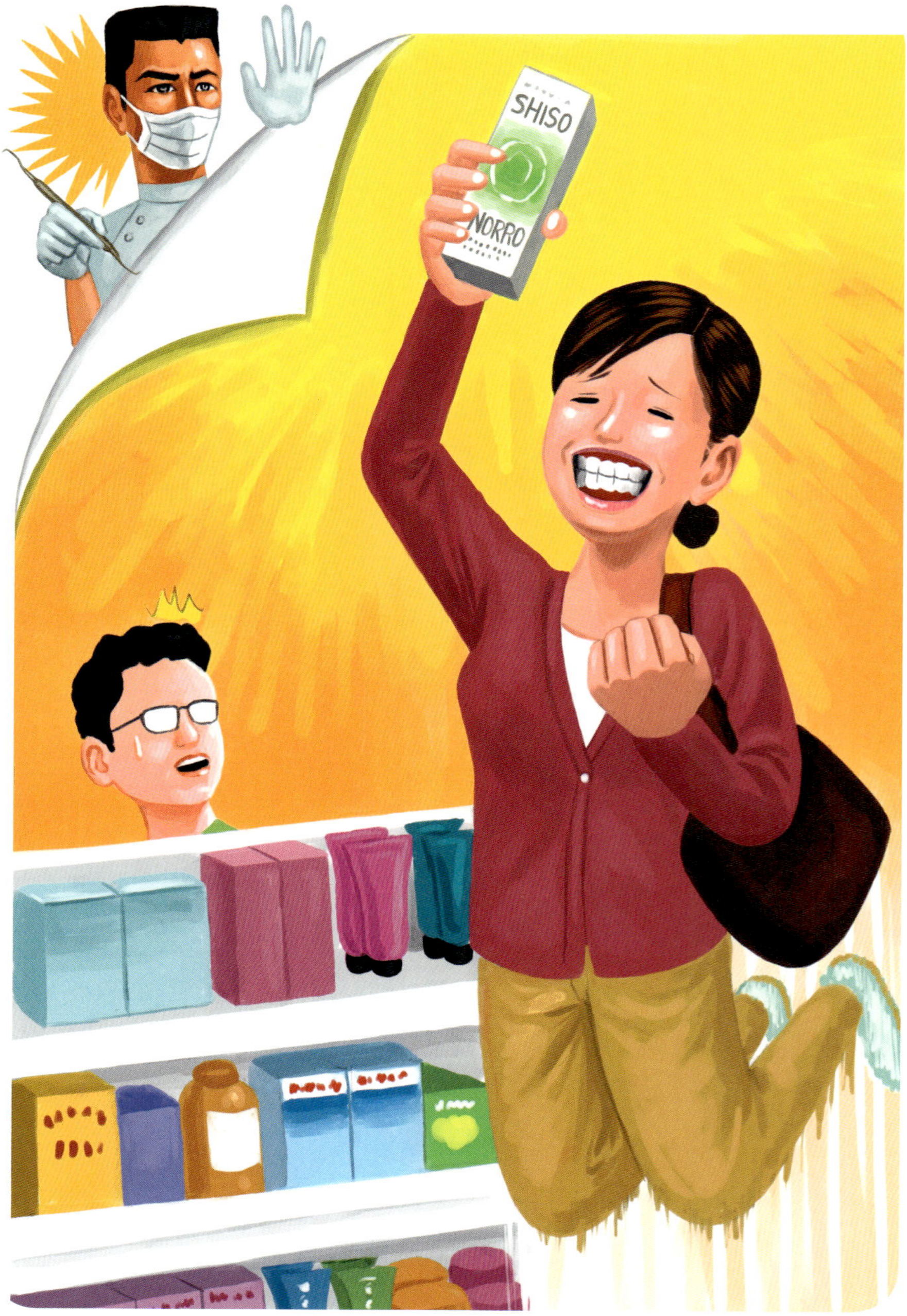

ちょっと

高かったけど奮発しちゃった。
殺菌剤が入ってて歯ぐきの炎症を抑えるんだって。
忙しくて歯医者に行けない主婦にピッタリじゃない。
近頃いいものが出てるわよね〜〜。

殺菌剤の入った歯周病予防の歯みがき剤、歯科医院でもよく歯周病の患者さんにおすすめしていますよ。

ただし、歯周病で歯ぐきが腫れて歯が動くほどになっている人が、治療に行かず、家庭で殺菌剤入りの歯みがき剤を使うだけじゃ、歯周病の根本的な改善は難しいです、残念ながらね。

歯周病になると、歯ぐきに炎症が起きて、さらに進むと歯槽骨という歯を支えている骨が溶けて失われる。その結果、歯と歯ぐきとの間の溝、つまり、歯周ポケットが深くなっていくんだ。

たとえば中等度の歯周病の歯周ポケットともなると、なんと深さは6ミリほど。そのなかには歯石が溜まり、空気が苦手な歯周病菌は歯石や歯周ポケットの奥を棲家《すみか》にしてヌクヌクと隠れ、増え続けているんだから。

大きな問題は二つ。まず歯ブラシの先が深くなった歯周ポケットの奥までしっかり届いて隈《くま》なく歯周病菌や汚れをかき出せるのか？　という問題。もうひとつは、歯周病菌の巣である硬くこびりついた歯石を歯ブラシで取り除けるのか？　ということ。

いくら殺菌剤が入った優れた歯みがき剤でも、歯周病菌までダイレクトに届かなければ効果は限られてしまうでしょ。

殺菌剤入りの歯みがき剤を使ってよく歯みがきをすること自体は大事なことだけど、一方で歯周ポケットのなかの歯周病菌を温存して、結果的に培養し続けていては歯周病は治らないよ。

だから、まずは歯科医院のプロの技術で、歯周ポケットのなかを掃除して歯石ごとプラークを徹底的に取り除くことが大事なんだ。大もとの原因を取り去ったうえで殺菌剤の入った歯みがき剤で歯みがきをすれば、浅くなった歯周ポケットや唾液のなかに残って浮遊する歯周病菌もやっつけられて歯周病予防にとても効果がある。

歯がグラグラするほど進行した歯周病なら、すぐにでも治療をはじめないと歯を失ってしまうよ。まず、歯石を取って、それと並行してそのすぐれた歯みがき剤を使ってください。手遅れにならないうちにね。

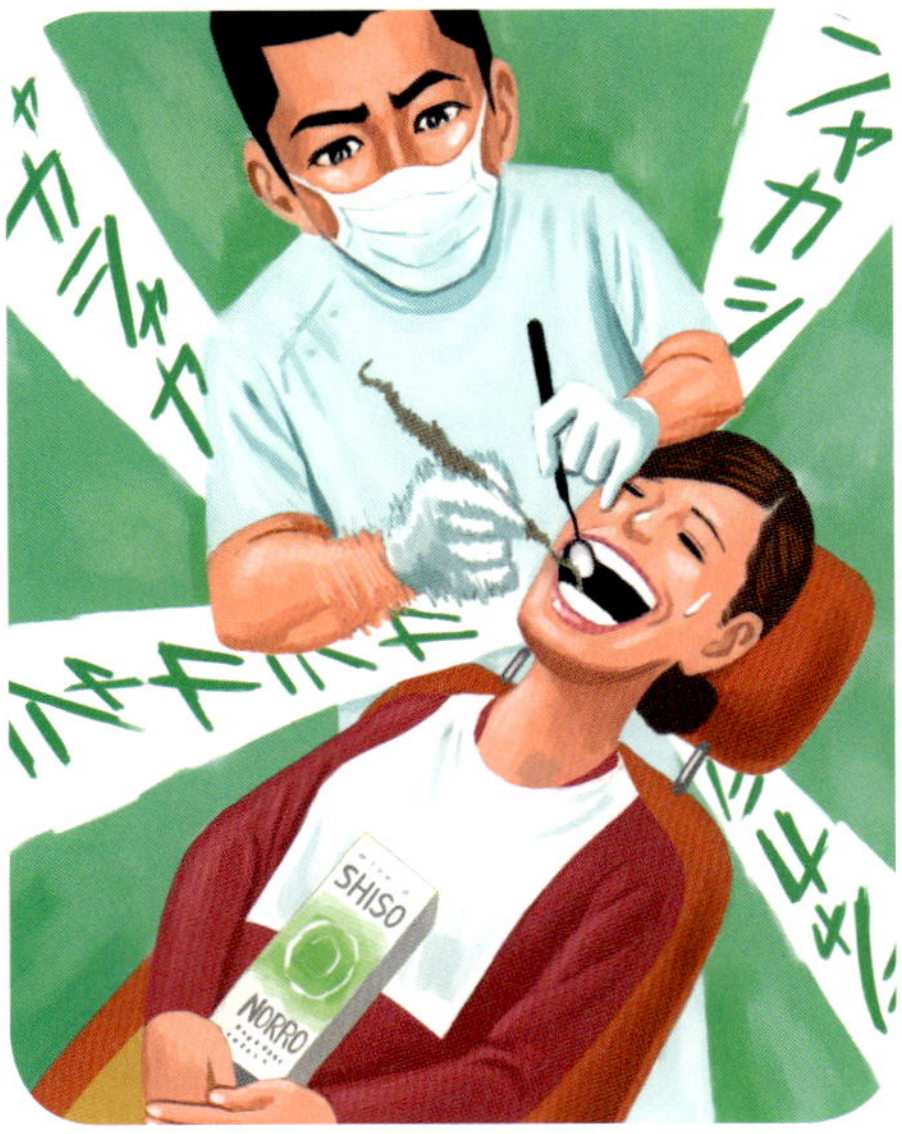

歯石がたっぷり付いていては
歯みがきだけでは治りません。
まずは歯科で歯石除去を！

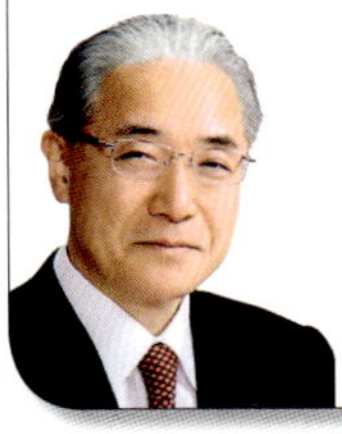

Dr. 伊藤公一

歯みがき？　仕事でそんな時間はないよ。
だからデンタルリンスの殺菌力でむし歯予防。
できるビジネスマンは清潔でなきゃ。

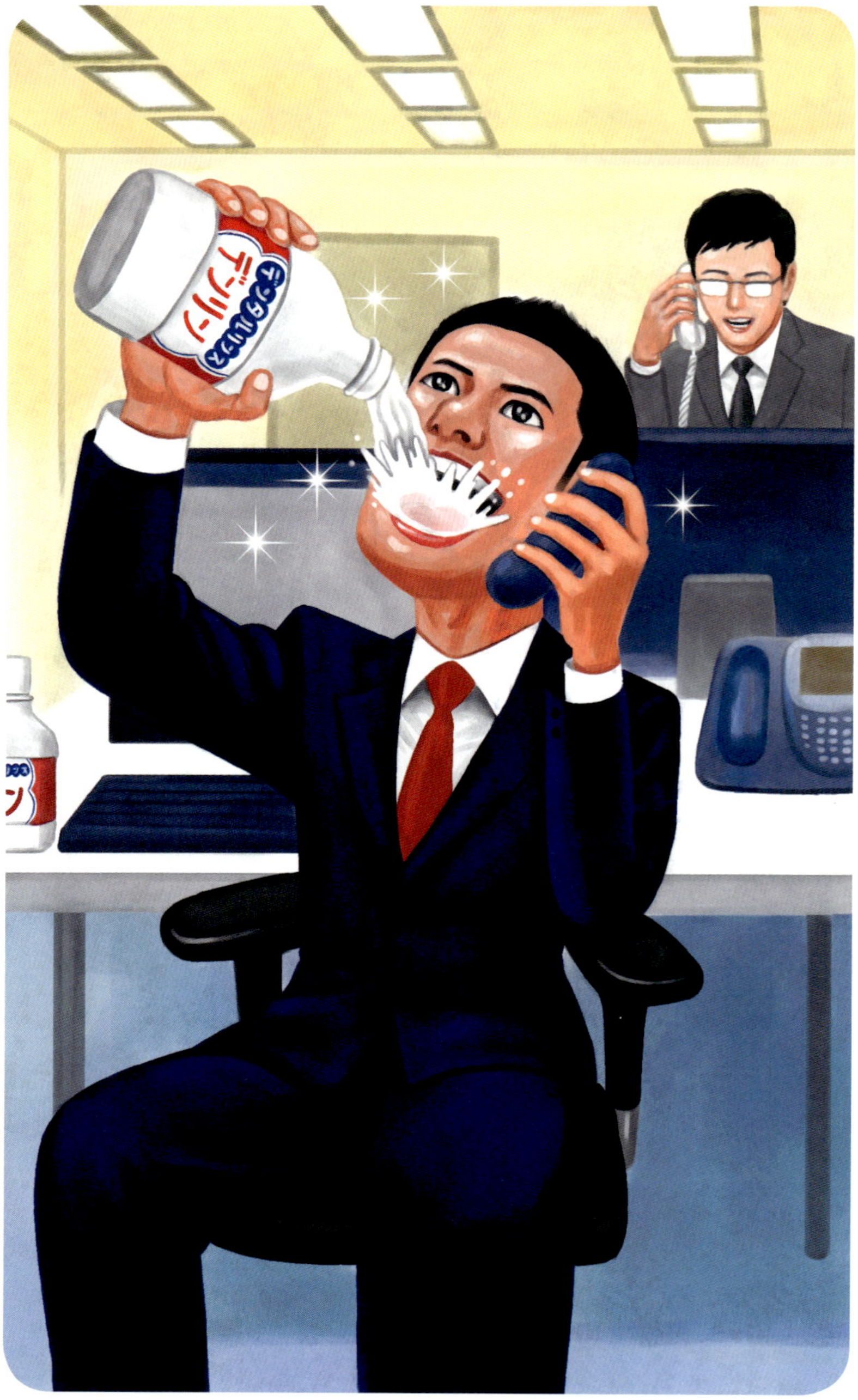

デンタルリンス

ってすごく便利だよね。ピリリとからいミント味も
残業続きの毎日の歯みがきがわりにピッタリで愛用中。
え、なに？　僕の口、臭う?!

うーん。たしかに、デンタルリンスは殺菌成分入りの製品が多いです。ですから、むし歯予防に一定の効果はありますよ。でも「うがいだけで十分か」というと、話が違ってきます。なにしろ、むし歯菌の巣であるプラークは歯にベタベタと引っ付いてますからね。

口のなかには、膨大な数の細菌がいます。それが集まって作る巣がプラーク。これを放置すると、バイオフィルムという丈夫な膜ができ、ヌクヌクと守られてむし歯菌はどんどん増殖します。膜のなかに排泄物である酸をたっぷり出して、歯を溶かしてしまうわけです。

殺菌成分配合のデンタルリンスですすぐと、口のなかにフワフワ漂っている細菌を殺す効果はあります。しかも、ミントなどの香味でスッキリ感もあって気持ちがいい。でも、だからといって「歯みがきは必要ない」なんて思っちゃいけません。

デンタルリンスは、歯にこびりついたプラークやしつこいバイオフィルムには太刀打ちできないんです。プラークやバイオフィルムっていうのは、排水溝につくネバネバ汚れの親戚です。

想像してみてください。排水溝の汚れを取るには、こすり取るか、あるいはかなり強力な洗剤を使いますよね？　デンタルリンスの殺菌成分は、人が安全に使える範囲の成分です。口に排水溝用の洗剤を流し込んだら、それこそ粘膜はズル剥け。たいへんなことになっちゃいます。

ですから、プラークやバイオフィルムに棲むむし歯菌をデンタルリンスで根こそぎやっつけることは、現状では無理があるわけです。

となると、プラークを落とすのにいちばん効果のある方法はやっぱり歯みがきです。歯についた汚れを確実に落とすことができます。歯ブラシが届かないところは、フロスやタフトブラシも使いたいところです。が、忙しいビジネスマンではたいへんですかねえ。とにかく最低でも1日1回はしっかりとお口の汚れを落としましょう。

日常的に「うがい」しかしていないのなら、口のなかはもしかして、あまり想像したくはありませんが……すでに、排水溝のなかみたいになっているのでは?!　歯みがきもしましょう！

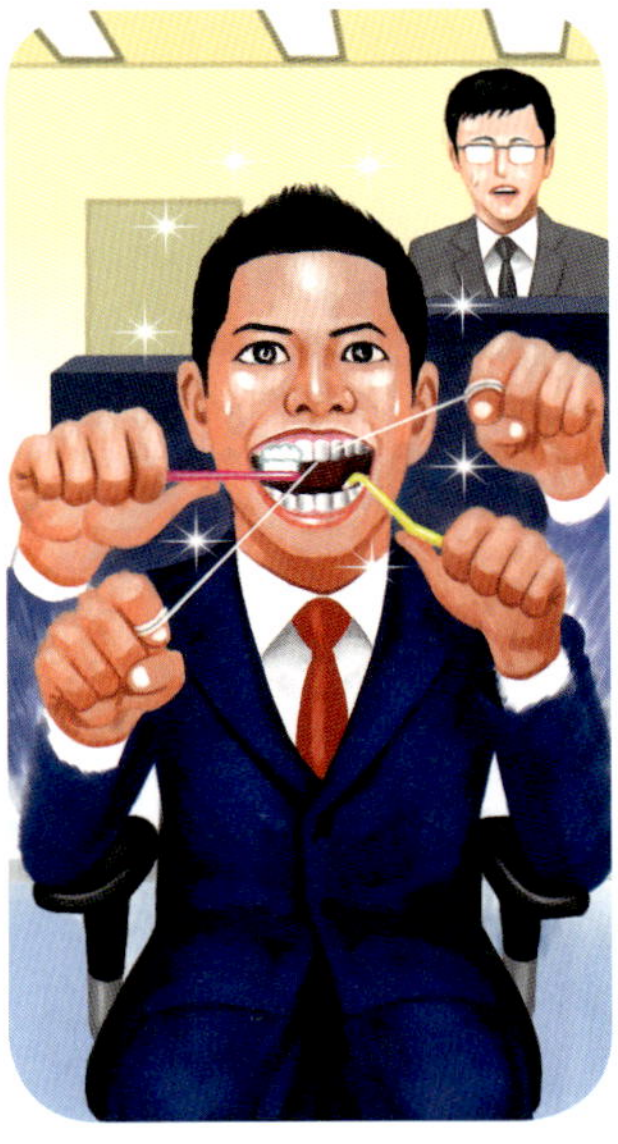

歯にこびりつくプラークは、ベタベタした細菌のかたまり。
排水溝のネバネバの親戚だから
デンタルリンスだけじゃやっつけられません。
歯ブラシでていねいにこすり取りましょう！

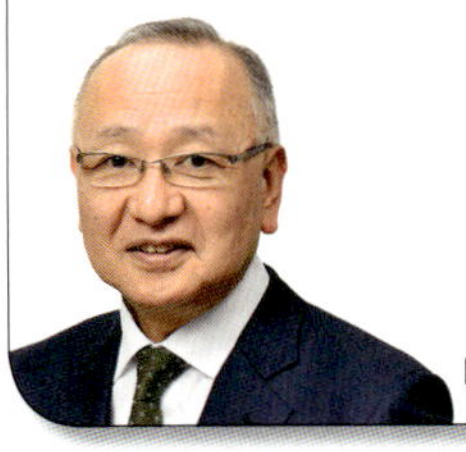

Dr. 田上順次

入れ歯はむし歯にならないから みがかなくても大丈夫。

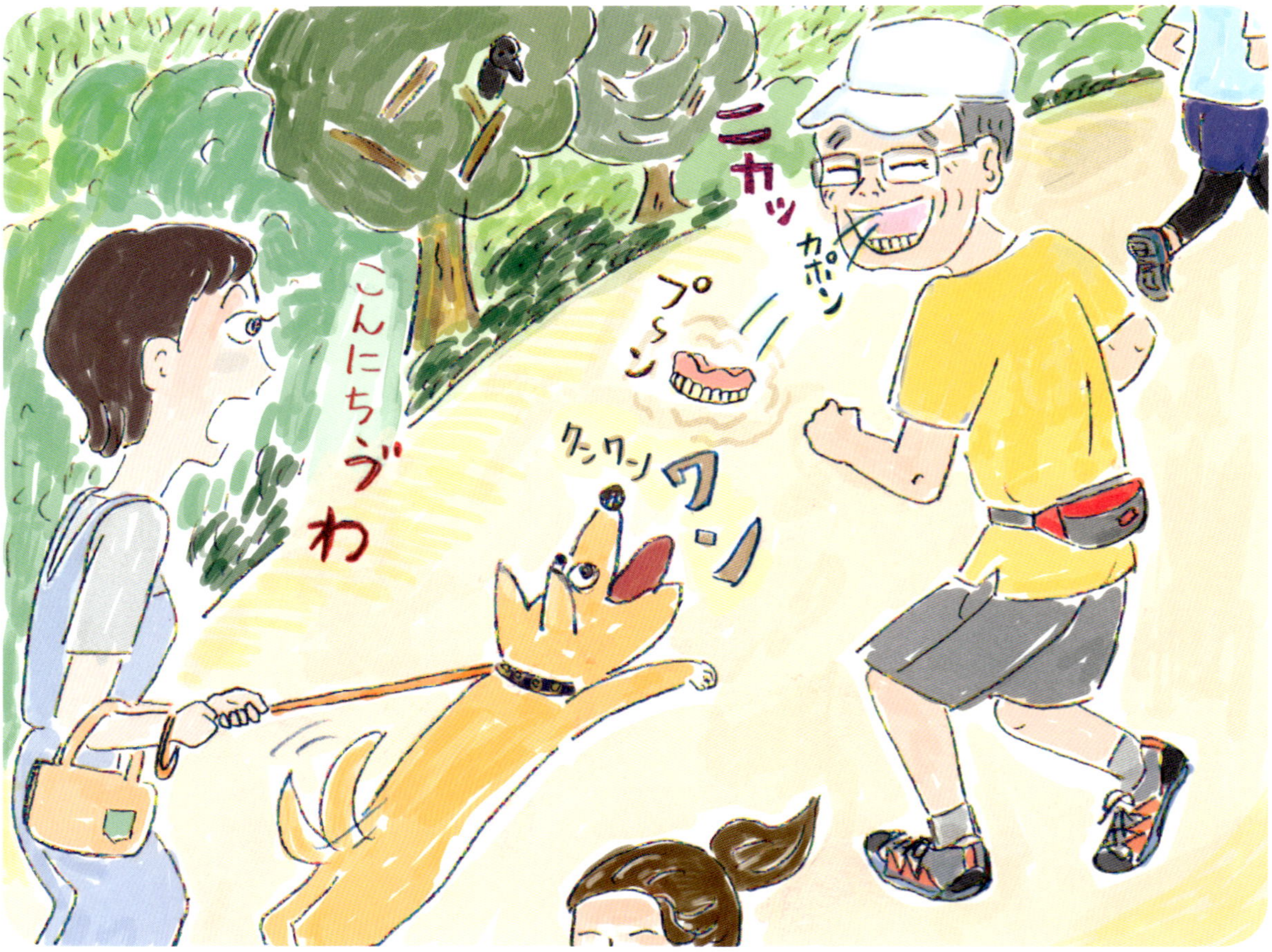

若い頃からむし歯と

歯周病に悩まされてきたが、齢《よわい》70にしてついに総入れ歯になっちゃったよ。
まあしかし、考えようによっちゃ、気楽だよね。
入れ歯はむし歯にならないから、歯みがきがいらないし、
それにもう歯医者に行かずにすむしさ。ホラ見た目もまあまあだろ？（ニッカリ）

入れ歯は、プラスチックや金属でできていますから、たしかにむし歯になりません。しかし、使っているうちにプラークも歯石も付きます。この点は歯と変わりないんです。ですから、「入れ歯も毎日みがく必要がある」んですよ。

きれいにみがかないと、細菌が猛烈に繁殖します。汚れた入れ歯の細菌を誤嚥したら肺炎の原因になりますし、だいいち口臭の原因になります。

入れ歯みがきのコツは、流水下で、入れ歯用のブラシや軟らかい歯ブラシで優しく洗うこと。プラークを取り除くには、ブラシで落とすのがいちばん効率がいいんです。

ただしこのとき、歯みがき剤を使いゴシゴシこするのはやめてください。入れ歯に傷が付き、プラークが付きやすくなってしまいます。歯みがき剤は使わずに、優しく洗います。なにか付けて洗いたいのなら、食器用の洗剤がいいです。ただしよく洗い流してください。

歯と同じで、入れ歯みがきも、できれば一日2回お願いします。昼間と、夜寝る前とね。そして夜は洗浄剤に浸ければ、スッキリした入れ歯で気持ちよく寝られます。

部分入れ歯のかたは、歯をみがくときにみがきましょう。入れ歯にプラークが付いたままでは、入れ歯をひっかけている隣の歯まで悪くなってしまう。それでは抜歯となり、入れ歯が作り直しになりますからね。

ところで、ジョージ・ワシントンが入れ歯だったってご存知ですか？博物館に飾られている彼の入れ歯には、人工歯でなく人間の歯が埋め込まれていて、その歯がむし歯になっています。

つまり「ジョージ・ワシントンは、入れ歯の手入れをしていなかった」。しょっちゅう入れ歯を作り直していたらしいです。

お気に入りの入れ歯を長持ちさせるには、半年に一度くらい歯科医院で調整をしてもらうといいでしょう。使っているうちに人工歯が減ったり、土手の形も変化してきますから、総入れ歯になっても歯科医院をお忘れなく。

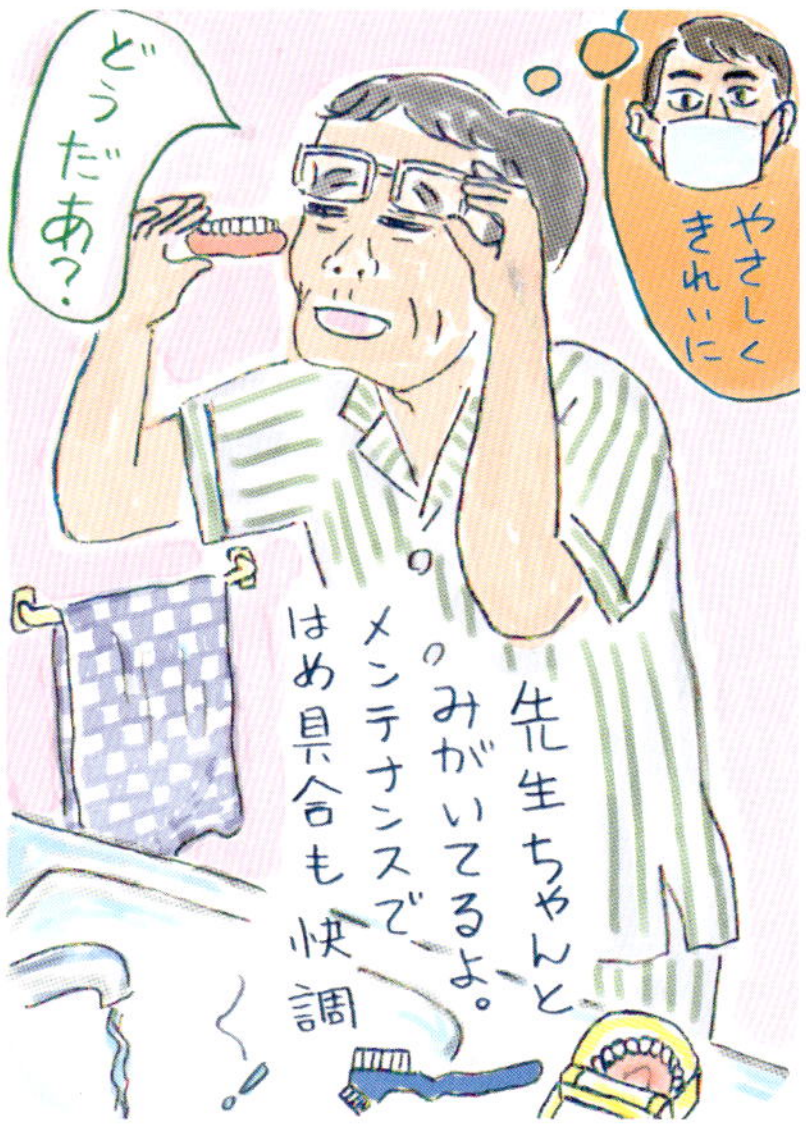

やさしくきれいに
どうだあ？
先生ちゃんと
のみがいてるよ。
メンテナンスで
はめ具合も快調

入れ歯だって、歯と同じようにプラークも歯石も付きます。できれば1日2回、みがきましょう。使っているうちに調整が必要になってくるので半年に1回は歯科医院で診てもらうといいですよ。

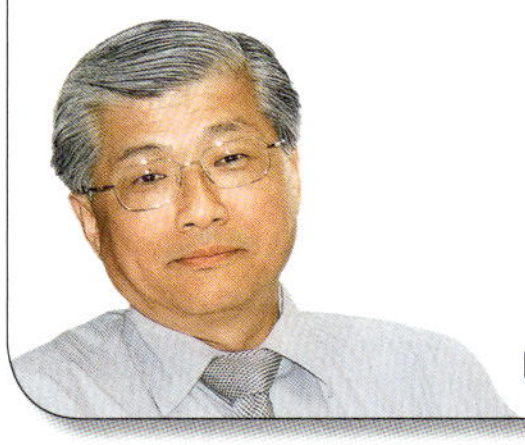
Dr. 八重垣 健

フッ素でインプラントが腐食するので歯みがき剤はNG。

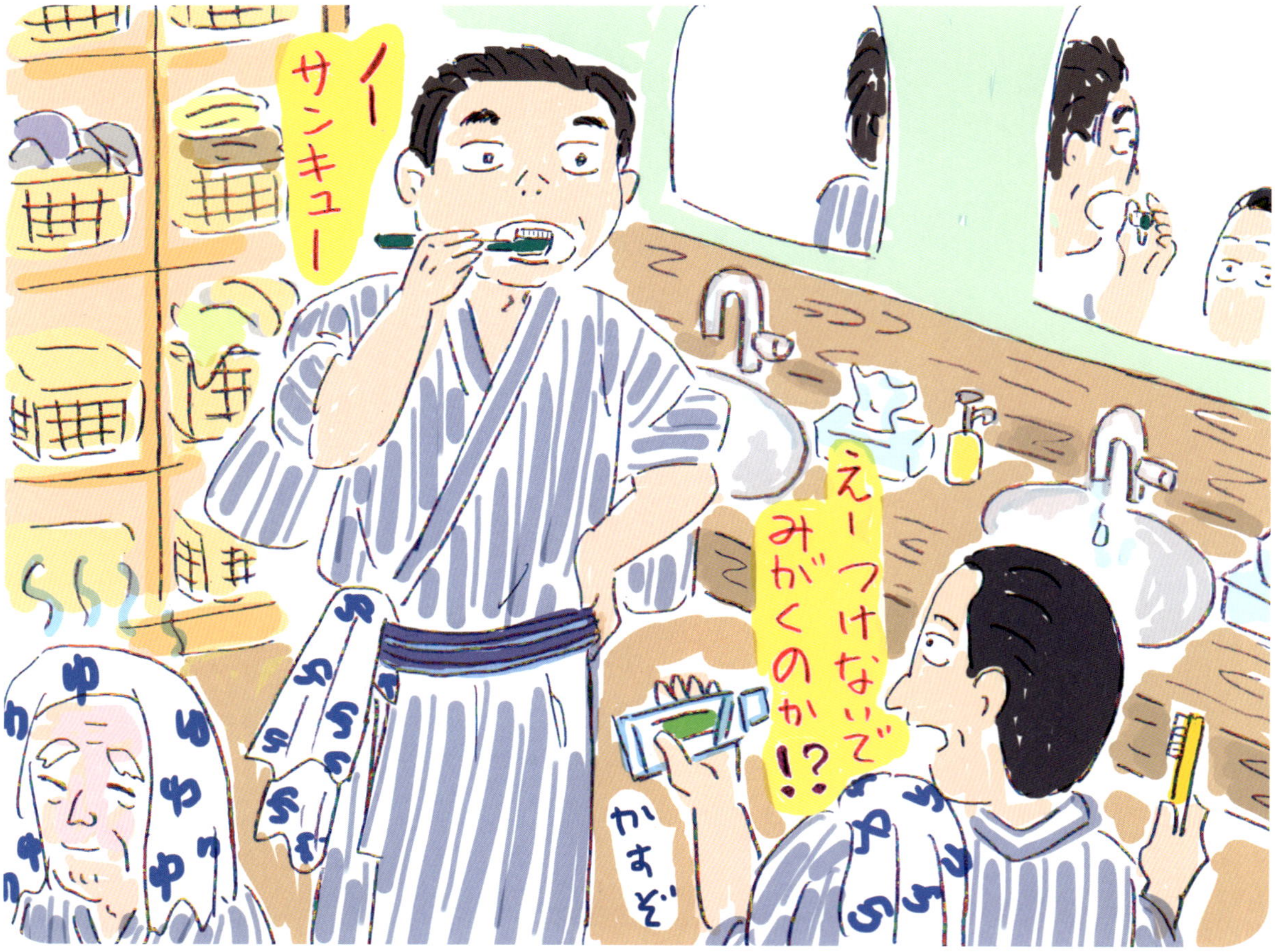
ノー
サンキュー
えーつけないでみがくのか!?
かすぞ

なんで歯みがき剤を

使わないのかって? インプラントのチタンって金属がフッ素で腐食するって読んでさ。

ヤバイと思って最近は歯みがき剤を使うの止めてるんだよね。

え? 残りの歯がむし歯にならないか?

いや、たしかにそうなんだけどさ、インプラント、高かったからさあ。

チタンがフッ素（フッ化物）に触れると腐食するって、よくご存知ですね。

インプラント治療に使われるチタン。とても優れた金属材料なんですよ。インプラント治療はこれなしには成立しません。というのもチタンは不思議なことに、骨と結合する性質があるんです。

からだはふつう、異物が入ってくると排除しようとしますよね？　でもチタンは、あごの骨に埋め込んでも排除されずに、むしろガッチリと骨と結合して自立してくれるんです。この性質のおかげでインプラント治療が可能になっています。埋入後も腐食しにくくアレルギーも少ない、とても優れた材料です。

ところが弱点があって、チタンはフッ素に触れると腐食してしまうんです。現在売られている歯みがき剤にはたいていフッ素が入っていますから、ご心配なのでしょうね。インプラントが錆びて折れたりしたらたいへんですもの。

でも、安心してください。フッ素でどれほど腐食するのかについては研究者が調べたデータがあります。日本で歯みがき剤に配合できるフッ素濃度は１５００ｐｐｍ以下と決められていて、これを使用したときに口のなかに残るフッ素はごく微量で低濃度。まったく腐食しないわけではないけれど、日常的に使用しても問題はないということなんです。

とくにチタンの人工歯根の部分については、あごの骨に埋入されていてフッ素に直接触れる機会は限定的でしょうし、そういう点からみても、影響は少ないと考えられています。

フッ素を使わず、残った歯のむし歯予防が十分でないと、新たな治療が必要になったり、将来的にはまたインプラントが必要になってしまうかもしれません。

あれやこれやを天秤にかけ総合的に考えると、フッ素入りの歯みがき剤は大事です。ぜひ毎日お使いください。

ただし、歯科医院の「フッ素塗布」では、フッ素の濃度が高いため、酸性の塗布剤については使用を控えるように配慮をしています。

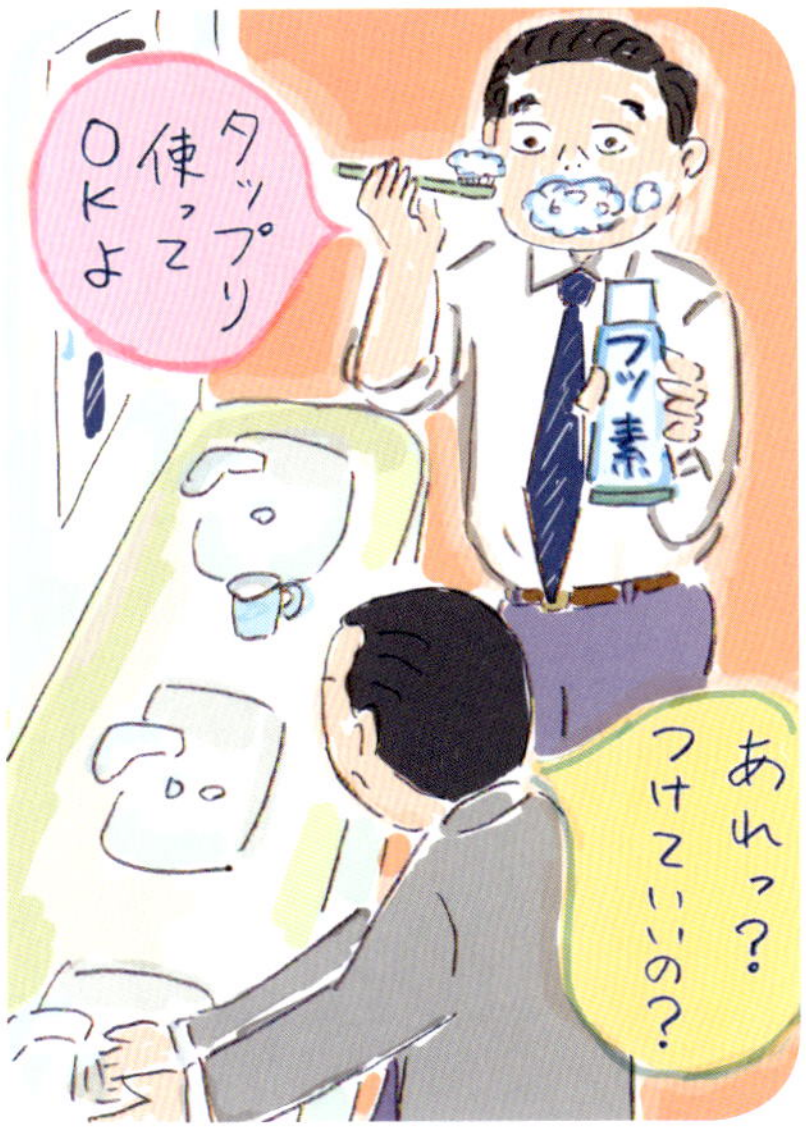
タップリ使ってOKよ
フッ素
あれっ？つけていいの？

口のなかに残る歯みがき剤のフッ素（フッ化物）は低濃度。
しかもチタンの人工歯根は骨のなかに埋まっているので
問題になるほどの影響はないといわれています。
残った歯のために
フッ素入り歯みがき剤をお使いください。

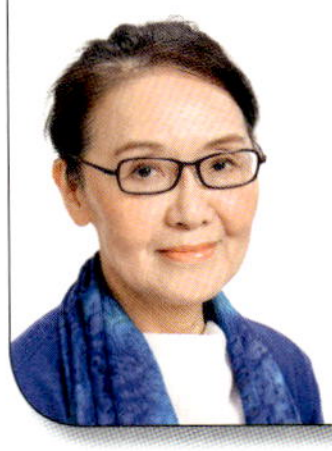
Dr. 桃井保子

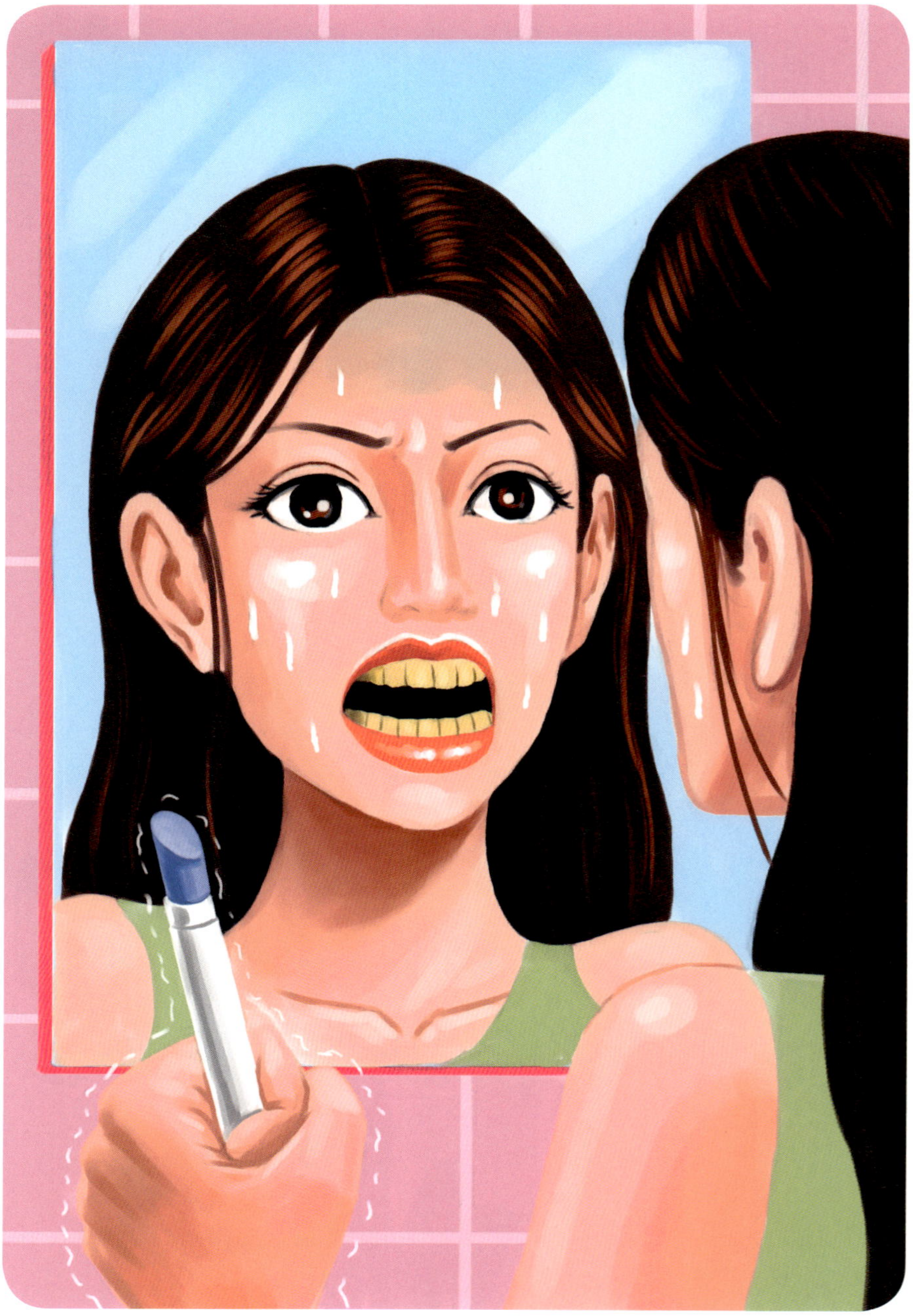

歯の色が濃いのが気になる私。
で、毎日砂消しゴムみたいな美白器具でゴシゴシ。
なんか、前より前歯が黄色っぽく見える気が……。

歯をこすって白く

するっていう美容グッズをドラッグストアでゲット。
たしかにコレ、すっごくよくステインが取れるんだよね。
てか、なんか最近、前歯がシミる気がするんですけど。
あと、気のせいか、色も黄色い気が……。

輝く白い歯、魅力的で憧れますよね。白い歯は笑顔をいちだんとさわやかに見せますし、溌剌《はつらつ》とした印象を与えます。日本人も近頃は口を大きく開けて笑うのがあたりまえになりました。歯の印象は、たしかに重要になってきていると思います。

まず前歯がしみる、ということですが、どうやら、歯の表面のエナメル質が削れて薄くなったのではないでしょうか。歯の表面にあるエナメル質の下には、象牙質というエナメル質よりも黄色っぽくて軟らかい歯質があるんです。象牙質は神経に近いため、刺激が伝わるとチリッとしみます。とくに若いかたの歯は神経が大きく敏感で、刺激が伝わりやすいため、知覚過敏は出やすいんです。

また歯の色についてですが、エナメル質が薄くなると、当然その下の象牙質の色がより透けて見えるようになります。つまりこすりすぎは、かえって歯の色を濃くしてしまうんですよ。ゴシゴシこすってきれいになるのは、歯の表面に付いたステイン汚れだけで、歯の色自体が変わるわけではありません。

もとの色よりも白い歯をお望みなら、歯科医院のホワイトニング（漂白）をおすすめします。これなら、エナメル質を減らさずにすみます。

歯は、唾液の力で自然に再石灰化しますが、大きくすり減ってしまったエナメル質まで元に戻すことはできません。ステイン除去効果のある歯みがき剤を使ってごくふつうに歯みがきをし、歯のくすみを取り除く程度なら、歯をすり減らしてしまう心配はありません。

研磨力の高いもので繰り返し集中的にこすったりすると、歯はすり減っていきます。エナメル質が減ってしまうと、その分むし歯になりやすくなりますし、いざホワイトニングするときもしみやすいなど、歯の健康と美容に不利な条件がむしろ増えてしまうんです。

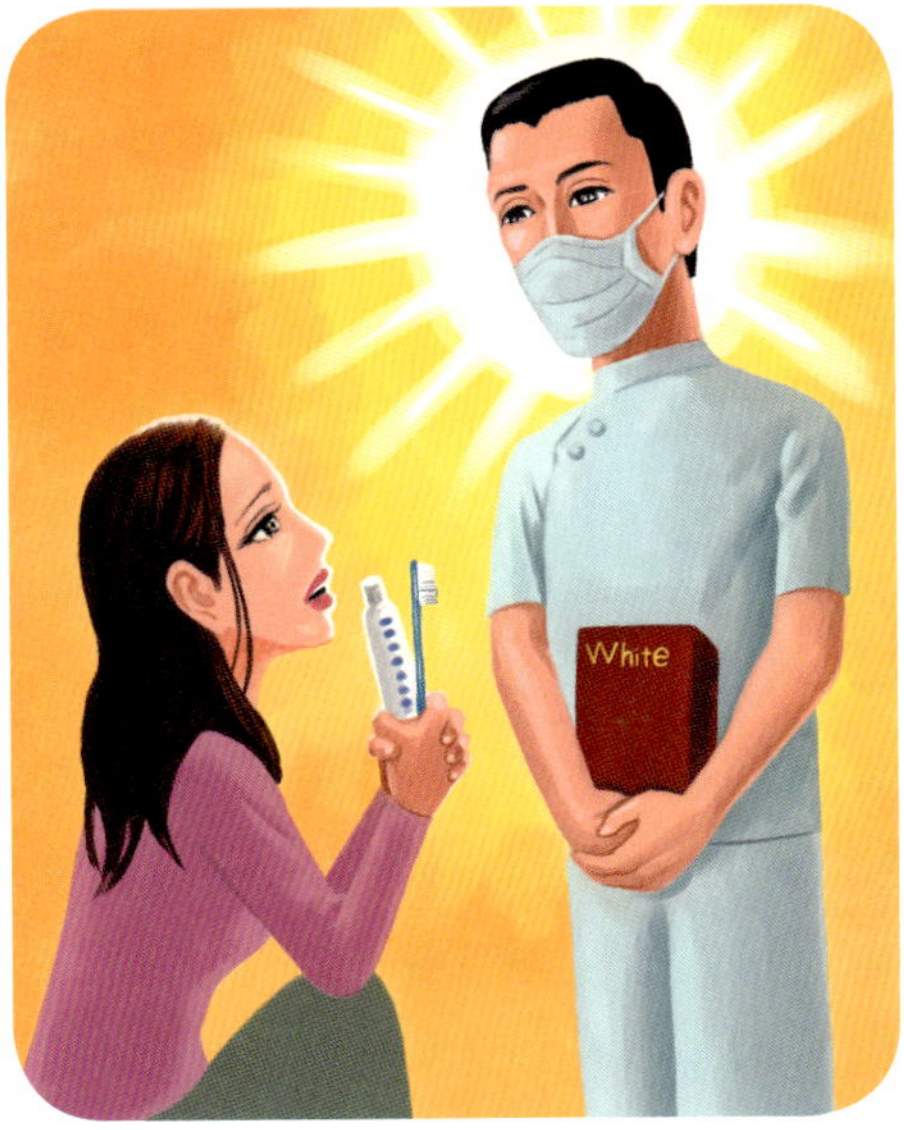

口もとをきれいにしたいなら、まずはエナメル質を大切に。歯を削らずにきれいにできる方法について一度歯医者さんに相談してみるといいですよ。

エナメル質が削れて薄くなり、下から、色の濃い象牙質が透けて見えてきているのでは？いくらこすっても歯はもとの色より白くはなりません。歯の健康に影響してしまってはいけないので「ゴシゴシ」は即中止しましょう！

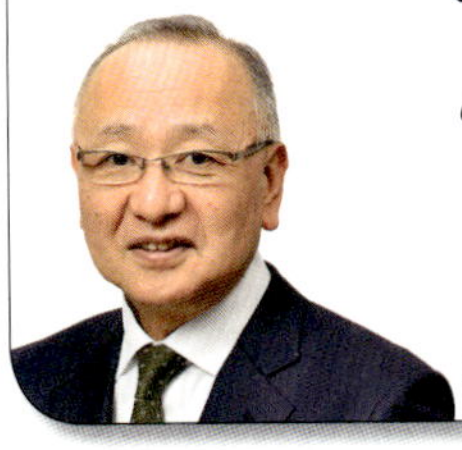
Dr. 田上順次

歯並びによっても、
みがきにくい場所は人それぞれ。
自分に合った歯みがき法を
歯医者さんで
教えてもらいましょう!

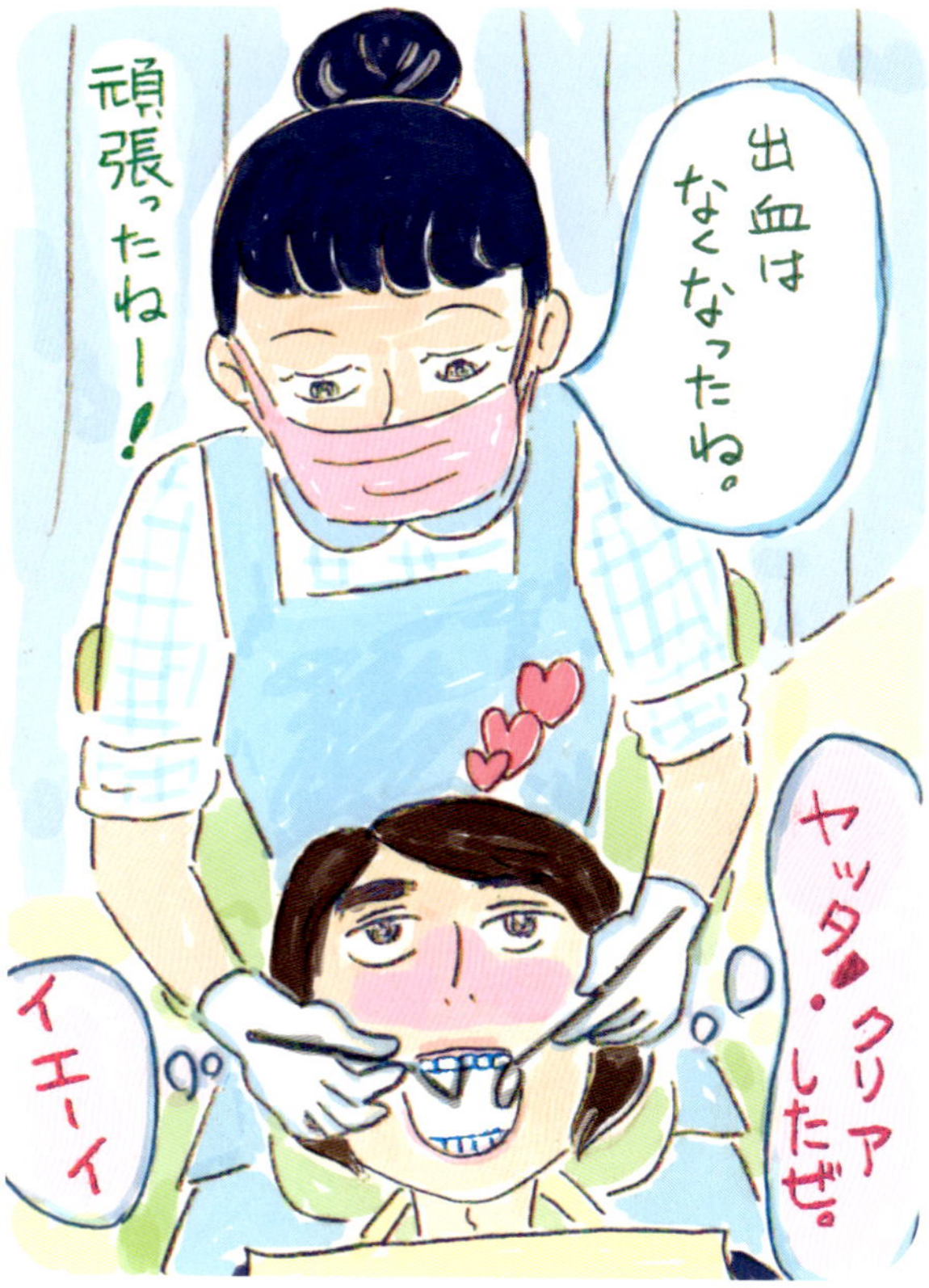
頑張ったねー!
出血はなくなったね。
ヤッター クリアしたぜ。
イエーイ

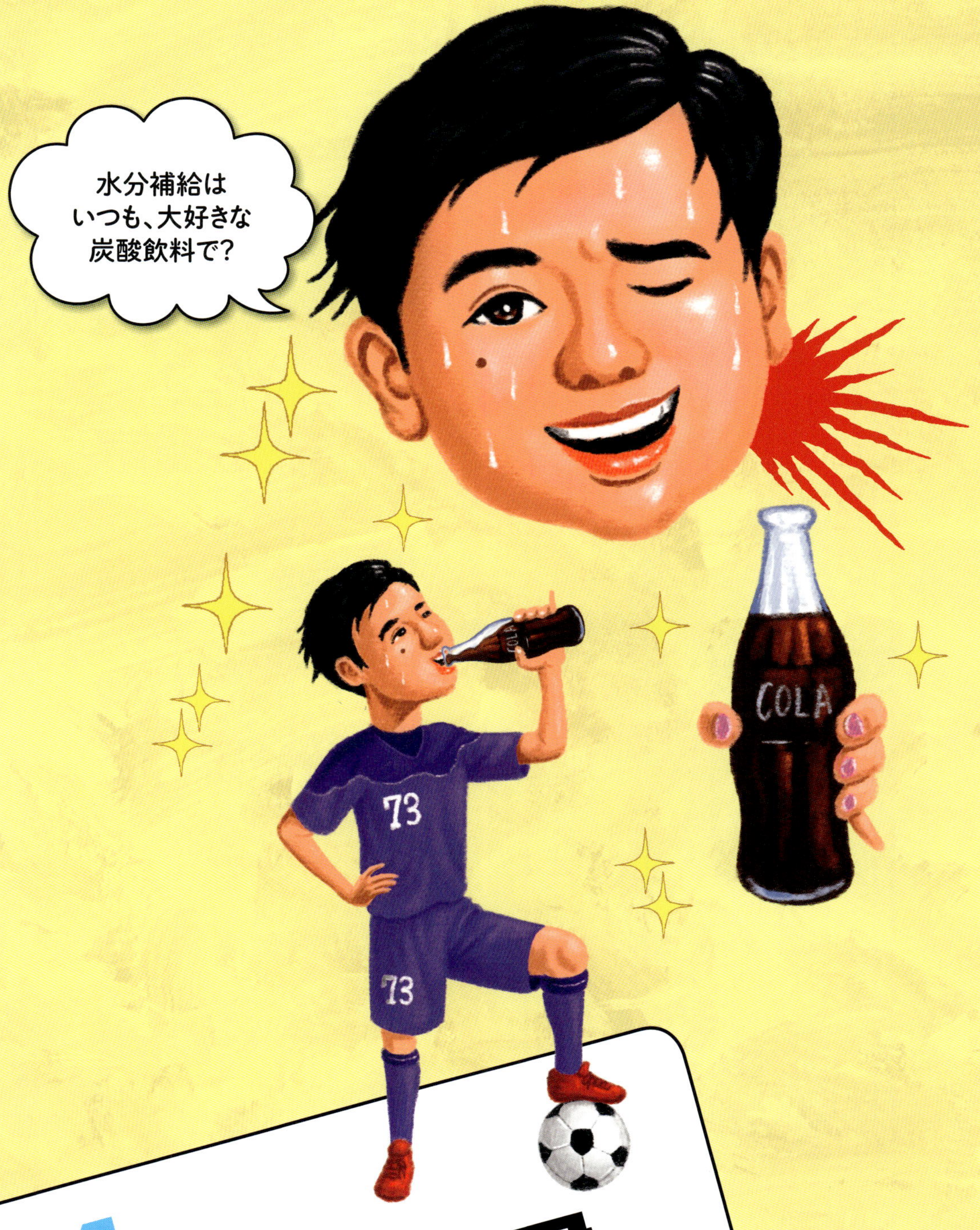
水分補給は
いつも、大好きな
炭酸飲料で?
COLA
73
73

第4章 生活習慣と歯これホント!?

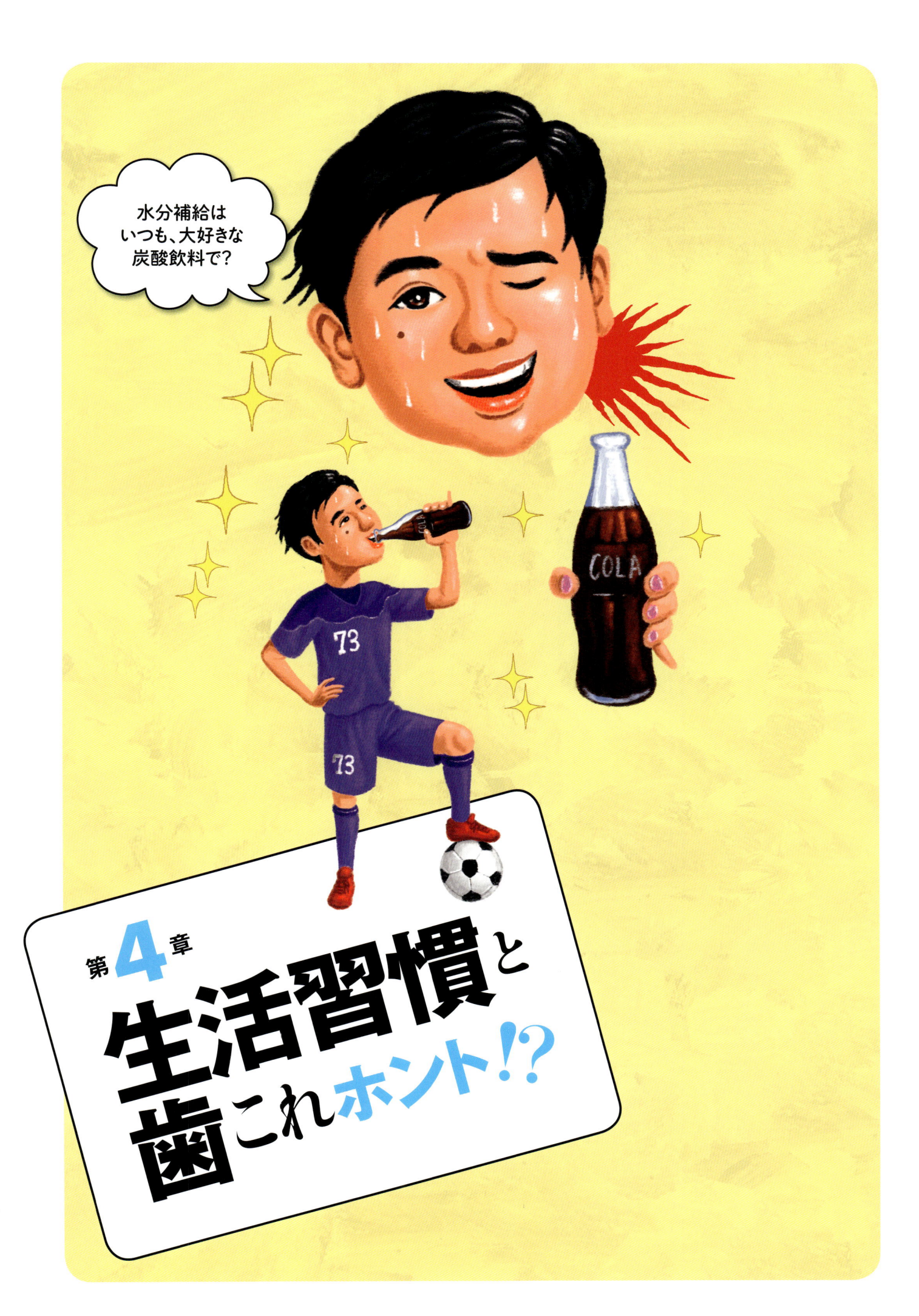

最近、口のなかが渇くので、いつも飴《あめ》をなめています。

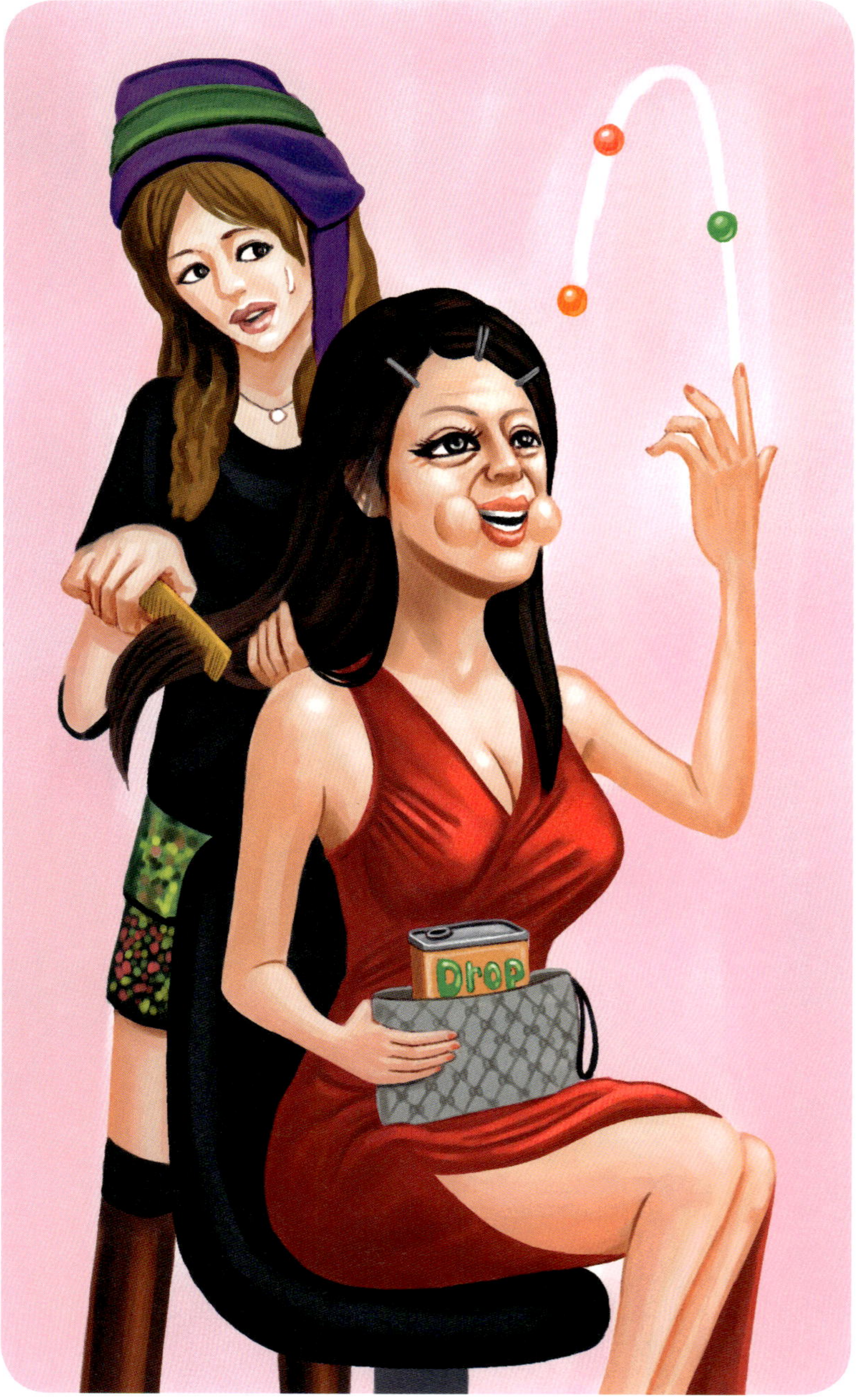

最近ちょっと

口のなかが渇きぎみでパサパサするのよねぇ。
おいしいし、なめていると口のなかもうるおうから、
出かけるときは、バッグにいろんな味の飴を必ず入れているの。
飴はあたしのマストアイテムよ。

つねにバッグのなかに飴を入れているというかたは、ことに年配のご婦人に多いように思いますね。なめると唾液腺が刺激され唾液が出て、お口のなかがうるおうんです。何種類も小袋に入れて携帯して、お友達にも「なめる?」なんてすすめているのを見かけます。

たしかに、口がネバついてしゃべりにくかったり、のどがいがらっぽいときに飴をなめると楽になりますよね。でもお口の渇きやすいかたが、甘い飴を始終なめているというのは、二重の意味で困った生活習慣なんですよ。

まずひとつは、すごくむし歯になりやすいんです。お口のなかで悪さをするむし歯菌は、糖を栄養源として生きています。ですから、砂糖が含まれている飴を始終なめているということは、むし歯菌にエサを与え続けているということ。

しかも口のなかは温かく繁殖しやすい。まさにパラダイスです。むし歯菌は糖をたらふく食べて酸を作り続けます。その酸が歯を溶かし、むし歯ができてしまうのです。

もうひとつの困ったことは、唾液の分泌が十分でないということ。唾液っていうのは、本来お口のなかを洗い流してきれいにしたり、酸性になった口のなかを中和したり、カルシウムを運んできて溶けかかった歯を修復してくれる働きがあります。その唾液が潤沢《じゅんたく》に分泌していないとなると、当然こうした唾液の機能は十分には働いてくれないわけです。

むし歯になりやすくて、唾液による修復もきかないということになると、お口の健康にとって、これは非常に由々《ゆゆ》しき事態です。

そこで、お口の渇きが気になるときは、砂糖の入った飴でなく、砂糖不使用のガムを噛むことをおすすめします。噛むと唾液がよく出るのです。キシリトールや歯の修復に役立つ成分の入ったさまざまなガムが販売されています。

また、からだに水分が足りないときもお口のなかが渇きますので、お水やお茶をこまめに飲むのもよいでしょうね。お口の渇きの原因はさまざま。改善できることもあります。気になる症状があったら、歯科医院でご相談ください。

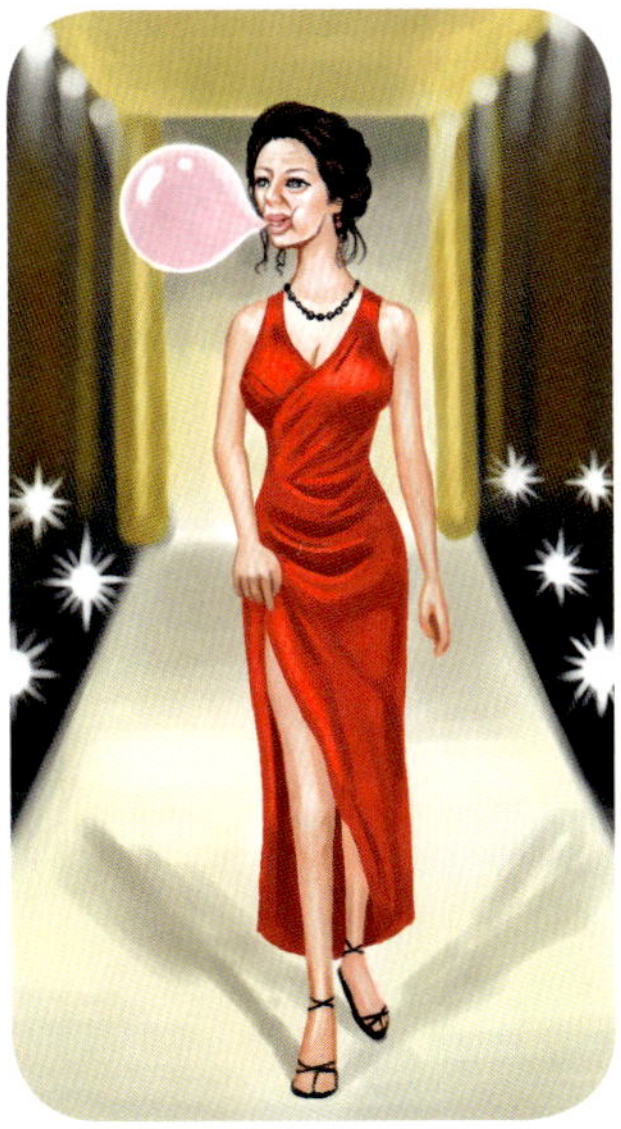

お口が渇きやすいのは、唾液の分泌が十分ではないから。飴をなめることで渇きはやわらぎますが、飴に含まれる砂糖が、むし歯の原因に。しかも、唾液が不足するとむし歯になりやすいんです。飴をやめ、ノンシュガーガムにしませんか?

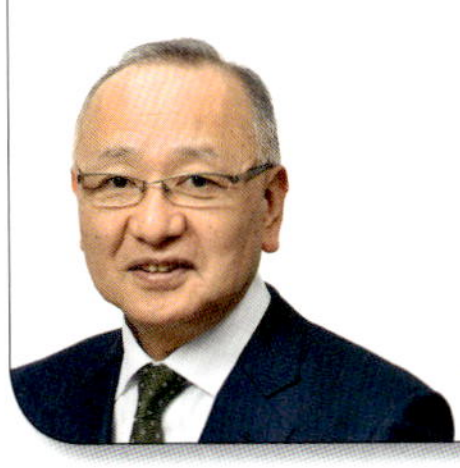

Dr. 田上順次

娘（8ヵ月）は野菜ジュースが大好き。水代わりに飲ませてます！

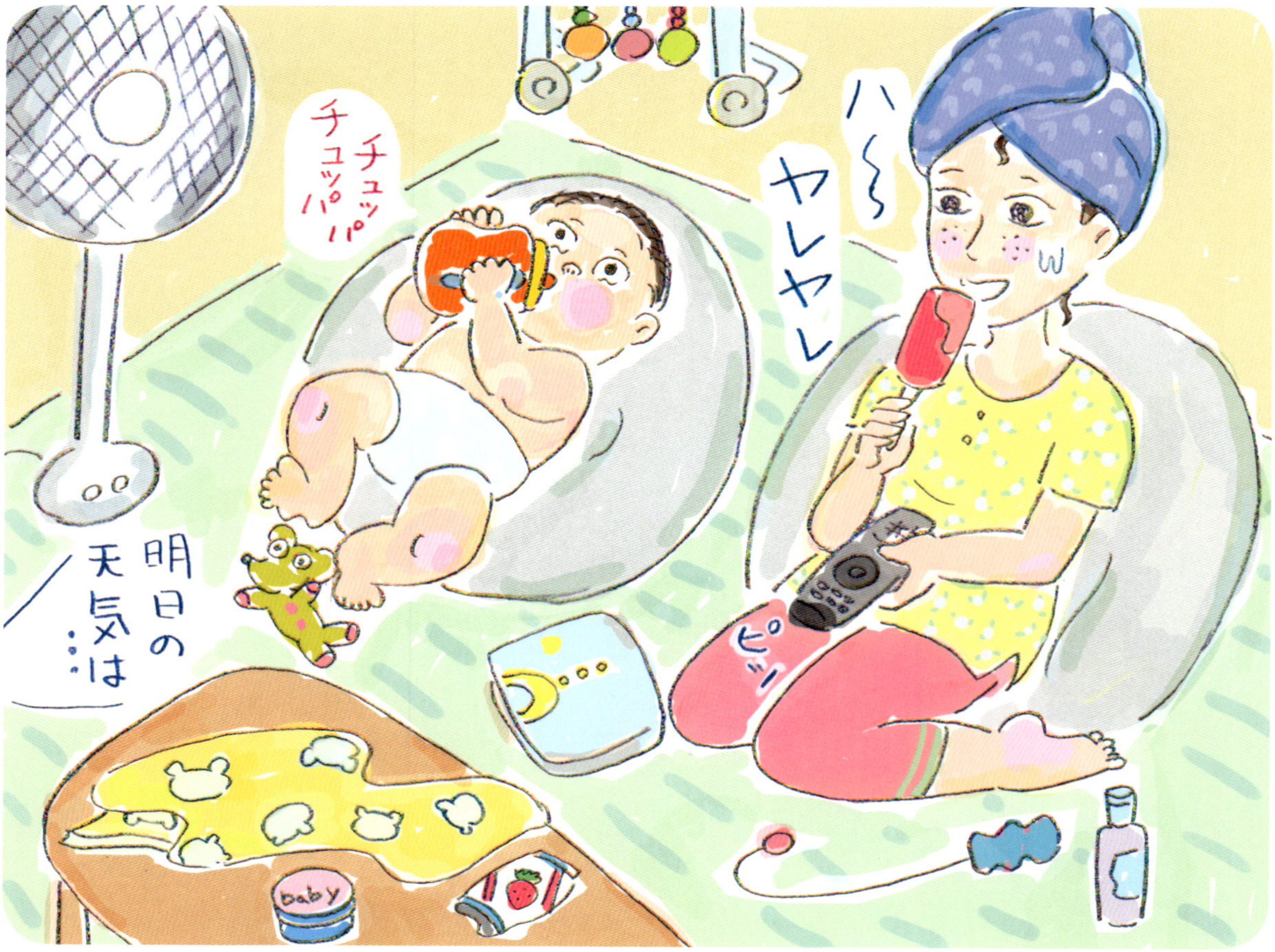

甘いジュースって

砂糖がたっぷり入ってて歯によくないんでしょ？
だからうちは、幼児向け野菜ジュースを飲ませてます。
栄養が取れてすっごく喜んで飲むし、お風呂上りにも水代わりにね！
マグに入れるとチュパチュパとけーっこう長持ちして、機嫌がよくて助かるわ〜。

赤ちゃんの水分補給、とくに暑い時期には気を使いますよね。離乳食がはじまった頃は味の好みも出てくるころでしょう。お風呂上りの甘味のある野菜ジュース、さぞかしおいしいでしょうね。

ただね、気がかりなことがあるんです。ひとつはむし歯です。

というのも、野菜ジュースとはいうけれど、そのなかに砂糖（ショ糖）が入っているものがけっこうあるんですよ。日ごろ娘さんに飲ませているジュースの裏や横に「栄養成分表示」ってあるでしょう？　小さい字ですがぜひ読んでみてください。「ショ糖」って書いてありませんか？

ショ糖というのは砂糖の主成分のこと。始終飲ませていると、とくに長い時間をかけてチョビチョビ飲んでいると、口のなかのむし歯菌に栄養を与え続けることになりかねないんです。できれば、時間をかけずに飲めるといいんですけど。

もうひとつ心配なのが酸蝕です。その幼児向けの野菜ジュースには果物が入っているようですが、原材料にレモン汁とかクエン酸などの酸味も加えられてはいませんか？　野菜ジュースって、おいしく飲めるようにと、酸味のある果汁を加えたり、日持ちをよくするために酸味が加えられていることが多いんです。

じつは「酸」って、歯に触れると歯を溶かしちゃう性質があります。マグや哺乳びんでチョビチョビと飲むと、ジュースの酸が吸い口から生えたての前歯に長い時間集中的にかかってしまい、歯が溶けやすいんです。

ことに、赤ちゃんの生えたての歯はやわらかく、むし歯にも、ジュースの酸にも、とっても弱いんです。気がかりですね。

ジュースは全面的にダメとは言いません。でも大事な赤ちゃんの歯を守るには、飲む時間を「お昼寝から起きたら」とか「おやつに」とか決めて、ダラダラ飲ませないようにしたいものです。それからもちろん、寝る前の歯みがきにはフッ素（フッ化物）を使ってくださいね。

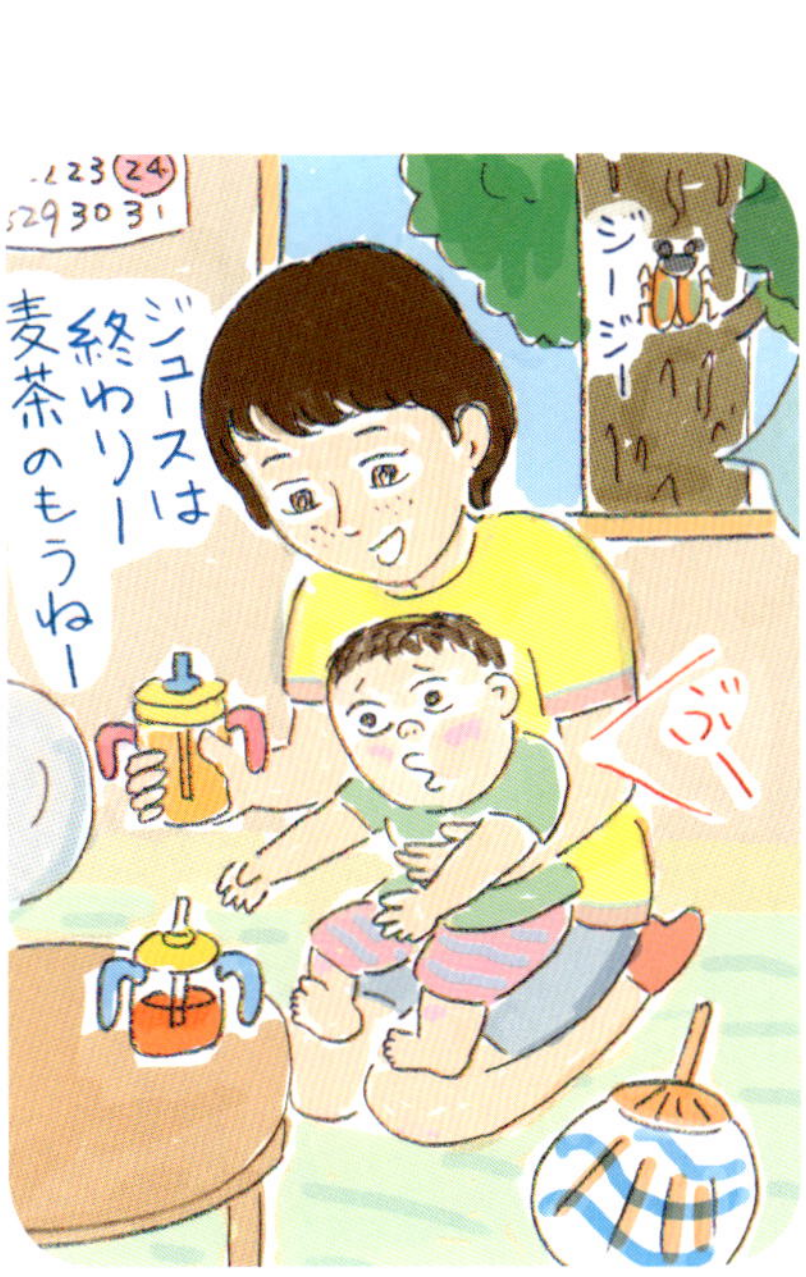

ジュースは終わりー
麦茶のもうねー
ジージー
ぶー

野菜ジュースすべてが歯に安全とは限りません。そのジュース、砂糖が入っていませんか？ 酸っぱくないですか？　調べてみてくださいね。野菜ジュースといえど、ダラダラ飲みから脱却してお子さんの歯を守ってあげましょう！

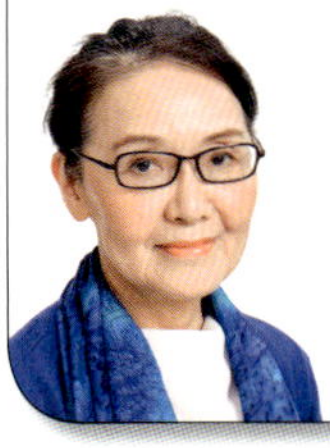

Dr. 桃井保子

寝酒が好き。
アルコールでむし歯菌も死ぬはずだ。
歯みがきしないで寝ちゃおうっと。

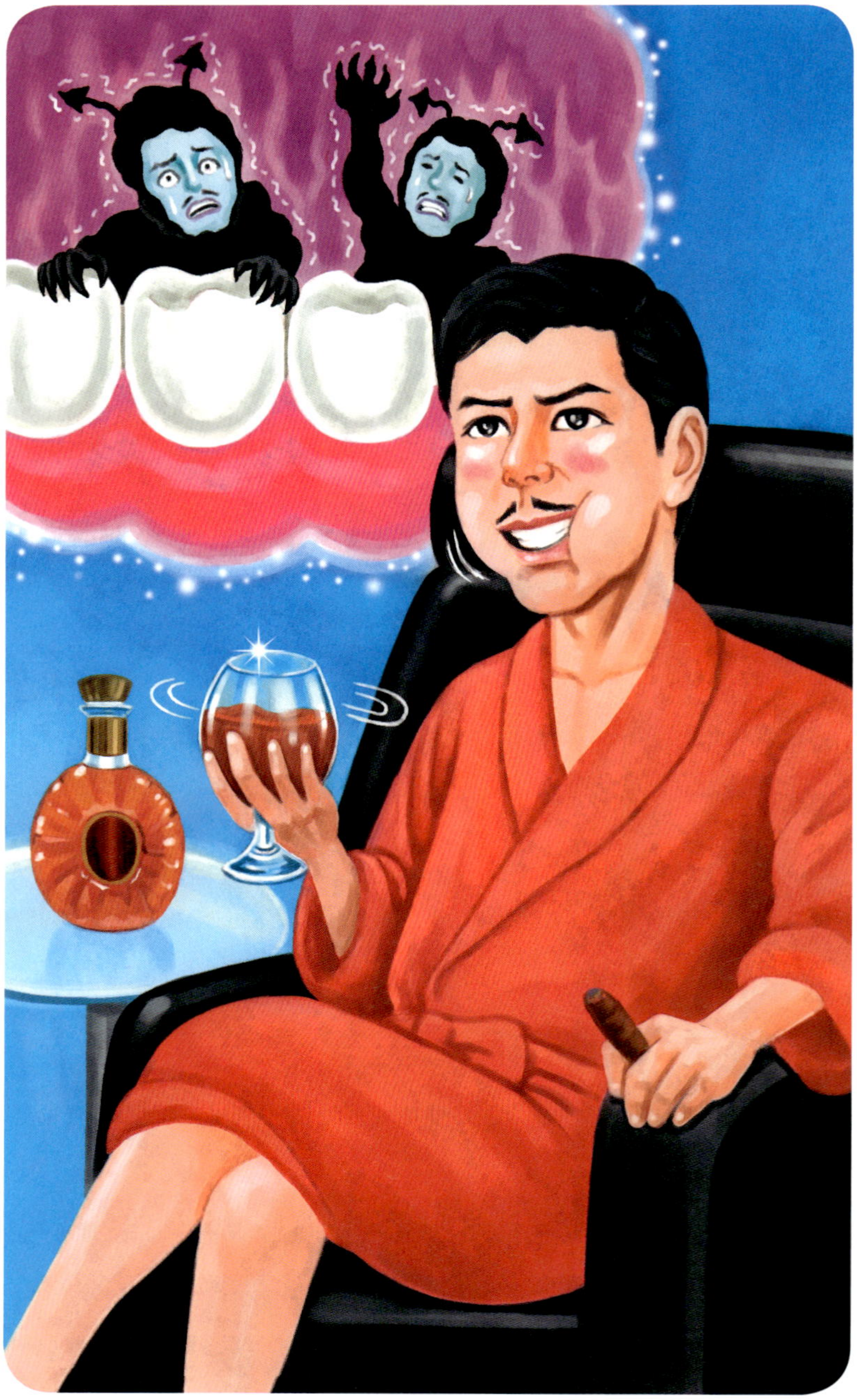

夜の

リラックスタイム……。
寝酒はいつもレミーマルタン。
アルコールの殺菌効果で、むし歯菌もイチコロだ。
と信じているが、最近歯が痛い。これはむし歯か？

結論からいいますと、残念ながらお酒でむし歯菌を殺菌することはできません。

このかたは寝酒にブランデーをたしなまれているようですが、ブランデーのアルコール度数は40度から50度くらい。この程度では、殺菌効果は期待できません。引火するほどアルコール度数の高いお酒をストレートで飲んだとしても、プラークを除去することはできないでしょう。それに、アルコール度数が極端に高いお酒を毎晩ストレートで飲んでいたら、喉や胃腸の粘膜を傷つけてしまいますよ。

プラークは、排水溝のなかのヌメヌメとした汚れのようなもの。そう簡単には取り除けません。放っておくとバイオフィルムという粘着力の強い膜を作り出し、そのなかでさらに細菌が繁殖します。このバイオフィルムの内側には、アルコールも浸透しません。そして、その排泄物である酸が歯を溶かし、むし歯を作ってしまうのです。

おつまみを食べていないから大丈夫？　そんなことはありません。お酒には糖分が含まれているものも多いのです。むし歯菌は糖をエサにして歯を溶かす酸を作り出しますから、アルコールの殺菌効果を期待して歯をみがかないで寝てしまうのは、むし歯菌にエサを与えて快適な環境を提供してやっているようなものです。

寝ている間は、細菌を洗い流してくれる唾液がほとんど出ないので、お口のなかで細菌が繁殖しやすくなります。しかもお酒を飲んで寝ると体が脱水傾向になり唾液はより出にくくなります。また、ワイン、梅酒、チューハイなど酸性のお酒であれば、酸蝕歯（酸性の飲食物によって歯が溶ける）も心配です。

プラークを取り除くには、歯ブラシでていねいにかき出すのが一番効果的です。歯ブラシとフロスを使って、お口のなかのむし歯菌を追い出しましょう。

お酒を飲んだあとは歯みがきが面倒になってしまうかたも多いかもしれませんが、健康なお口を保つため、寝る前にプラークをしっかり除去することを習慣づけましょう。

プラークはむし歯、歯周病、口臭の元凶。口臭を防いで、朝からさわやかな笑顔で。職場でも周囲の視線が変わりますよ。

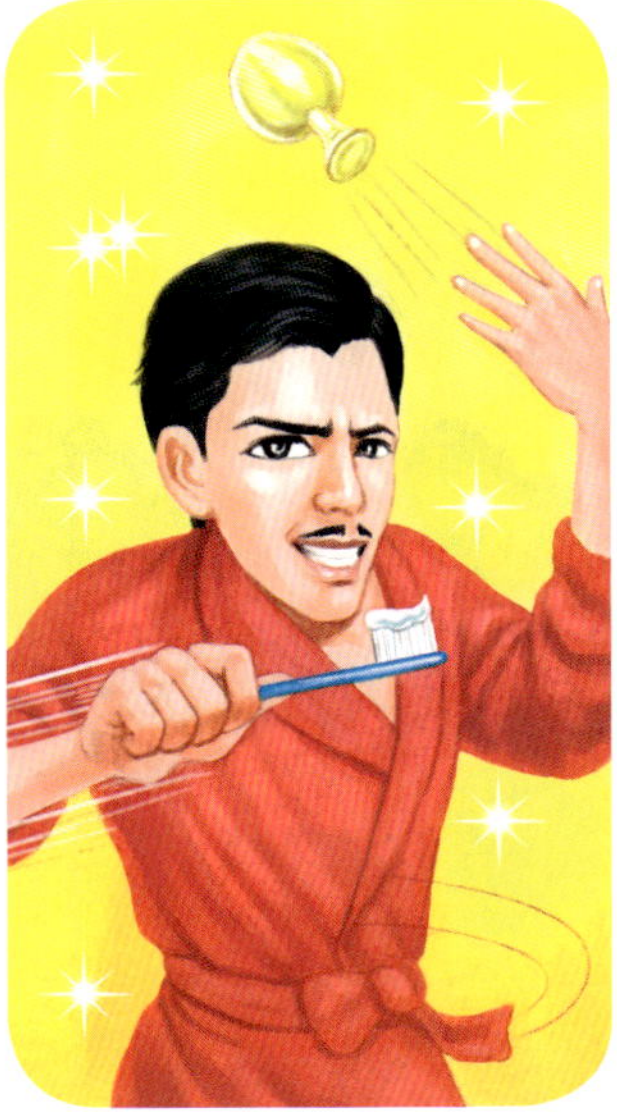

残念ながら、ブランデーでむし歯菌は死にません。
素敵な笑顔をキープするには
就寝前のていねいなブラッシングが欠かせないのです。
飲んだあとは面倒になってしまうかもしれませんが、
ぜひとも習慣にしてください。

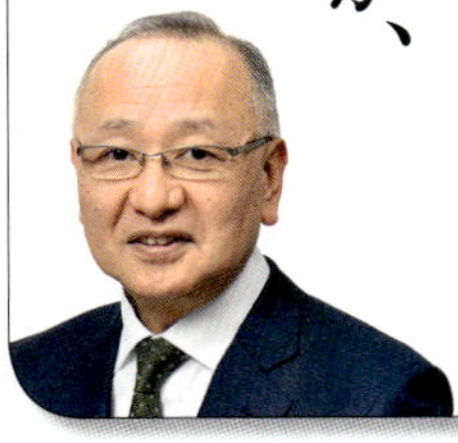

Dr. 田上順次

検証ファイル
#4

部活で飲むのは大好きなコーラ。
2Lボトルを毎日カラにしてる。
だけど最近歯がしみるんだよね……。

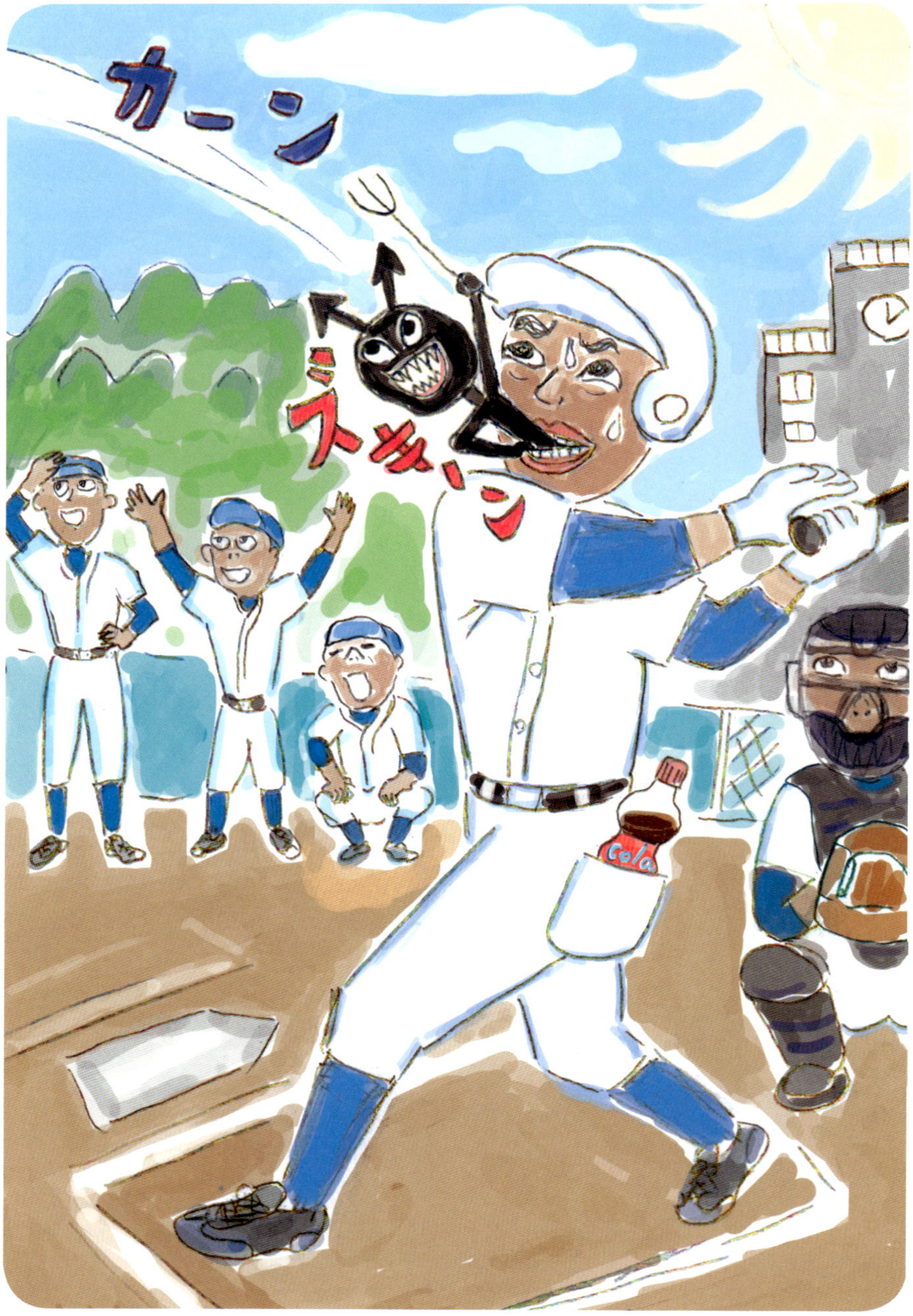

熱中症予防

には水分補給が大事だからね！
夏場はとくに一気に飲まず、少しずつこまめに摂るのがポイントだって
コーチからも注意を受けてるんだ。
冷えたコーラがキーンとしみるぜ。ひぃぃ（悶絶）!!

これはですね、私たちが俗に「部活う蝕《しょく》」と呼んでいるものの典型的なケースですね。

これからの季節、熱中症対策は欠かせませんね。おっしゃるとおり運動中はとくにこまめな水分補給が重要です。

ただし毎日飲んでいるのが「コーラ」だっていうのが落とし穴です。コーラはｐＨ値がとても低く「酸性」なんですよ。歯のカルシウムは酸に触れると化学反応を起こして（理科の授業に出てきましたよね）、溶けます。ひどい場合はエナメル質が減って薄くなり壊れやすくなります。こうした歯を「酸蝕歯《さんしょくし》」と呼んでいます。

なにがいちばん歯に悪いかというと、それは「こまめにちょこちょこ」飲むということ。歯と酸が長い時間触れ続けることになりますから。

本当なら、口のなかの酸は唾液が洗い流し、ある程度まで中和してくれます。でも運動中はハアハアと口で息をするし、汗をかいてのどがカラカラでしょう？ ツバを吐こうとしても、ネトネトした泡みたいな唾液しか出ない。これでは唾液の働きはあまり期待できません。たいへんリスキーな状態なんです。

歯が溶けエナメル質が薄くなれば当然むし歯になりやすい。溶けて軟らかくなった歯は練習を頑張って食いしばると削れて減りやすい。そのうえ砂糖がずっと残っているとむし歯菌は大喜び。ひと夏過ぎる頃にはむし歯だらけになってしまうんじゃないかと実に心配です。

電解質の補給に役立つスポーツドリンクも、コーラほどではありませんが全般的に酸性。日常的に飲むなら、あいだにひと口、水や氷を含むようにすると酸が減って歯への影響を少なくできます。

コーラは、できれば練習後のリラックスタイムに飲んでもらいたいですねえ。理想としては一気飲み。で、水をひと口。酸の影響を少なくできます。

ビンで売られていた頃は、栓を開けたら一気に飲んでいたものですが。今はペットボトルで炭酸が抜けにくい分、長くチビチビ飲みやすいんですよね……。

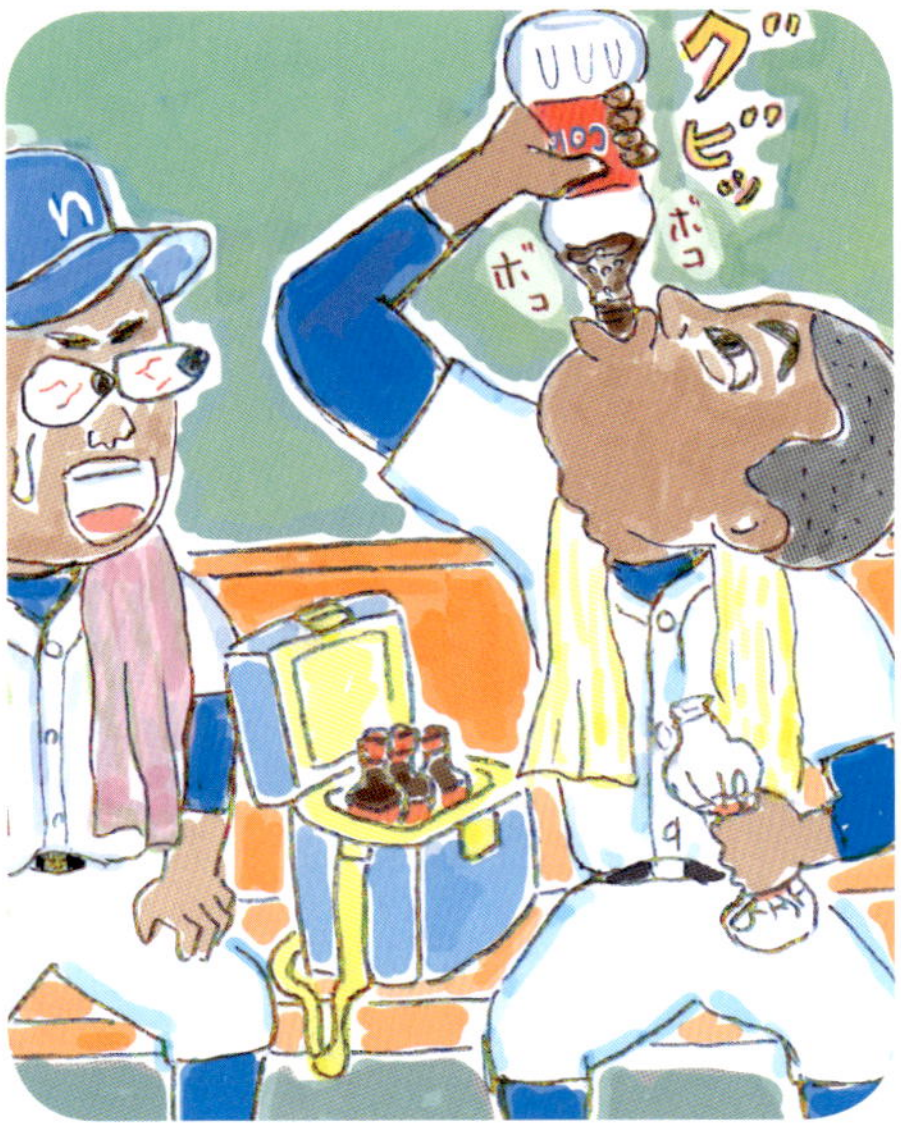

コーラは酸性。歯を溶かします。夏中飲み続けると歯がボロボロに?! 早めにお茶や水に切り替えましょう。

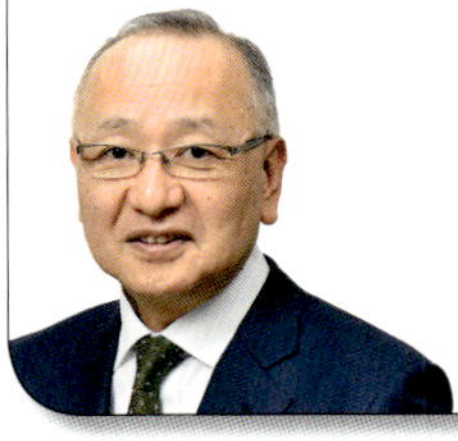

Dr. 田上順次

歯にも、からだにもいいから
運転中はゼロカロリーのコーラ。

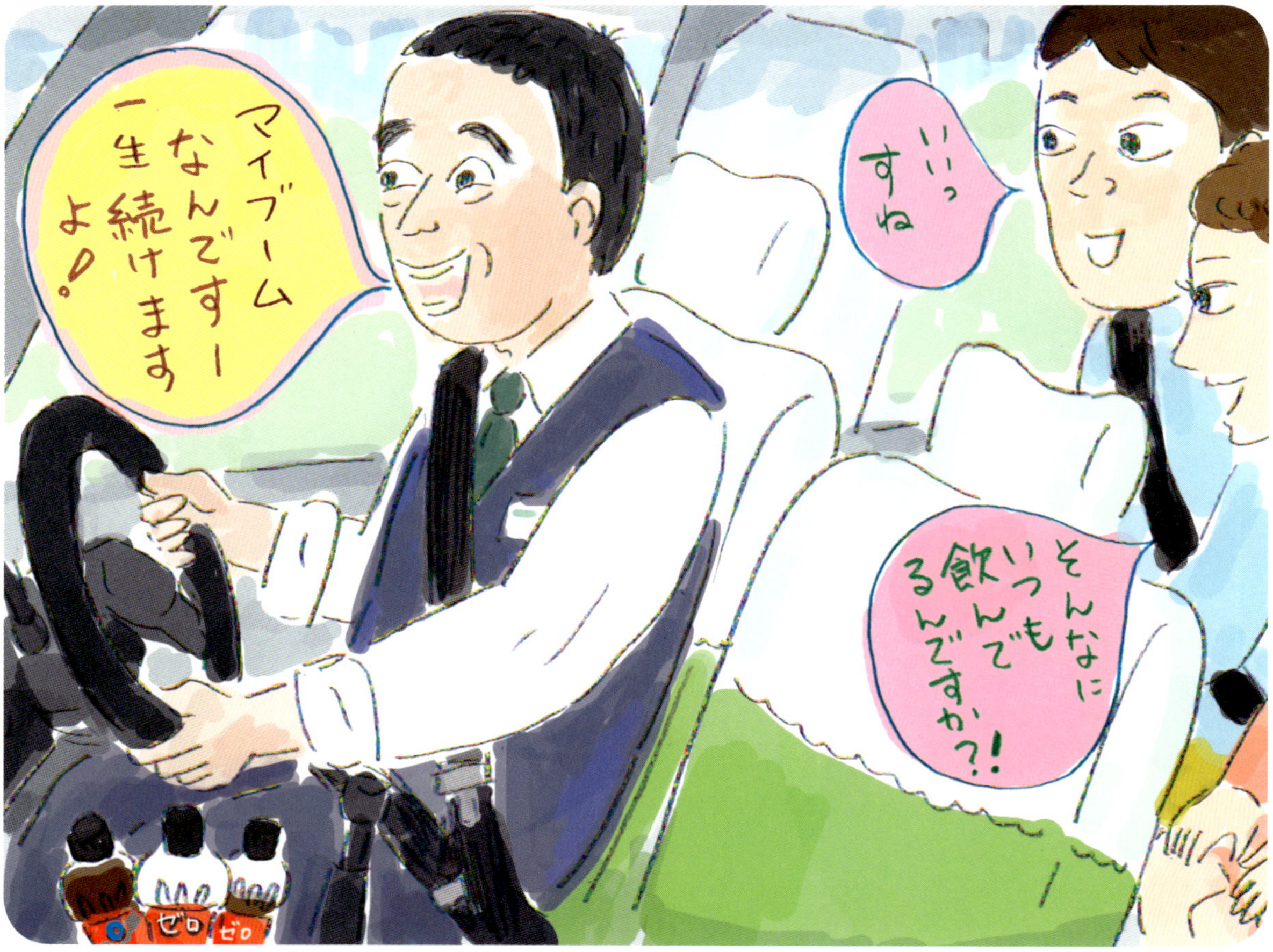
いいっすね
マイブームなんですー一生続けますよ！
そんなにいつも飲んでるんですか？！
ゼロ
ゼロ

ゼロカロリーのコーラ、

最高だねえ。仕事中はずっとこれ。信号で止まるごとにひと口ね。
わたし、昔から歯が悪いんで、これまで砂糖が歯によくないと思って、
飲むの我慢してたんですよ。ノンシュガーなら歯にいいし、ダイエットにもね。
飲めば飲むほどからだにいいってんだから、うれしくなっちゃうよね。

タクシードライバーのみなさん、お仕事お疲れさまです。運転中は緊張の連続。お客さんへの気配りも大事で気の抜けないお仕事ですもの。大好きなコーラでも飲んで、スッキリ爽快な気分で運転していただきたいな、って私も思います。

嗜好品《しこうひん》って、本当に大切ですよね。私たちがこころ豊かにほがらかに生きていくために、とっても重要なものですよ。こればっかりは理屈抜きです。

「からだにいい」というゼロカロリーコーラ。糖の摂り過ぎが気になる健康志向のかたに大人気です。砂糖が入ってないから、むし歯菌のエサになる心配もない。そこもすごくいいですね。

ただ、歯科医師の立場からは、ひとつ気になることがあります。それは歯の「酸蝕症」なんです。

酸蝕症というのは、酸性度の強い(酸っぱい)飲み物や食べ物を過剰に食べたときに、その酸に触れた歯が溶けてしまう、という病気なんです。エナメル質が薄くなる分、歯が弱くなって、むし歯にもなりやすくなります。

ふつうの飲食のなかで摂る酸なら、唾液が洗い流して修繕してくれますから心配いりません。でも酸性の強いものを習慣的に長時間飲食していると、唾液の働きが追いつかなくて、歯が溶けてしまうんです。

いちばん気になるのは、信号ごとにチョビチョビ飲んでいるってこと。ゼロカロリーとはいえコーラですから、けっこう酸性度が高いんです。だから、運転手さんの歯は、毎日長い時間、酸を浴び続けているんじゃないかなあ、って心配です。

ただ、私だって歯に悪いと知りつつ、甘いものをちょっと食べてホッと一息してますもの。コーラの気分転換が安全運転の源になっているのかもしれませんよね。

そこで、飲みかたを変えたらいかがでしょう。休憩のときに冷えたのをグーッと一気に飲んで、スキーッと気分転換するんです。こうすると、歯が酸に触れる時間を短くできます。上手に飲んで、歯を守りつつリフレッシュを楽しんでくださいね。

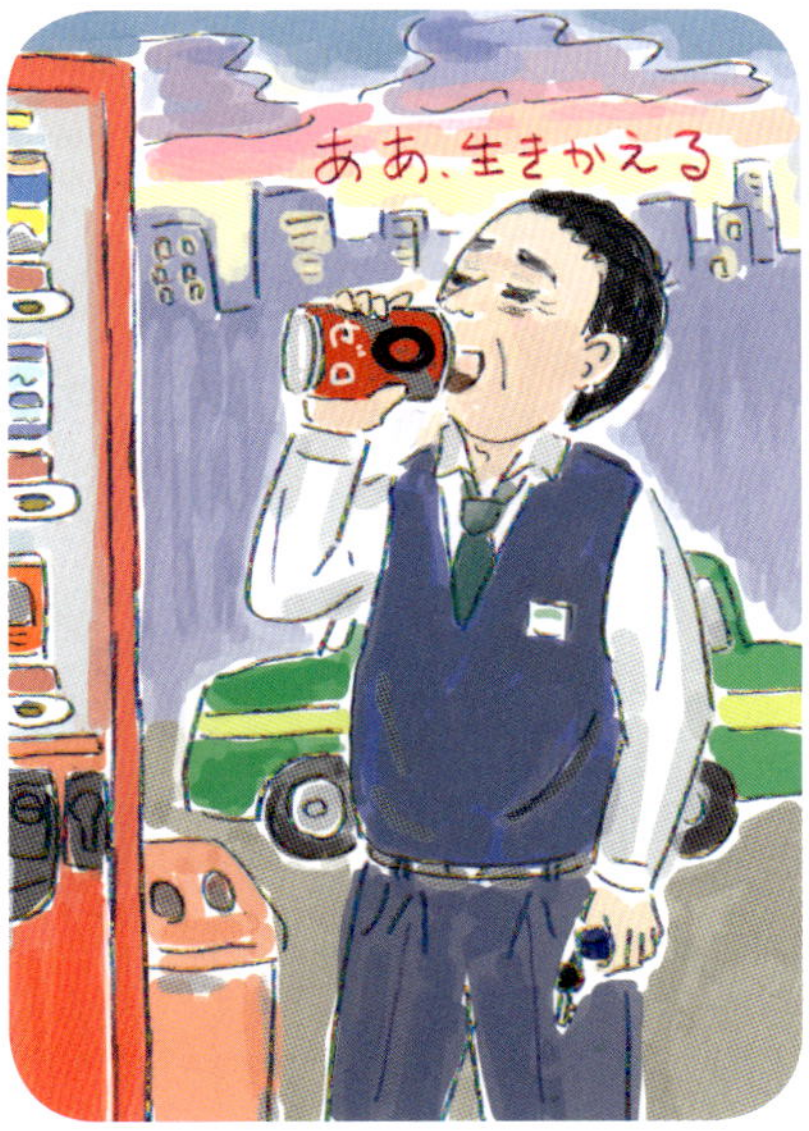

ノンシュガー、ゼロカロリーの飲みものも、長時間のチョビチョビ飲みは、「酸蝕症」の原因になるかもしれません。飲むなら休憩のときにグーッ!と飲んで一気にスッキリ爽やかになっちゃってください!

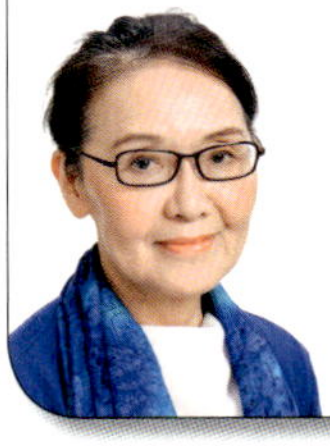
Dr. 桃井保子

上下の歯ってつねに噛んでいるものでしょ？

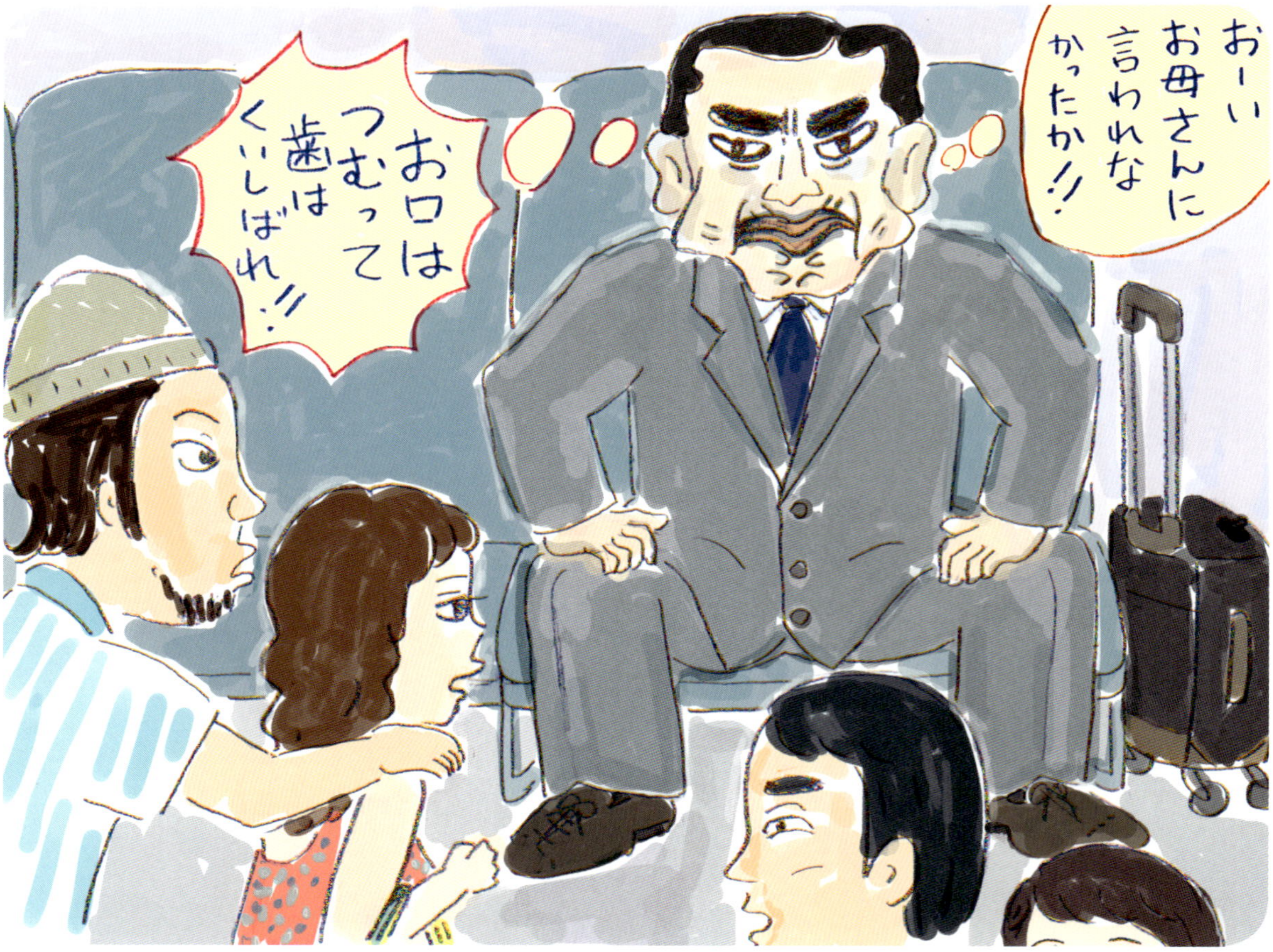
おーい お母さんに 言われな かったか!!
お口は つむって 歯は くいしばれ!!

近ごろは口を

ポカンと開けた若者が多いねえ。昔は行儀にうるさかったから、
よく母に「お口つむって、背すじは伸ばす！」と注意されたものさ。
私のようにつねに奥歯をガチッと噛んでいれば、口も自然に閉じるのだが。
え？ 上下の歯はふだんは離れているものだって？ 決してそんなはずは……。

上

下の歯を、つねにガチッと噛んでいる？ それはかなりあごが疲れるでしょう。それに、歯や歯槽骨への負担も大きいと思いますよ。歯がグッと噛み合うのは、本来は食事のときがおもですからね。

力を入れたり緊張したときに一時的にグッと噛むことはあっても、リラックス時には上下の歯は離れて、くちびるは閉じている。これが望ましい状態です。いつもガチッと噛んでいては、歯や歯槽骨、あごの骨が疲労してしまいます。

もちろん、人によって力の強さは違うし、シチュエーションも違えば噛む力は違ってきます。垂直方向の力か水平方向かでも影響は違います。だから「力による被害」といっても、一概には言えません。

ただ始終噛む力が加わるとどんなことが起きがちかというと、まず歯が傷みやすくなる。すると当然ながら詰め物や被せ物も取れやすくなる。ときには歯が折れて抜歯にもなってしまいます。

そのうえ、力によって歯槽骨が減りますから、そのぶん歯周病が進行しやすくなります。そのうえ顎関節も傷みやすい。なかなかやっかいです。

噛むという行為のコントロールは、大脳皮質などで行われ、無意識で行っていることがほとんどです。でも日中の噛みしめなら意識できるので、ときどき「リラックスしよう」と気を付ければ防ぐことはできます。ぜひはじめましょう。

日本人は出っ歯が多いので、歯を噛み合わせないとくちびるが閉じにくいという人は多いかもしれません。こういうことは、民族によってだいぶ異なるでしょうね。

一方、スマイルが社交の基本である欧米人を見ていると、小さくスマイルするときにくちびるが離れる寸前の状態、これがもっともリラックスし、歯が自然と離れた状態かなあと思います。

くちびるを閉じたまま歯を離しておくことに慣れたいなら、口を閉じて軽くスマイルしてみては？ 感覚がつかみやすいし、印象もよくなって一石二鳥ですよ。

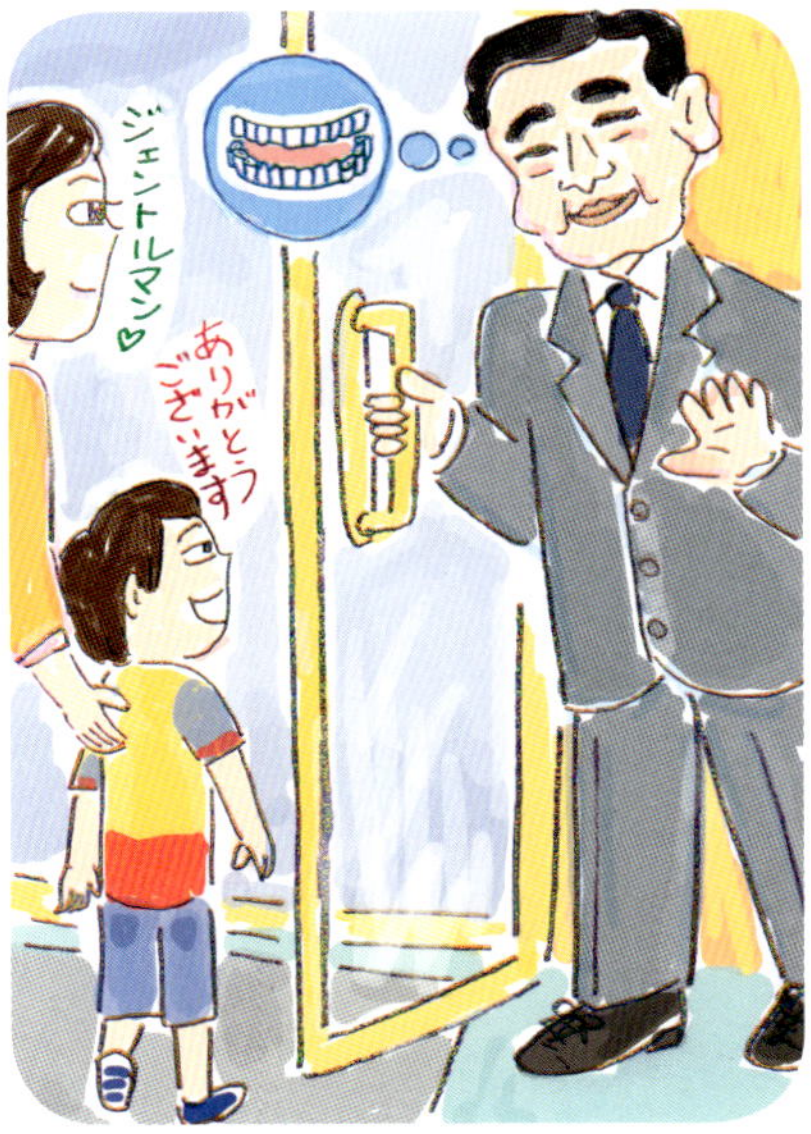

リラックスしているとき、本来上下の歯は軽く離れています。常時歯を噛み合わせていては、あごが疲れちゃいますし歯や歯槽骨（歯を支えている骨）への負担も大きいです。くちびるは閉じたまま、歯を離し力を抜いて過ごしましょう。

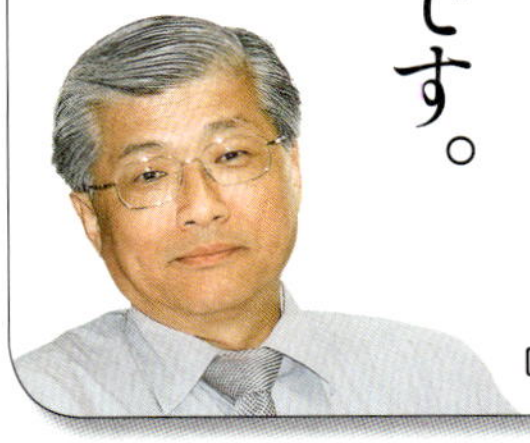

Dr. 八重垣 健

なにげなく続けている
生活習慣。じつはそれが
予防がうまくいかない原因かも。
気になることは歯医者さんで
ご相談くださいね。

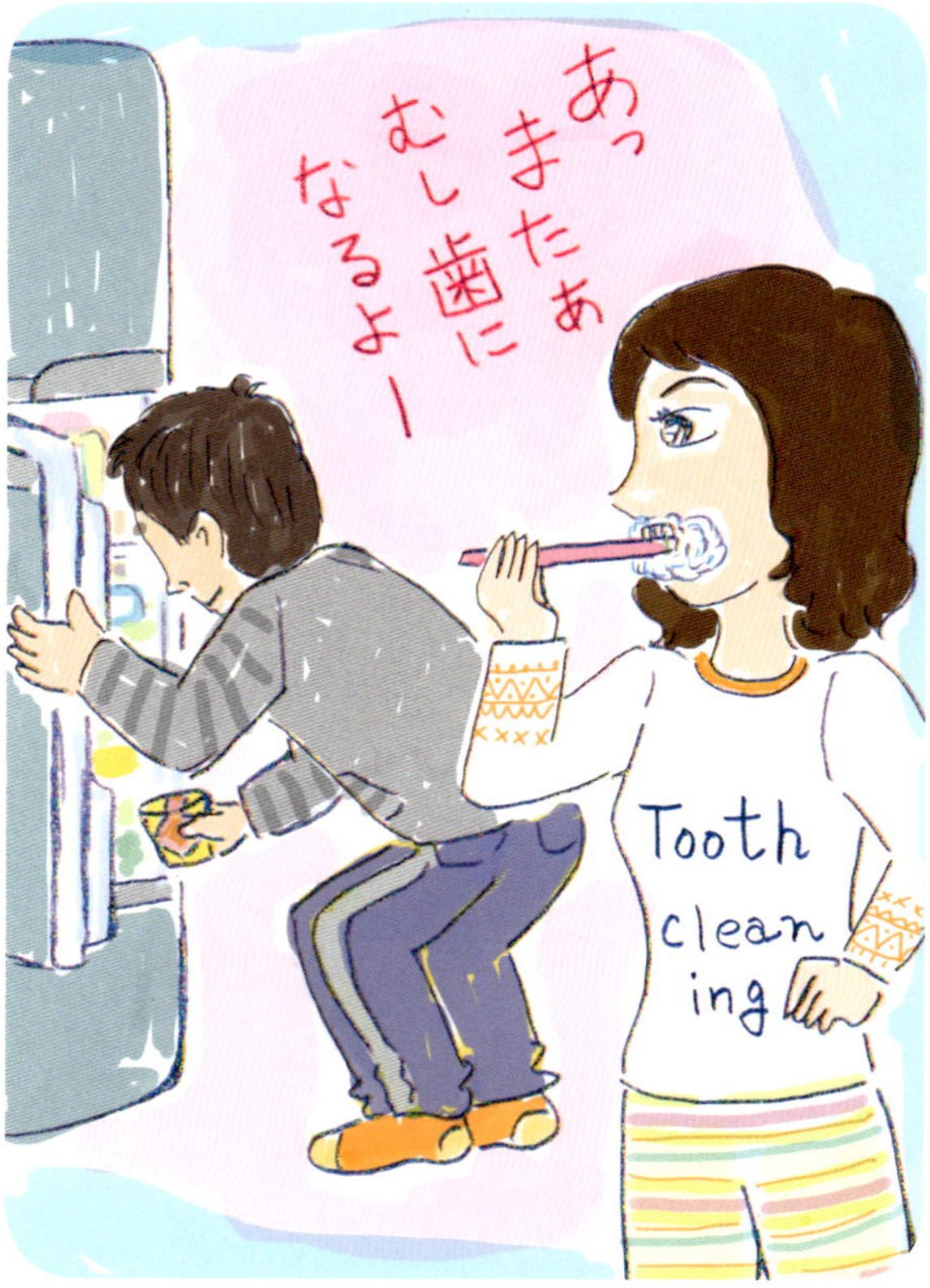

第5章

からだとお口の健康の関係これホント!?

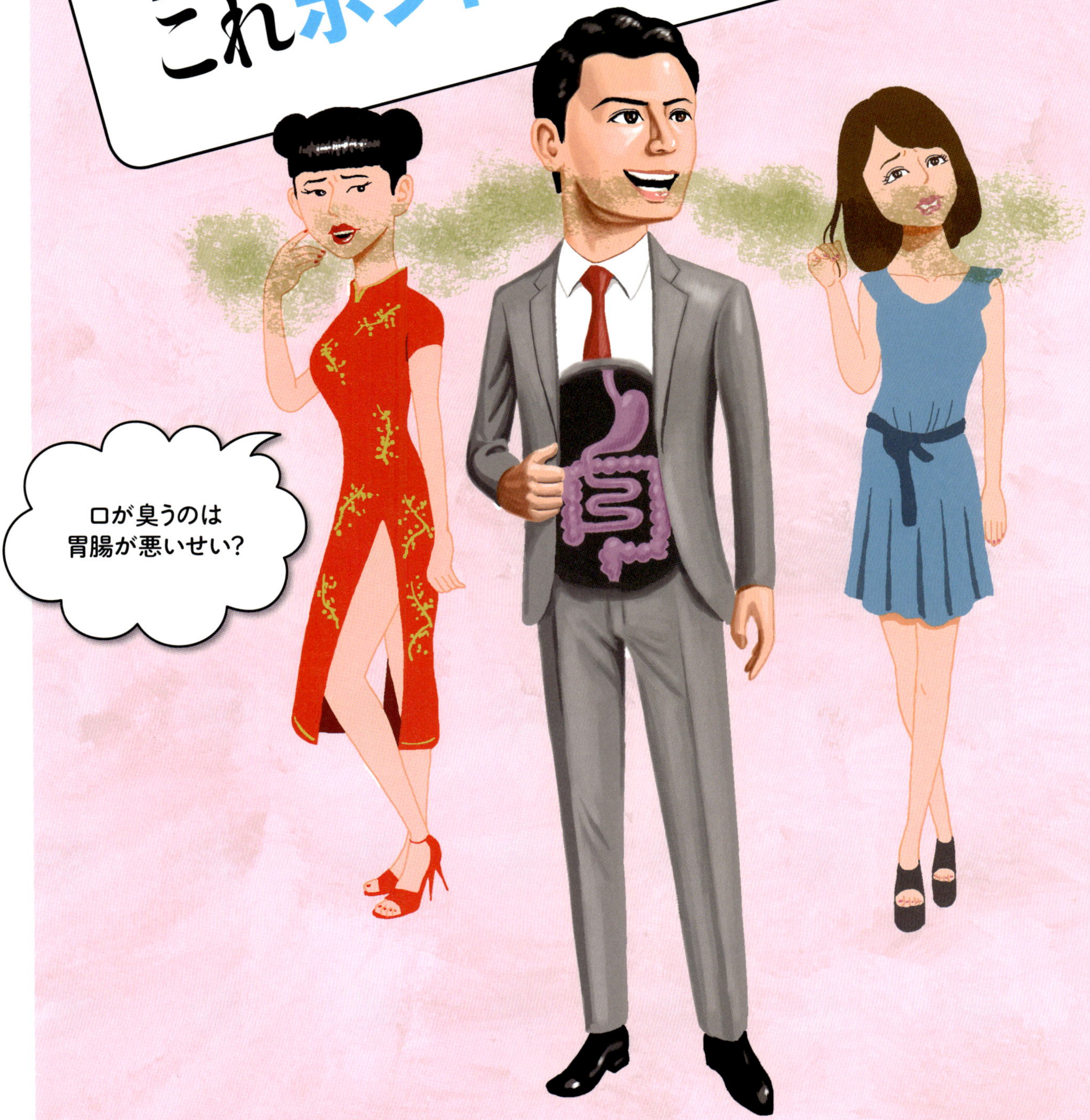

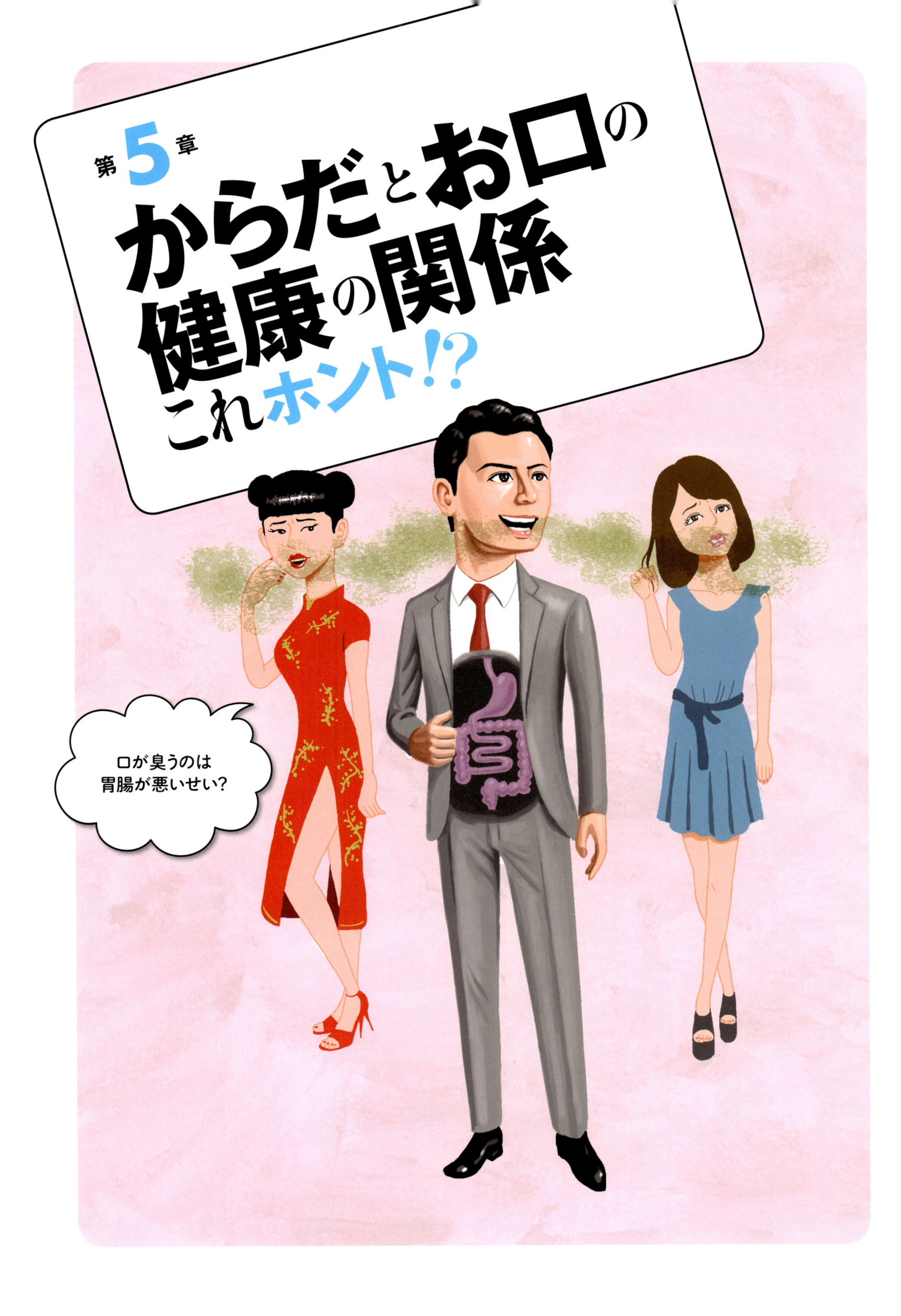

日本は長寿の国だから歯も丈夫で長持ちだ。

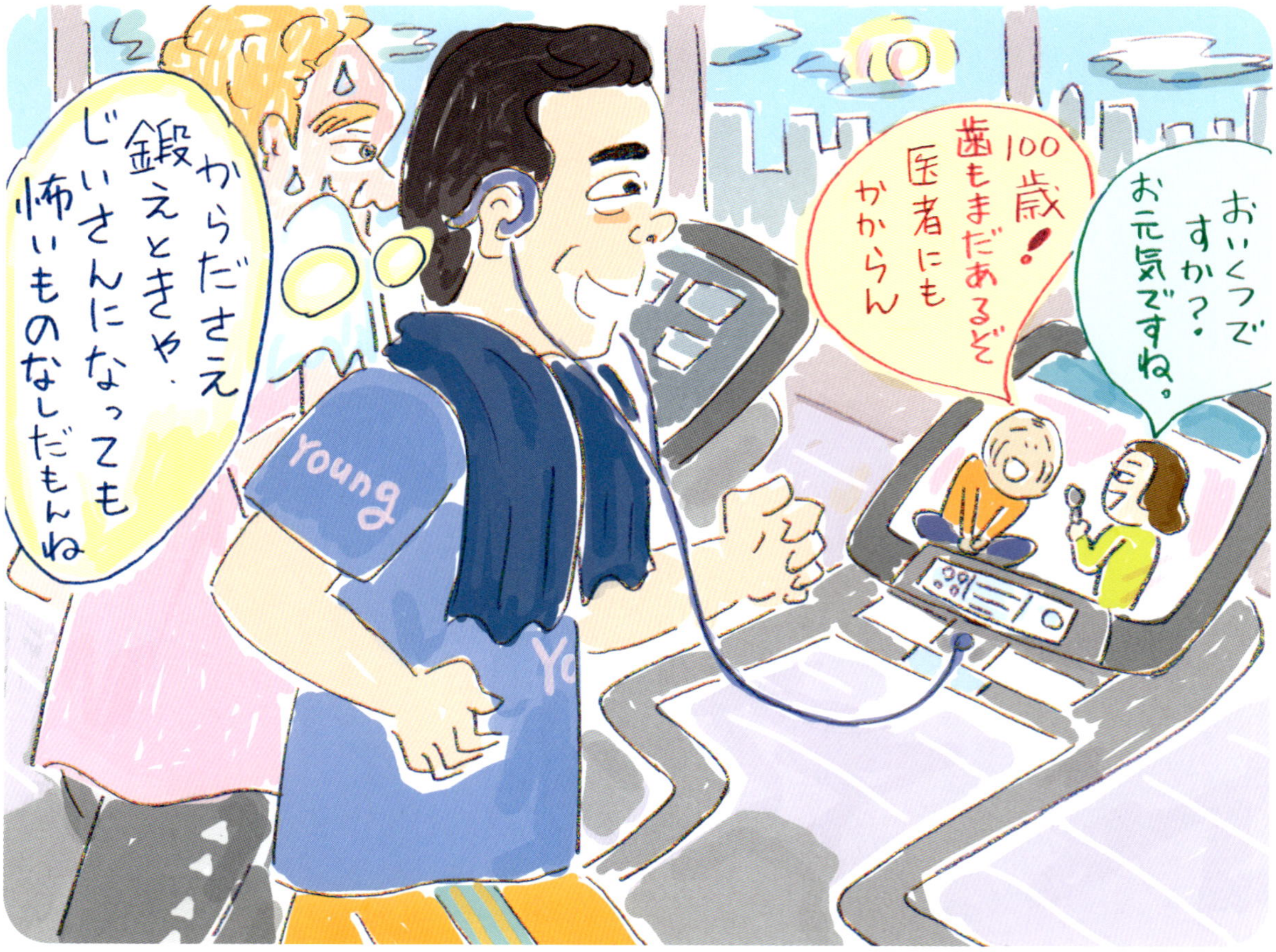
おいくつですか？お元気ですね。
100歳！歯もまだあるぞ医者にもかからん
からださえ鍛えときゃ、じいさんになっても怖いものなしだもんね
Young

日本は、世界に冠たる長寿国

だからねえ。そりゃあ、ふつうに考えりゃ、
歯だってそのぶん長生きしてるわけでしょ、当然。
からだのことと歯のことは関連があるって、近ごろよく聞くしね。
やっぱ長寿なぶん、日本人は、歯も長持ちに違いないよね、うん。

結論から申しますと、まったくの間違いです。いい例が、米国と日本の比較です。後期高齢者の残存歯数の平均は、今の米国人は日本人より多いんです。平均寿命は日本人より3〜4年も短いというのにね。

米国では学校に歯科健診はないし、会社にも自治体にも（健康診断はおろか）歯科健診はありません。なのに歯は残っている。歳を取ってこの違いは大きいです。奥歯でしっかり噛んで食べられるか、十分に噛めないか、そういう違いです。

私がバンクーバーの大学病院や自分の歯科医院で診療しているとき、準生活保護を受けているお母さんたちに尋ねたことがあります。要保護の家族には歯科治療のクーポンが当時10万円分ほど支給されていたんですが、その使い道を聞くと、「せっかくだから、まずは子どもの予防に使う」と。

定期的にクリーニングを受けて予防する、つまり歯は自分たちで予防して守るものだという考え方が文化となって国民に沁みついているんだなあと思いました。

日本の考え方は逆です。自分の健康は学校健診や職場の健診、自治体の検診でチェックしてもらえる。子どもの健康や自分の健康は国に支えてもらえます。それなのに職場や自治体の歯科健診の受診率はとても低い。予防しなくても、悪くなったら国の保険制度で安く治療を受けられ、国に助けてもらえるからでしょう。ただしそのため歯で苦労をし、結果的に多くの歯を失ってしまっている。

日本のこの状況はたいへん残念です。予防をすれば歯を残せると科学的に証明され、世界中で役に立っている予防法があるというのに。残念すぎてため息が出ます。歯の健康を国まかせにしすぎてはいないか、ぜひご一考いただきたいものです。

医療が充実し日本人の寿命はぐっと延びました。しかし健康寿命はどうでしょうか。若い頃から予防をして歯を守り、人生の最後によく噛んで食べることができれば、体力や気力が充実して日本人の健康寿命はもっと延びるんじゃないかなあと私は内心思っているんです。

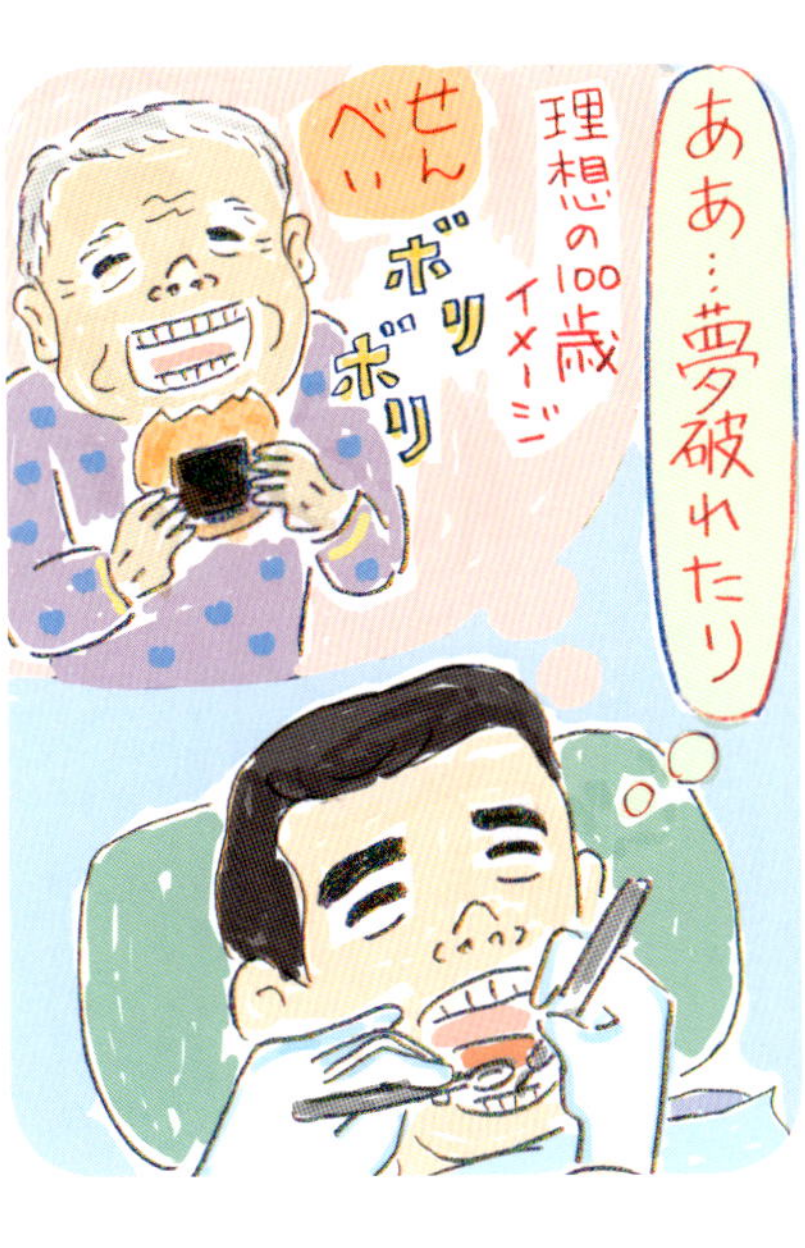

ああ…夢破れたり
理想の100歳イメージ
せんべい
ボリ
ボリ

せっかく長生きしているのに、
予防をしない分、早く歯を失ってしまう日本人。
長生きのわりに健康寿命が短いのは
そのあたりにも原因があるのではないかと
私はにらんでいるんです。

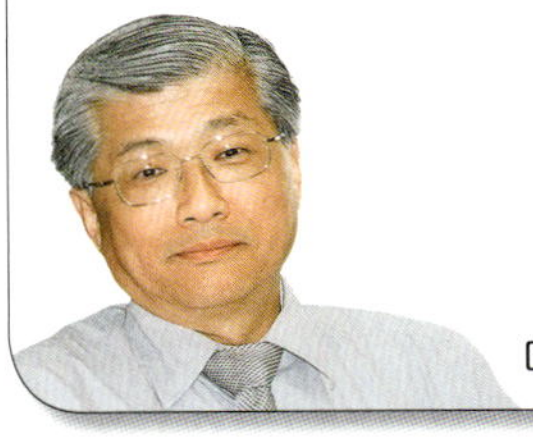

Dr. 八重垣 健

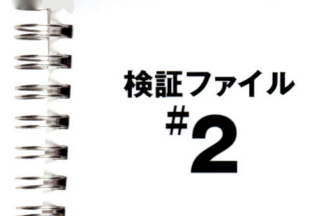

歯の治療と持病の治療は別物でしょ?

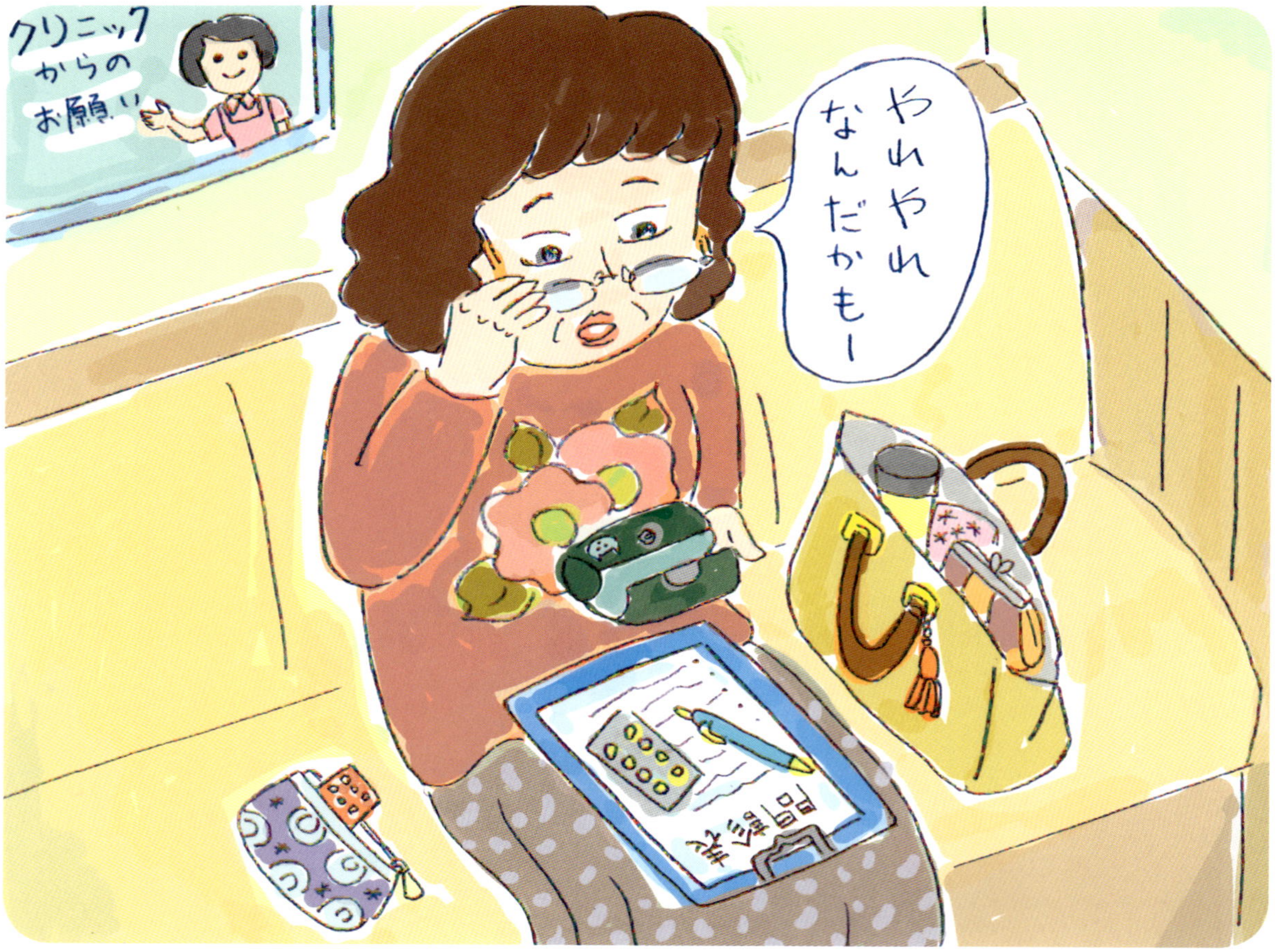
クリニックからのお願い
やれやれなんだかもー

あらまあーっ。近ごろの

歯医者さんの問診票って、糖尿病だの脳血栓だの骨粗しょう症だの、
たくさん質問があるわねえ。これって必要なのかしらねえ。
だって歯の治療と持病の治療なんて、なんの関係もないでしょ?
持病の薬まで書かなくちゃいけないなんて、たいへんだわあ。

なるほど。たしかに歯科医院の問診票には質問項目がいっぱいあります。生活習慣とか、持病とか。書くのもたいへんでしょう。で、これが無駄なんじゃないかとお考えですね？

結論から申し上げますと、歯科治療と全身疾患の治療は、関係、大いにありです。歯科医院においでになった患者さんが、自分の全身の状態がどうか、どういう薬を飲んでいるかを歯科医師に伝えることは、ご自分の身を守るためにとても大事です。

たとえば、血液をサラサラにするワーファリンという薬がありますね。血栓の予防に飲んでいるかた、多いのじゃありませんか？　これを歯科医師に申告せず、「たかだか抜歯だ、大丈夫」なんて思ってたらたいへんです。なかなか血が止まらない。止血処置のためには相応の準備をしておく必要があるんです。

骨粗しょう症の患者さんも要注意です。BP剤という骨粗しょう症の治療薬を長く飲んでいる患者さんが不用意に抜歯すると、あごの骨が壊死してしまうことがあります。

糖尿病の患者さんは、免疫が低下するので感染を起こしやすいです。私が駆け出しだった頃、親知らずが腫れて危うくいのちを落としかけた患者さんがいました。糖尿病だと申告せず、他科で抗生物質をもらって飲んでいたそうですが、私を受診したときにはひどく腫れて細菌が全身にまわる寸前。緊急手術をしたあとは集中治療室に直行でした。

「歯医者は、歯のことしか知らないだろう」なんて思っていませんか？　私たちは外科も内科も耳鼻咽喉科、皮膚科についても学んでいます。きちんと申告してもらわないと、患者さんの不利益になります。持病についての質問は、必須項目なんですよ。

いちいち書くのがたいへんなら、お薬手帳ってあるでしょう。あれをお持ちください。それか、手帳に貼るお薬のシールだけでも財布のなかに日ごろから入れておいて、受付で「コピーを撮ってください」って出してください。

ご自分の身を守るため、必ず、必ず、お願いします。

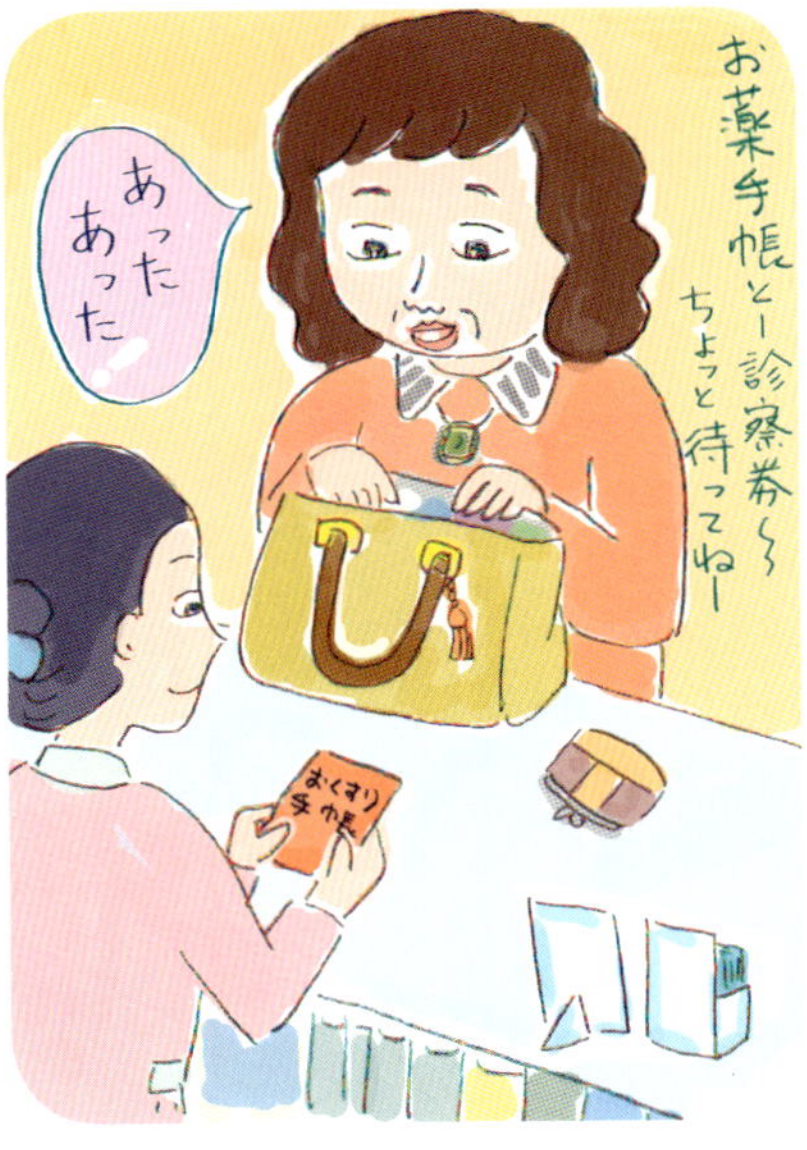

お薬手帳と～診察券～
ちょっと待ってねー
あった
あった
おくすり手帳

歯科治療と持病の治療は関係大あり。
患者さんの全身状態について知らずにいては、
必要な配慮や処置ができません。
ご自分の身を守るためにも
全身状態について歯科医師に必ず伝えてください。

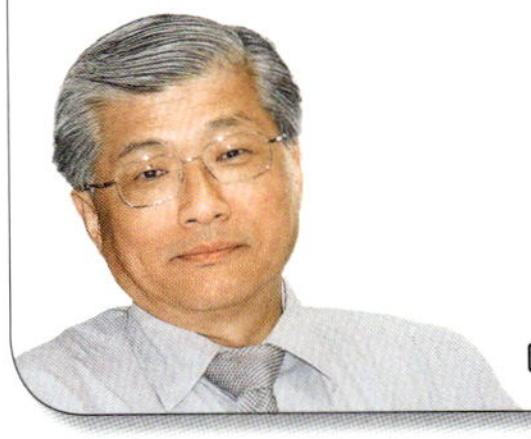
Dr. 八重垣 健

歯周病だと糖尿になるんだって?
僕、歯ぐきが腫れてるんだけど。
血糖値が高いの、このせいかなあ……。

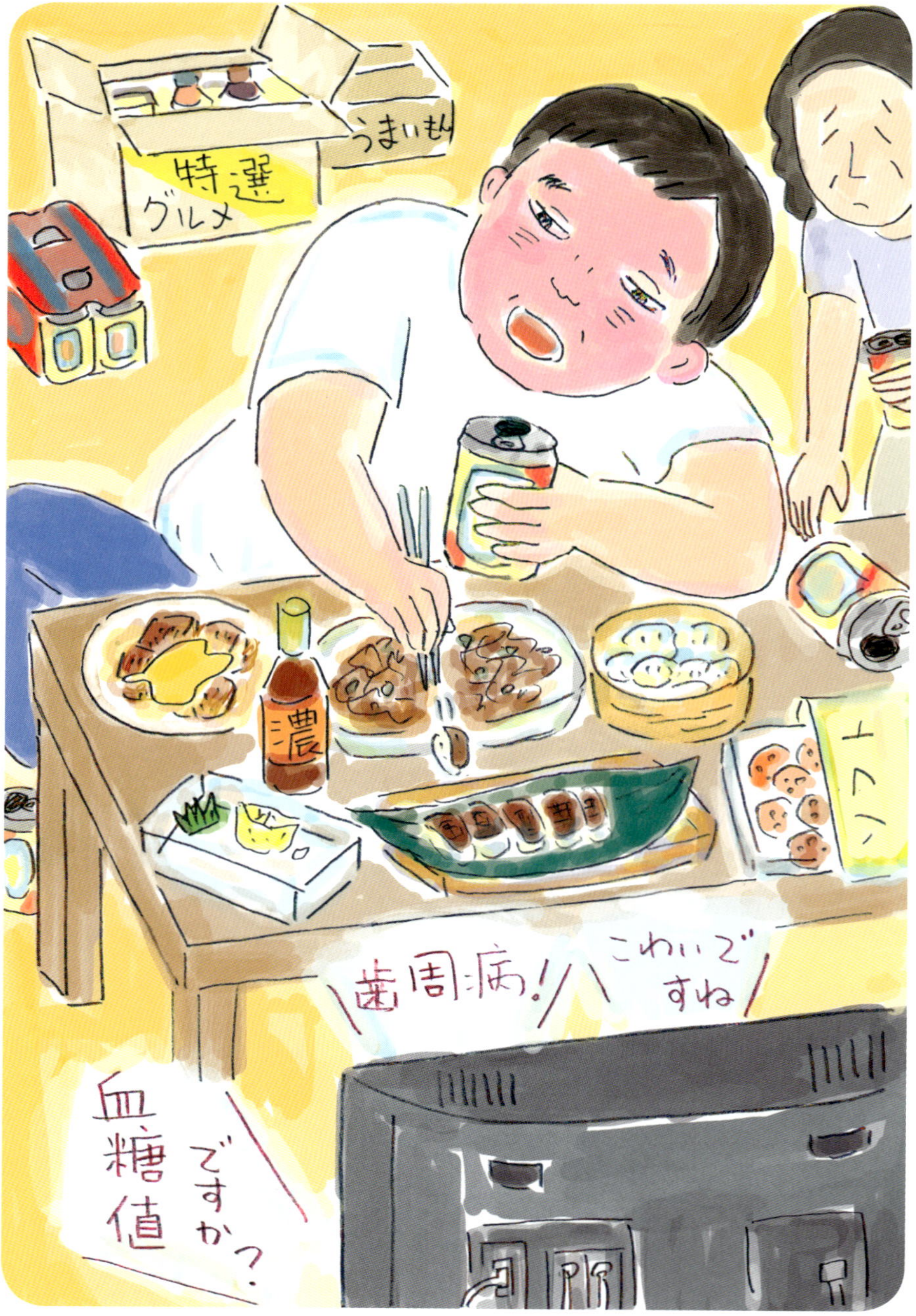

さっきボーっと

テレビ見てたら歯医者さんが出てきて
糖尿病と歯周病は関係あるって言ってたんだよ。
たしかに歯ぐきがずっと気になってるけど。
ホントかなあ、歯医者って苦手なんだよな……

今回の検証ファイルは、バッチリ正しい内容です。こんなことめずらしいね。これまでで、はじめてじゃないの？

いや、必ず糖尿病になるってわけじゃないんだけど、「糖尿病の人は歯周病になりやすい」、そして「歯周病の人は糖尿病になりやすい」。逆もまた真なりで、現在、このことはハッキリと解明されてます。

歯周病が関連する全身疾患はほかにもいろいろあるのですが、歯周病と双方向で関連があるとわかっている全身疾患は、いまのところ糖尿病だけ。糖尿病以外の病気については「歯周病→全身疾患」という一方通行の関係です。

たとえば、歯周病があると早産を起こしやすい。でも、早産の傾向のある人が歯周病になりやすいわけではない。歯周病になると心筋梗塞を起こしやすい。でも心筋梗塞を起こしやすい人が歯周病になりやすいわけじゃない。

それでは、なぜ歯周病と糖尿病の場合は、双方向に悪さをし合うのか。これはぜひ知ってもらいたいところです。

歯周病だってことは、慢性的に炎症が口のなかにあるということでしょ？ 歯周病菌や炎症物質（毒素）の貯蔵庫が常に存在していて、そこからからだに送り込まれていることになる。

で、その貯蔵庫から出る炎症物質には、インスリンの働きを低下させる作用があるんだ。それで歯周病になると、血糖値がなかなか下がらなくなってしまうわけです。だから、歯周病になると、糖尿病になりやすいんです。

しかも、糖尿病になっちゃうと、からだの抵抗力が落ちてくる。歯周病菌をやっつける力が弱まるので感染しやすくなるわけです。すると炎症物質もじゃんじゃん作られる。つまり糖尿病になると歯周病にもなりやすい。負の連鎖ですよ。悪循環に陥っちゃうわけだよね。

これが片方を放っておくと片方も治りにくいしくみ。薬だけ飲んでりゃバッチリ治るってわけじゃない、っていうことをぜひ知ってもらいたいですね。

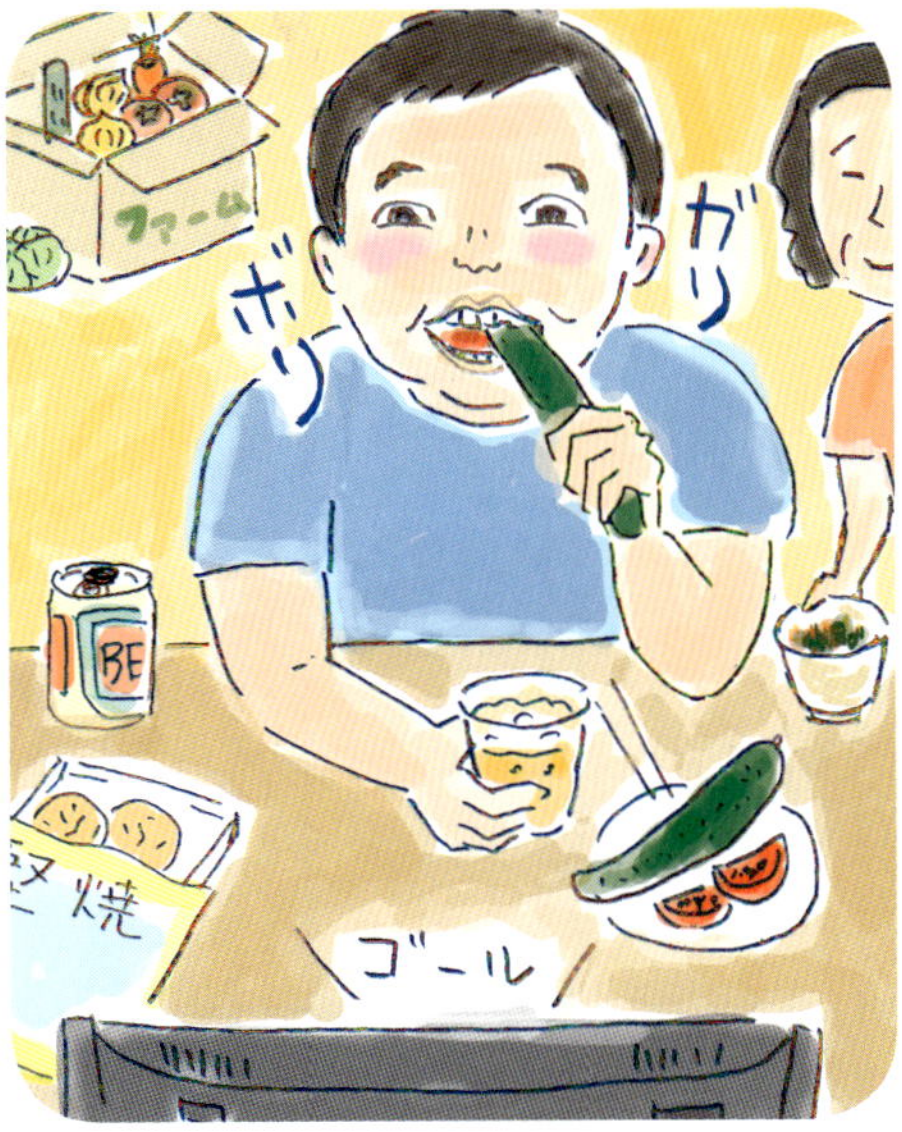

この情報、ホントのことです。
歯ぐきが腫れてて血糖値が高いかた
歯周病の治療もはじめましょう！

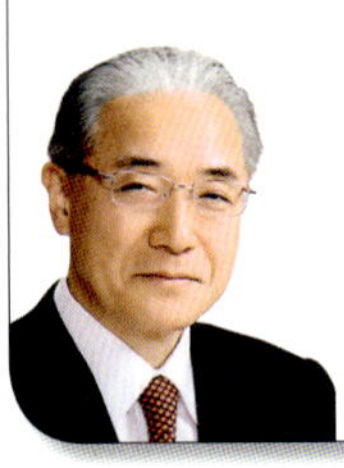
Dr. 伊藤公一

親は二人とも早くから総入れ歯。
私も歯周病がひどくって。
体質の遺伝って怖いわよねー。

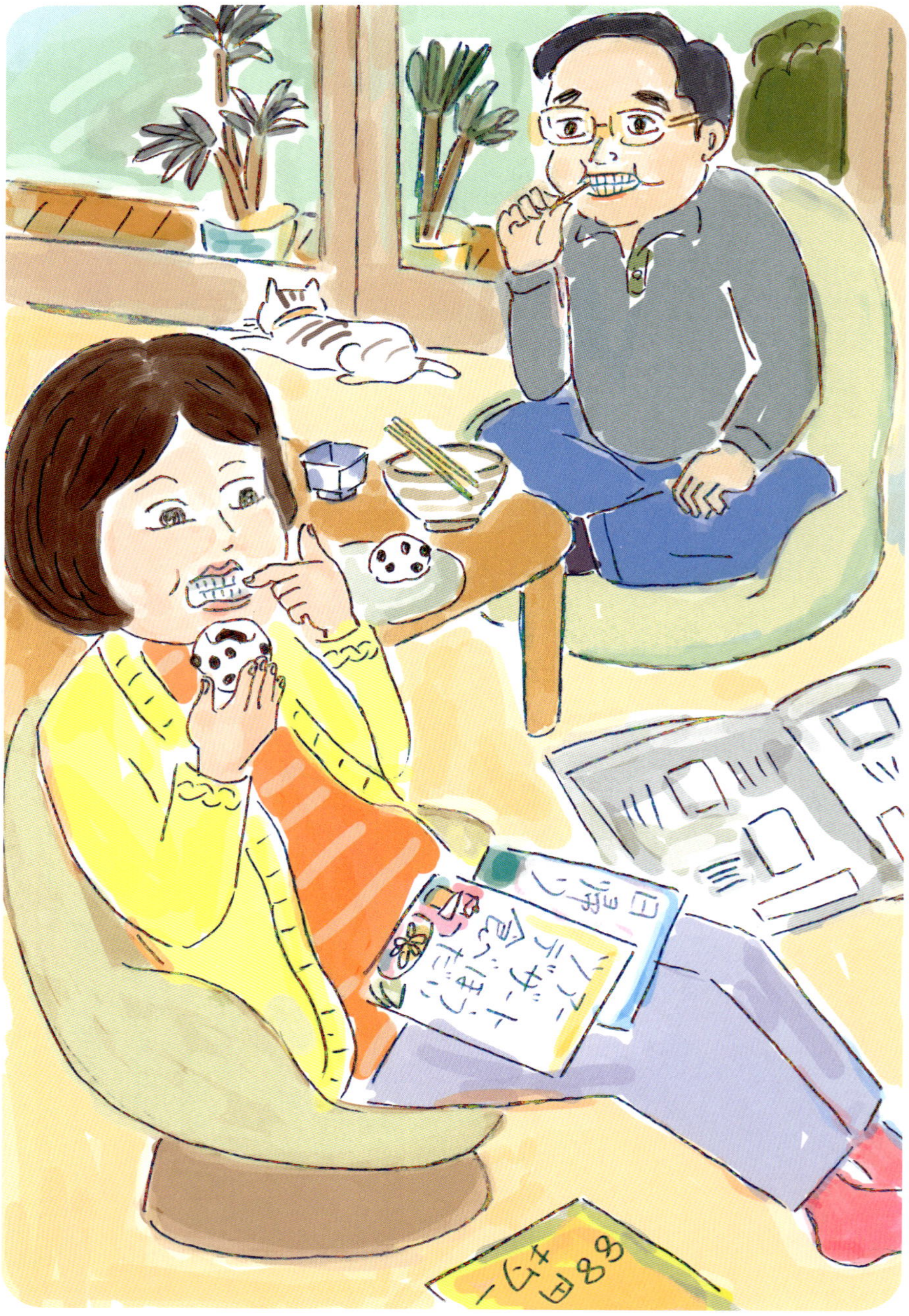

六十過ぎたら

急に歯が悪くなっちゃって。
将来私も総入れ歯かなー、やだわあ。
って、あらヤダ、あなたも歯が悪いの?
若い頃は丈夫なたちだって言ってたのにねー。

歯周病って、遺伝よりも生活習慣や家族間の感染のほうがむしろ影響大！家族そろって治療&予防をはじめましょう！

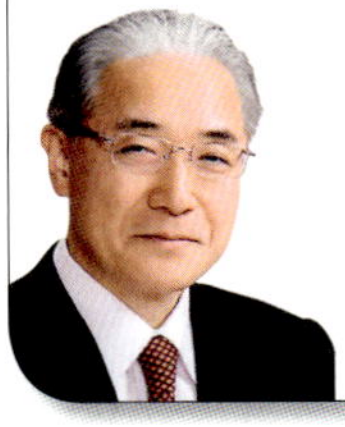

Dr. 伊藤公一

たしかに歯周病の場合、遺伝的なリスクも影響しますよ。歯周病って歯周病菌による感染でしょ？だから、からだの抵抗力が強いか弱いかとか、そういう遺伝レベルでの体質の影響っていうのはあるんです。それからね、歯並びって遺伝するでしょ。歯並びが悪いと、歯みがきが難しいから、プラークが口のなかに残りやすいです。

だけど、歯周病の原因って、やっぱり後天的な要素のほうが問題が大きいです。っていうのも、たくさん歯周病菌を持っている人といっしょに暮らしていると、歯周病菌による感染のリスクが高くなるからね。だから、たくさん歯周病菌を持つ親御さんと暮らしてたんで、きっとそれが娘さんにしっかりと受け継がれちゃったんだな。旦那さんも感染しちゃってるんでしょうね。

じつは、歯周病菌の感染って、親子間もそうだけど、夫婦間も問題なんですよ。だから、ご両親ともに歯が悪いっていうのも、なるほど、そうなんだろうなあ、って思っちゃうよね。

もう一つ問題なのが生活習慣。軟らかくて噛み応えのないものを好んで食べてると（歯が悪いとますますそうなりがち）プラークがつきやすいんですよ。だから、家族の食事が全体的に軟らかめだと、家族中プラークがつきやすいお口になってくる。でもって、ブラッシングの習慣なんかも、家族ってみんな似てるでしょ。

それと、喫煙の問題もあるね。家族の誰かが吸ってると周りはタバコの煙を吸うでしょう。昔はあんまりタバコの煙を気にしなかったしね。そうすると家族みんな免疫が低下する。てことは、歯周病になりやすくなるんだよね。

まあだから、どうせ歯医者に通って治療するなら、ご両親みたいに仲良く総入れ歯にならないように、ご夫婦で「私も治療するから、あなたもいっしょに通いましょうよ」って、誘ってみたらいいと思うよ。感染症なんだから、夫婦のどちらかが一人で治すより、いっしょに治すほうが合理的だし効果も上がりやすい。ぜひご夫婦で歯医者さんにどうぞ。

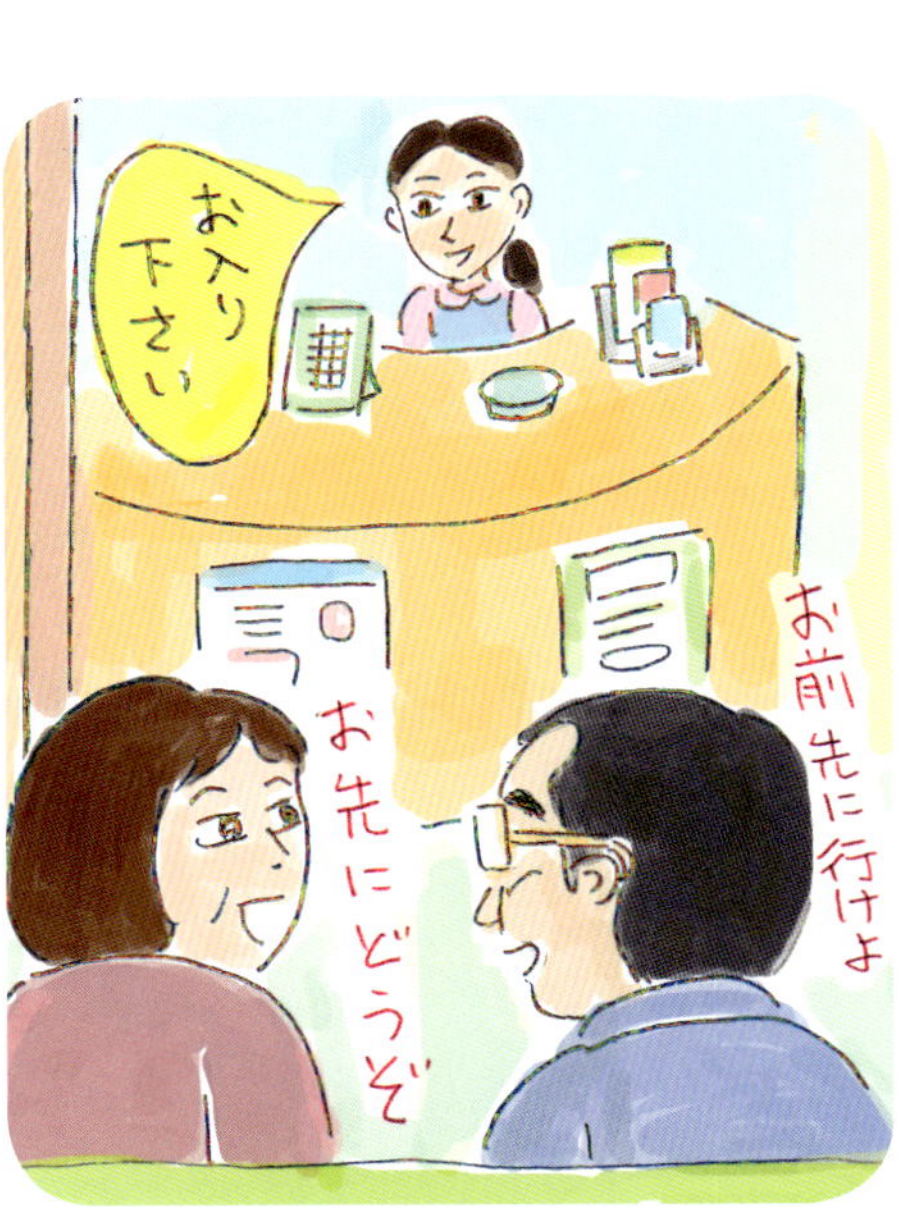

検証ファイル #5

口もとが老けてきたのは歳だから仕方ない。

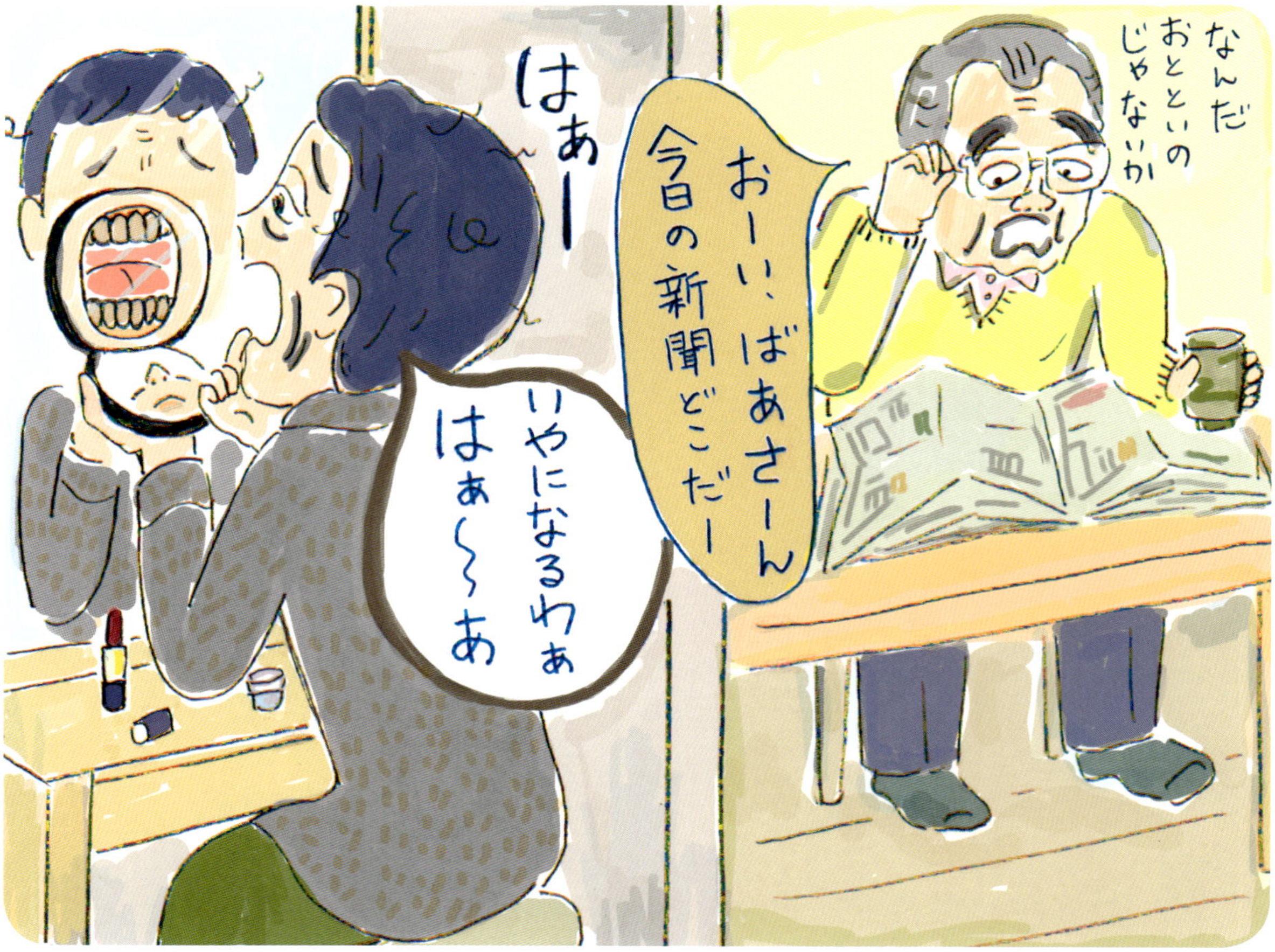
なんだ
おとといの
じゃないか
おーい、ばあさーん
今日の新聞どこだー
はあー
いやになるわぁ
はぁ〜あ

あら？　なんだか歯ぐきが

痩せてきてる。それに歯が黄色っぽくなってきたみたい。

やだわ、なんだか口もとが老けて見えちゃう。長いこと定期的に歯医者さんに診てもらって歯を大事にしてきたのに、これじゃなんだか口もとを見られるのが恥ずかしいわ。

ああショック、私、歳取っちゃったんだなあ。

年

齢を重ねると、歯ぐきが痩せるってよくありますよね。ブラッシングをていねいにしているかたでも、年齢を重ねると、いくらかは歯ぐきが下がってくるものです。歯周病などの病的な問題がなくてもね。

ブラッシングは、歯や歯ぐきをこすって刺激しますので、毎日朝晩何十年も続けていれば、その影響が多少は出ざるをえないんです。歯が健康そのものでも起こりうることで、私なんかもけっこう下がってますよ。

加齢による口もとの見た目の悩みは、人生50年の時代には起こりえなかったでしょうね。人生80年になった今だからこその悩みだと思います。いや、最近は、人生100年、80年は通過点、なんていう考え方も出てきましたね。歯ぐきの痩せ、歯の摩耗、ヒビ、欠け、歯も黄色っぽくなるなど、若い頃には思いもしなかった変化が起きてくるんです。でも、これはある意味、自然なことです。

患者さんは、この変化にあるとき気付いて「あっ、たいへん！」「どうしよう！」とショックを受けることがあるのですけれど、考えてもみてください、前歯や第一大臼歯なんて、何年お使いだと思います？「6～7歳からですよ」ってお話すると、みなさん「なるほど」と納得してくださいます。6歳から毎日使っているものなんて、身の回りにそうそうありませんものね。

定期受診で歯を大事になさってきただけあって、ご自分の歯がたくさん残っているのでしょう？だからこそ、歯の色の変化にも気づいておられる。素晴らしいじゃありませんか。

こういうとき、ご自分の歯であればとても有利なことがあるんですよ。ホワイトニングで、削らなくても見違えるほど歯をきれいにする治療を受けることも可能です。だから「歳取っちゃった」なんてネガティブに捉える必要なんて、まったくないですよ。

歯は、歳とともに変化します。だからこそ、定期的に歯科医院で診てもらって、小さいうちに治療してもらえばいいし、いくつになってもホワイトニングや歯並びの矯正治療にチャレンジだってありです。これからも歯を大切にして、人生前向きにいきましょう！

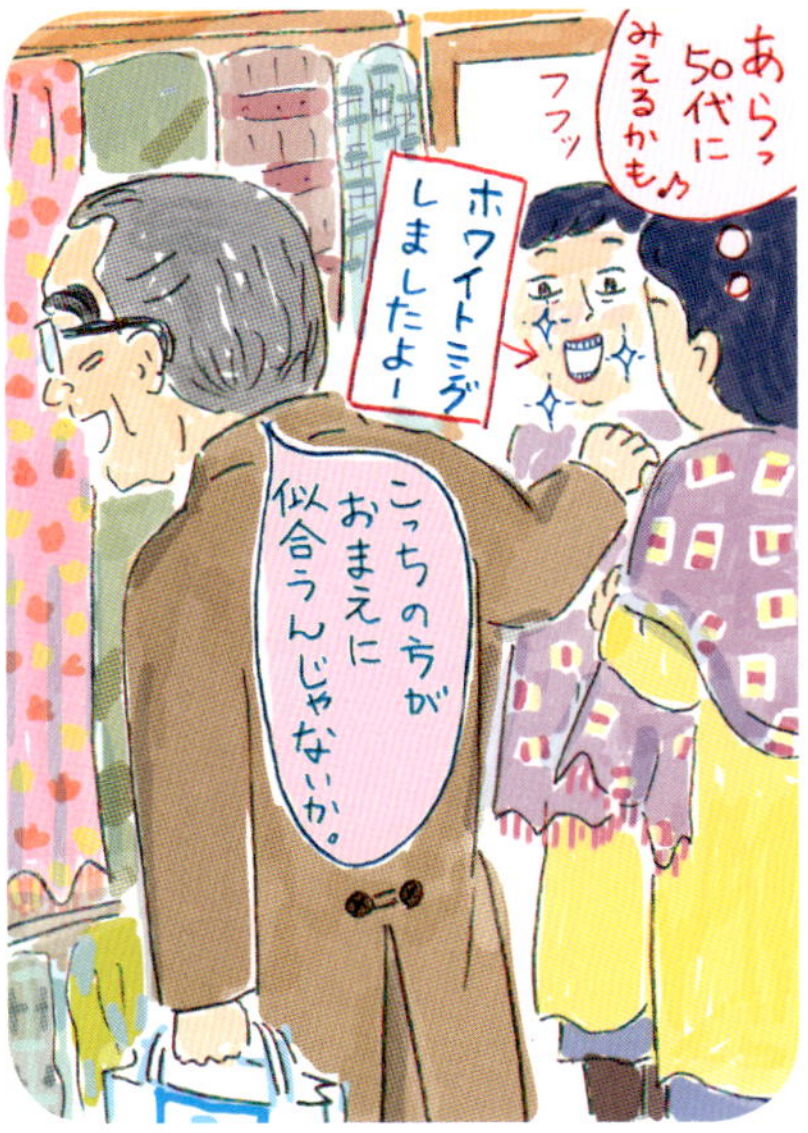
あらっ50代にみえるかも♪
ホワイトニングしましたよー
こっちの方がおまえに似合うんじゃないか。

歯ぐきがいくらか退縮したり、歯が黄色くなったりするのはどんな人にもいつか起きる自然な変化です。健康な歯が残っていて、よく噛め、よく話し笑える、素晴らしいことではありませんか。お望みなら歯を白くしたり、歯並びをよくしたり、いくつになってもそんなチャレンジが可能ですよ！

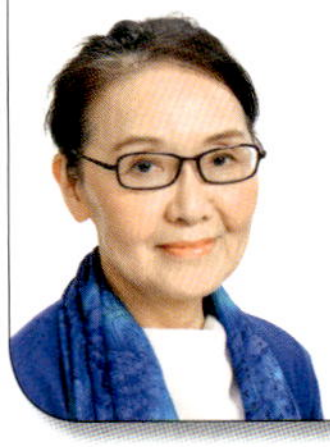

Dr. 桃井保子

口臭がするのは
胃腸が悪いから。

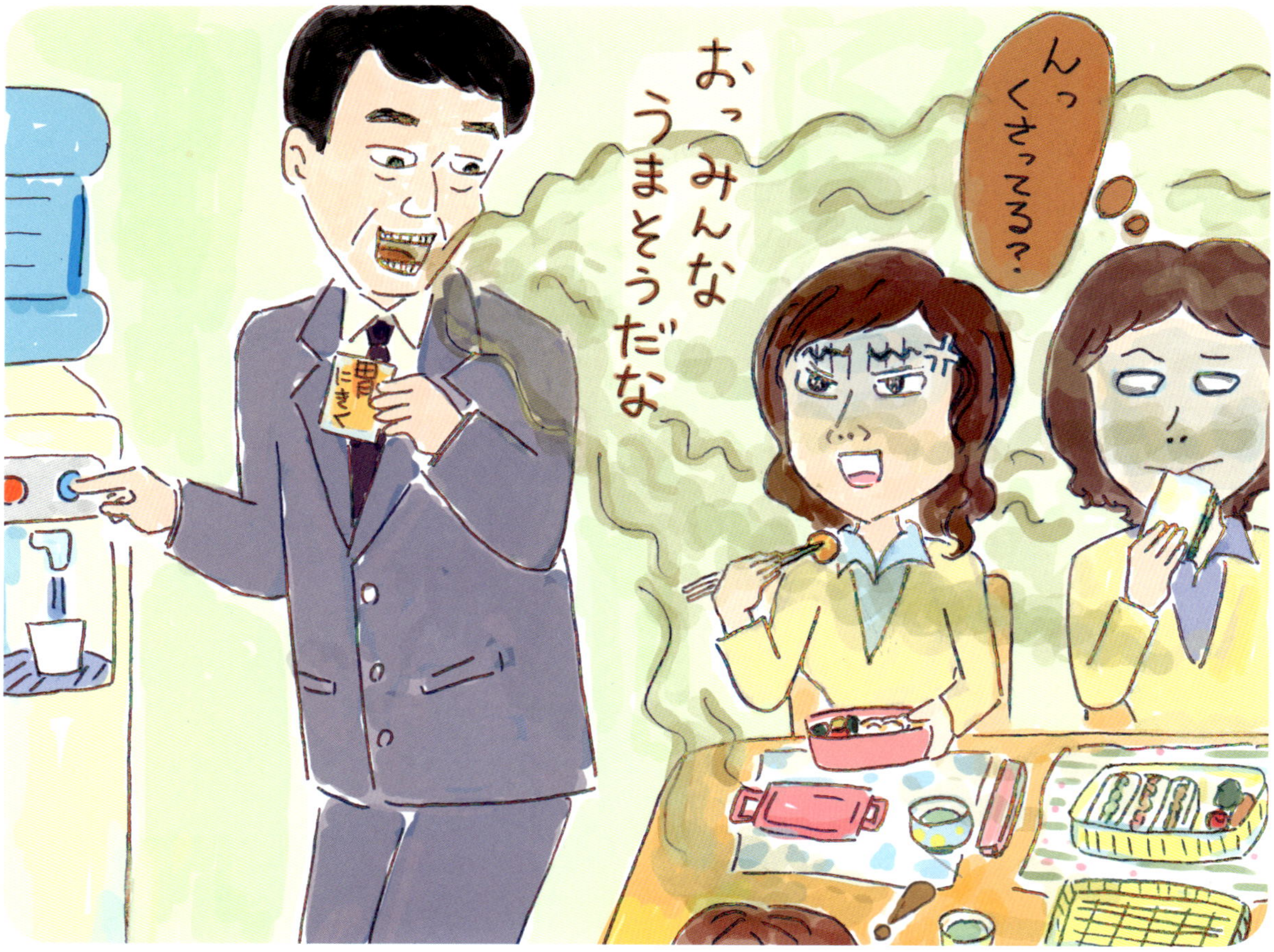
おっ みんな うまそうだな
胃にきく
んっ くさってる?

女房に、「近ごろ口が臭い」
っていわれるんだよ。胃が悪いんじゃないか、って心配されちゃってね。
「病院に行って検査したら?」ってさ。
でもこのところ、新しいプロジェクトまかされて忙しいからなあ。
なかなか病院に行けないなあ……。とりあえず漢方胃腸薬でも飲んどくか。

「胃が悪いと口臭がする」と思っているかた、多いですね。でもふだん胃の臭いがするのはゲップのときくらいです。通常は食道がキッチリとふさいでいますからね。

もし、臭いがするほど口と胃が始終つながっていたら、口臭どころではすみません。重症の逆流性食道炎になってしまいます。激しい胸焼けと痛みで働いてなんかいられませんよ。ほかに考えられるとしたら、重篤な食道がんや胃がんでしょう。

もちろん、胃の検査を受けることはとても大事なのでおすすめします。

一方、たいがいのかたには、そんな重篤な胃病はないと思いますよ。というのもほとんどの場合、強い口臭の原因は「歯周病」なんですから。

進行した歯周病の臭いは、非常に強烈です。舌苔や歯ぐきのタンパク質が細菌によって分解され、揮発性のガスが発生するのですから。わかりやすく言うと、「腐敗臭」がするのです。唾液の臭いとかではなく、モアーッと攻撃的に臭います。

このかたは奥さんに注意されて幸せです。周りの人は、なかなか言えないものですからね。

以前、ある企業が「上司に関するアンケート」をOLを対象に行ったんです。「仕事ができ、性格や身だしなみのいい理想の上司でも、気になるところってありますか?」って聞きました。そしたら、フケとか、いろんな選択肢があるなかで、トップになったのが「口臭、体臭」。ほとんどの人が、他人の臭いを気にしていました。

日本人は、定期的に歯のクリーニングに行く習慣がないでしょう。だから歯ぐきの歯周ポケットのなかは汚れっぱなし。歯みがきだけでは不充分。40歳くらいから中等度〜重度の歯周病が急激に増えてくるんです。ビジネスエリートもエグゼクティブも、歯医者に行かない人は臭うんです。例外なくね。

「俺は理想の上司だ」なんて思っていても、じつは口が臭くて嫌われてる上司はいっぱいいます。まずは胃カメラを飲んで、つぎは必ず歯科医院へ。歯ぐきのなかまできれいにしてもらって、口臭を止めましょう。

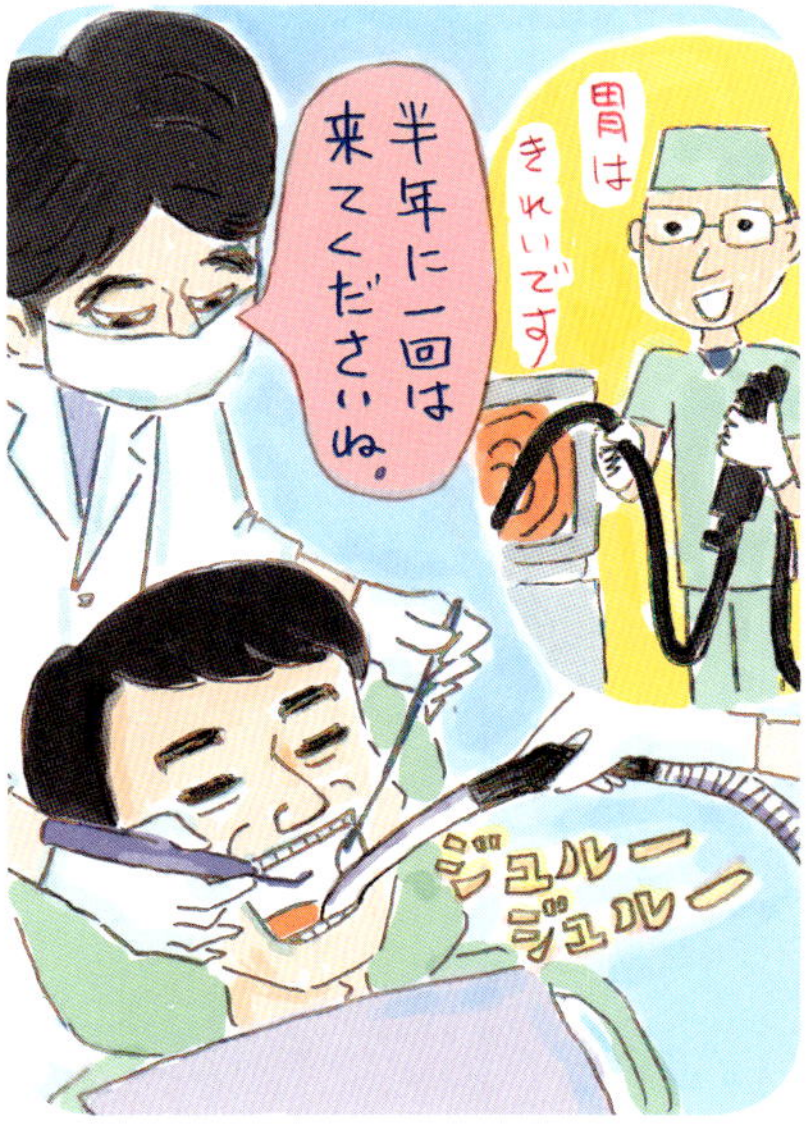
半年に一回は来てくださいね。
胃はきれいです
ジュルー
ジュルー

よほど重い胃病にならない限り
口から臭うなんてことはありません。
ほとんどの場合、その原因は歯周病。
胃腸薬飲んでも口臭はなくなりませんよ。

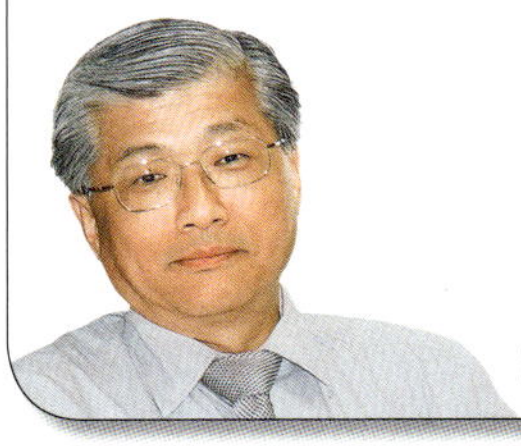
Dr. 八重垣 健

口内炎はどうせ治るから放っておけばいい。

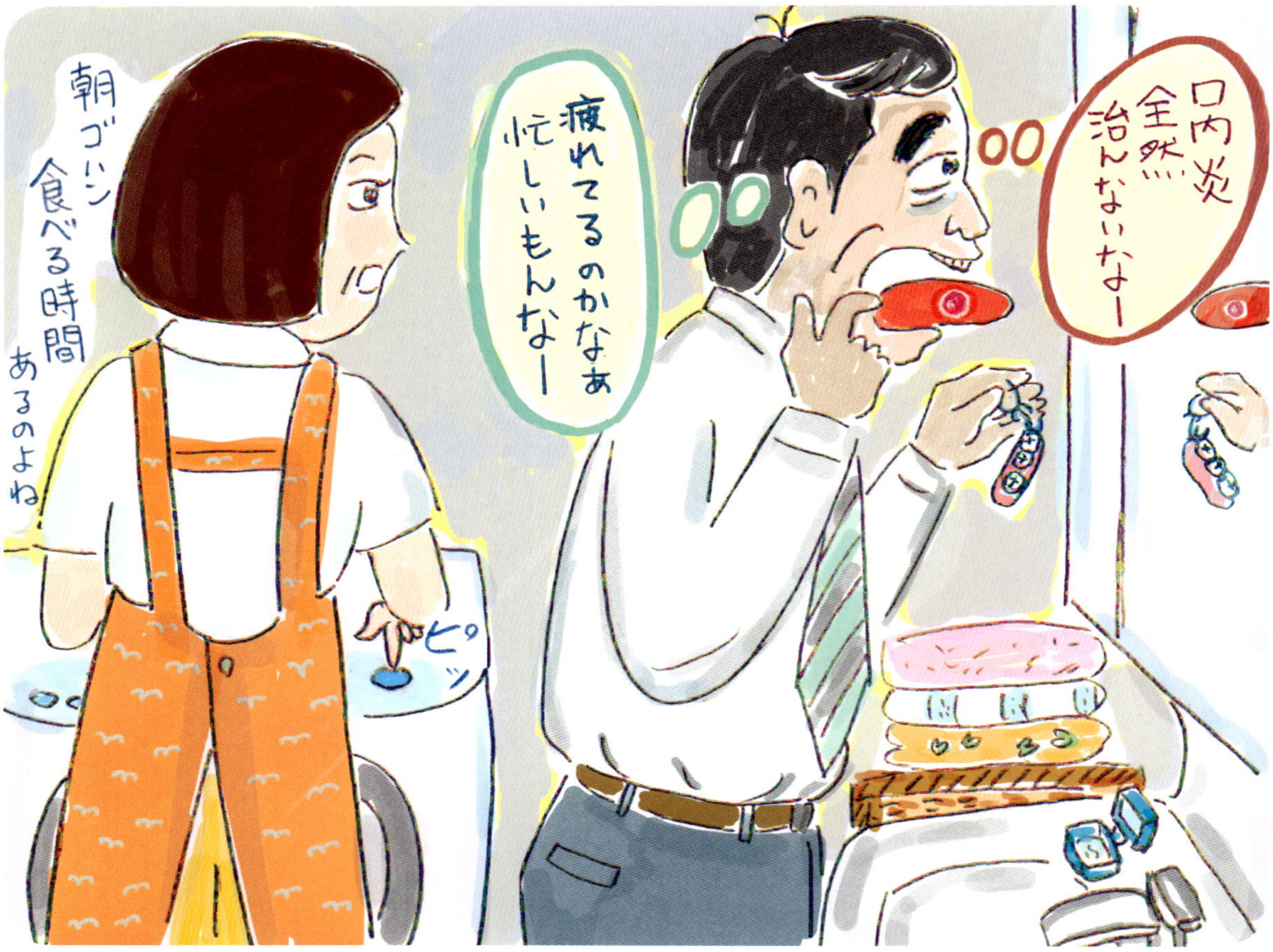
口内炎
全然
治んないなー
疲れてるのかなぁ
忙しいもんなー
朝ゴハン
食べる時間
あるのよね
ピッ

この口内炎、

できてからそろそろ1ヵ月になるけど、なかなか消えないなあ。
口内炎って、いつのまにか治っちゃうもんなあ。
いつもそんな感じだから、これもそのうち治るだろ。
ちょっと気になるけど、まあいいや。とりあえず放っておこうっと。

こういうかたが多いんで困るんですよねえ。

粘膜の病気には、口腔がんも含まれるということを、ぜひ知っていていただきたいですね。

1カ月も治らないなんて、口内炎にしては治りが遅いと思いますよ。だって、口のなかの粘膜の細胞は、だいたい2週間もあればすっかり新しいものと入れ替わりますからね。みなさんが口内炎と呼んでいるアフタ性潰瘍なら、1週間もすれば治ってきて、つらい痛みが落ち着くのがふつうですから。

粘膜の病気の治療法としては、アフタ性潰瘍で痛いなら、ステロイド軟膏を塗れば治ります。カンジダ症ならば、抗真菌薬を塗れば治ります。アフタに似て口の周りにポツポツとできる口唇ヘルペスも痛いですが、抗ヘルペスウイルスの飲み薬や軟膏が効きます。

帯状疱疹《たいじょうほうしん》が口のなかに出ることもあります。上あごの裏の奥の左端や右端から線状に並んでポツポツ出て、これはものすごく痛いです。帯状疱疹が出たら早いうちに皮膚科や口腔外科で診てもらいましょう。

ところが、こうした治療を受けても治らないのが口腔がんです。口腔がんは、無痛性の場合が多いです。進行しないと痛みが出ず、患者さんが油断しやすいのが困ったところです。

また白板症といって、粘膜が白い板のように浮き上がって見える前がん病変がありますが、これも通常は痛みがないので、うっかりと見逃されがちなんです。

正確な診断を受けるには、口腔外科で組織検査を受ける必要があります。がんのなかには一見アフタ性潰瘍に似ているものもあるので、しろうと判断はとても危険です。

口内炎が1週間たってもちっともよくならない、というようなことがあったら、念のために口腔外科を受診し、検査を受けることをおすすめします。

小さな前がん病変なら、「がんになる前に」と、組織検査の際に切除してもらえることもあります。検査を受けて、口腔がんを見逃さないようにしましょう。

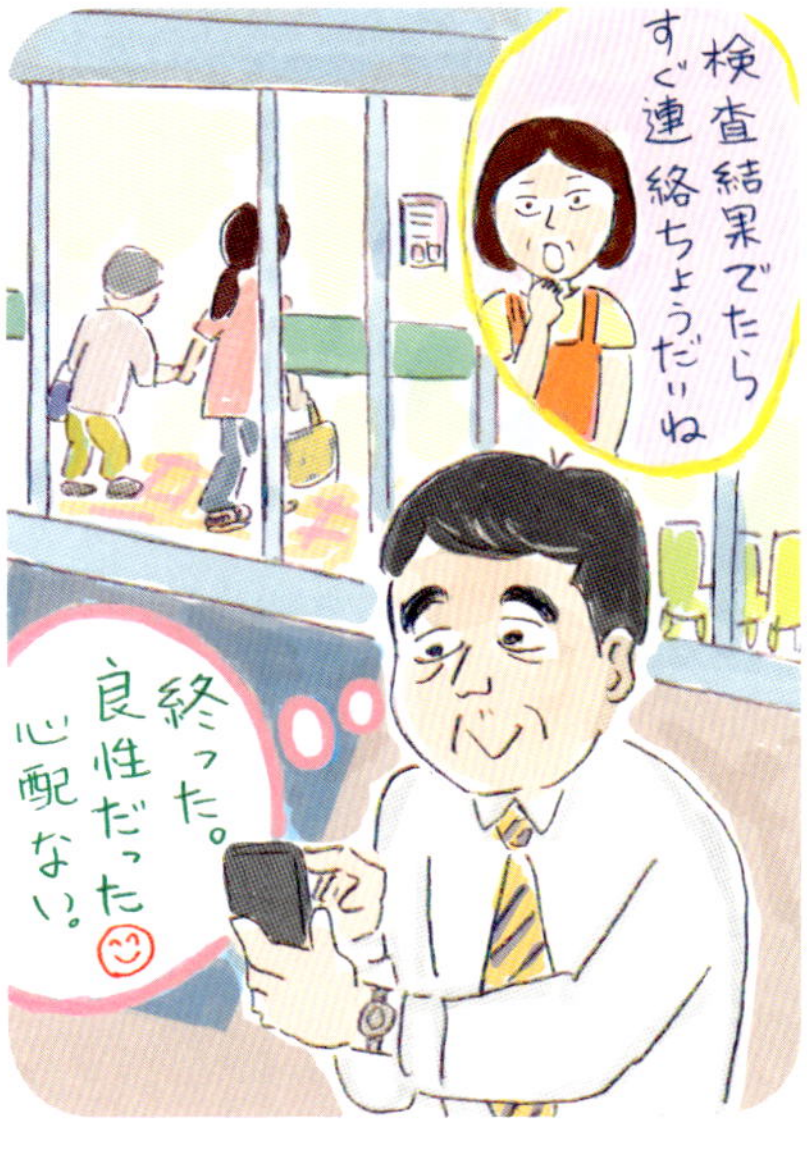
検査結果でたら
すぐ連絡ちょうだいね
終った。
良性だった
心配ない!

粘膜の病気には口腔がんも含まれます。
がんは痛みがないものが多く、
見た目で診断するのは難しいので
1週間ほどしてもよくなってこない場合は、
念のため口腔外科で検査を受けましょう!

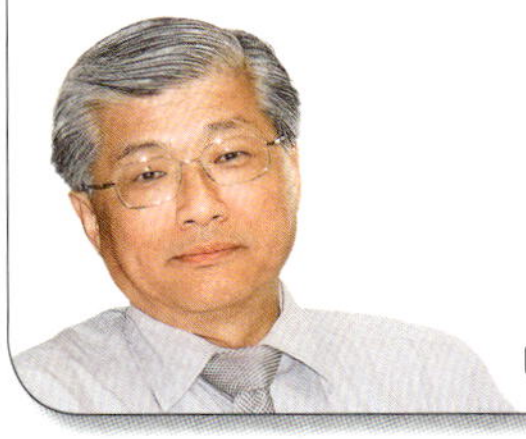
Dr. 八重垣 健

タバコはじつは歯の天敵。
歯周病の最悪・最強の
因子なんです。お口の健康と
からだの健康はダイレクトに
つながってるんですよ。

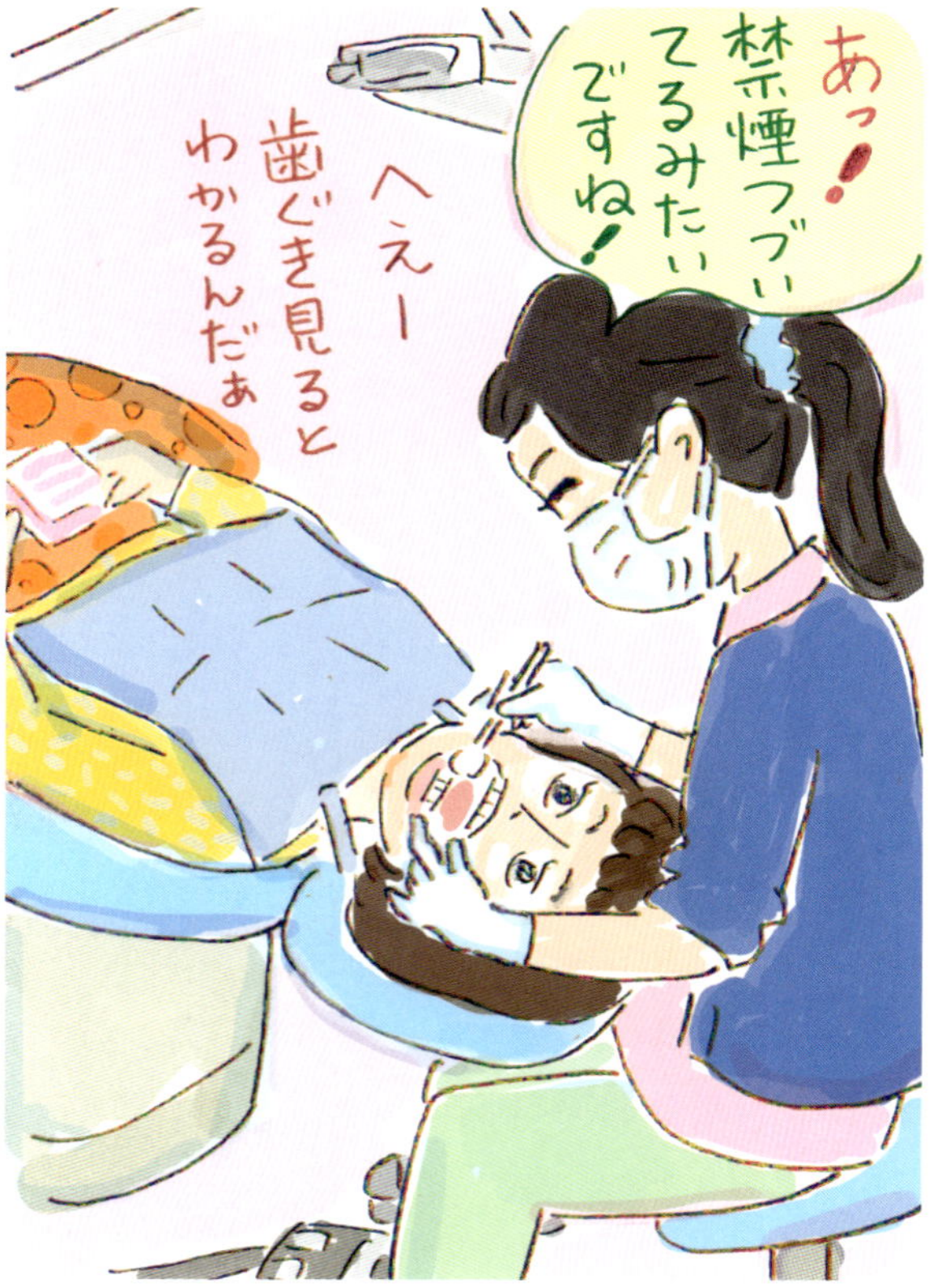
あっ！禁煙つづいてるみたいですね！
へぇー歯ぐき見るとわかるんだぁ

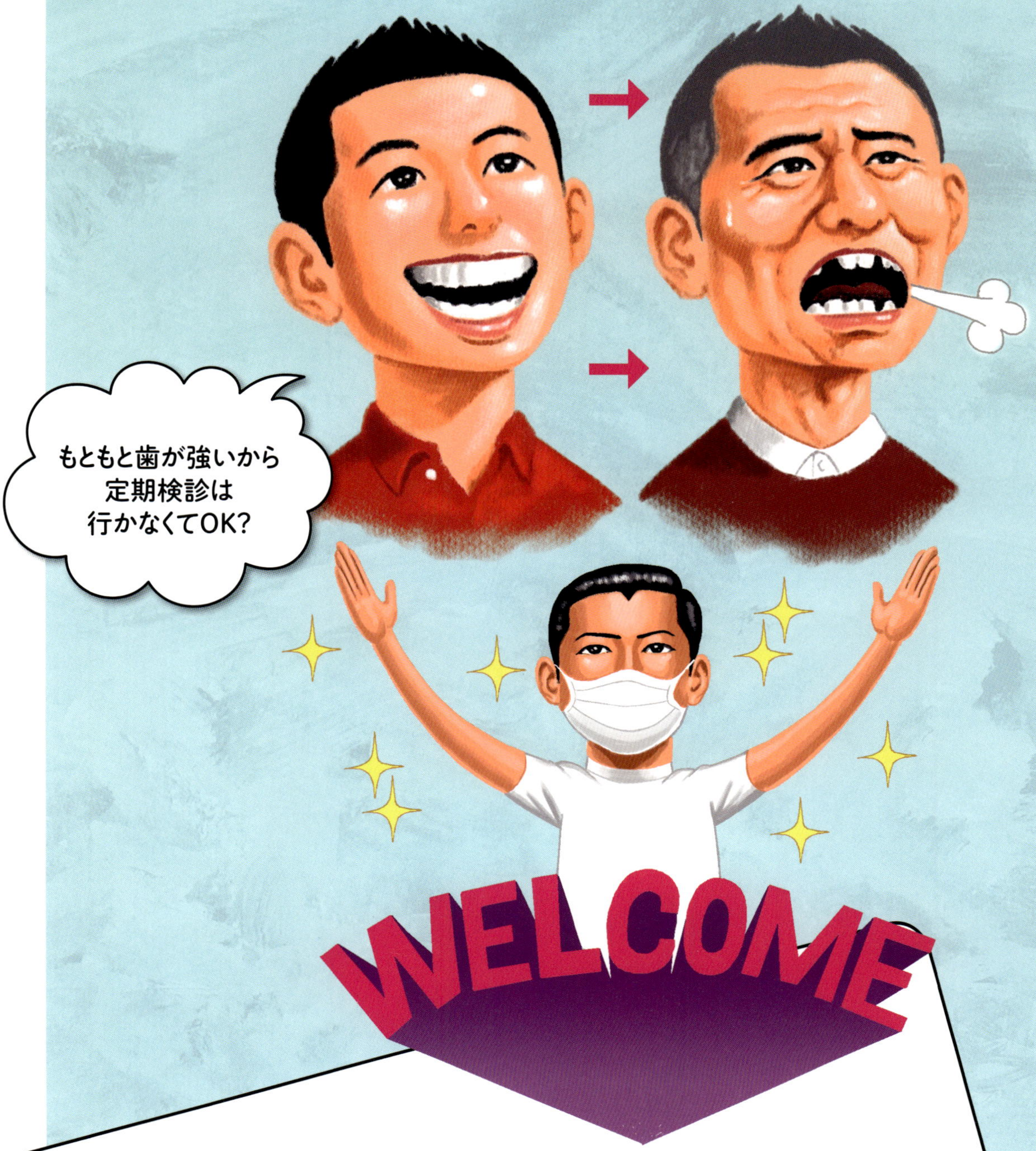
もともと歯が強いから
定期検診は
行かなくてOK?
WELCOME

第6章

歯医者さんとの付き合いかた これホント!?

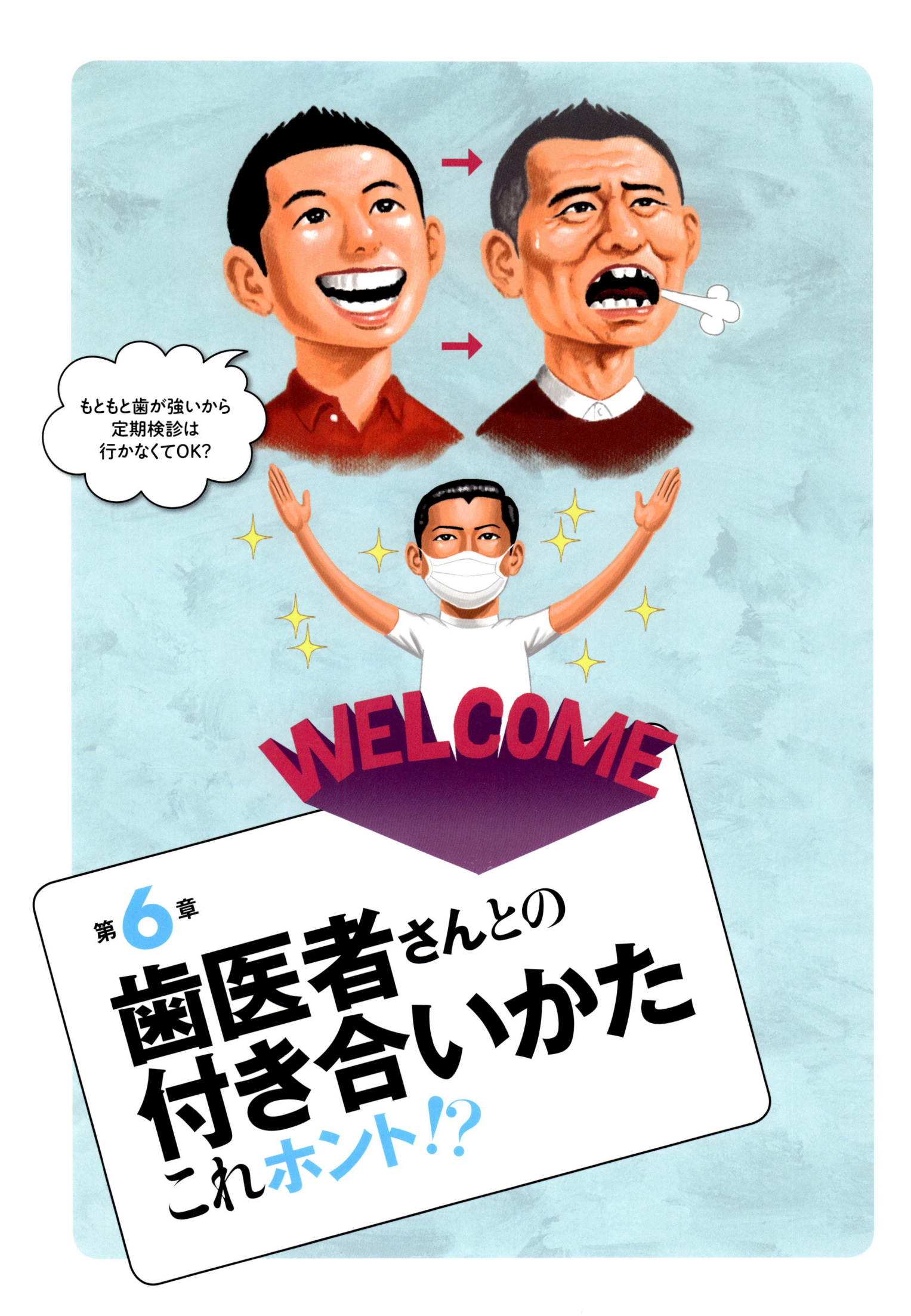

検証ファイル
#1

歯が丈夫なこの俺さ。
むし歯はないし見た目もバッチリ！
歯医者にはかれこれ10年は行ってない。

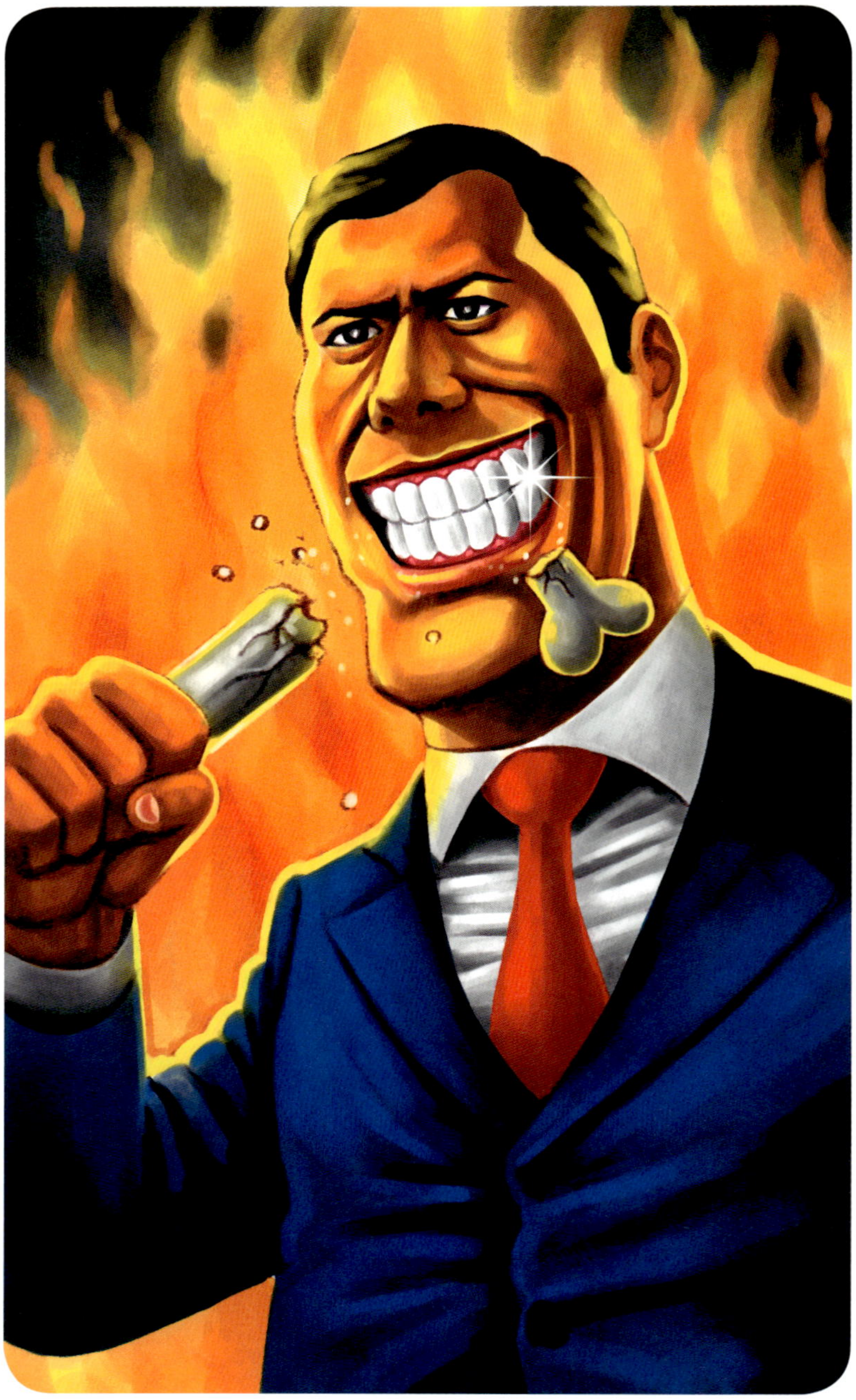

歯医者通いがたいへんだ?

そりゃお気の毒だね。
俺は、歯ぐきからときどき血が出るていど。
だいいち忙しくって、歯医者どころじゃないよ。
この分なら一生歯医者に縁はなさそうさ。

歯が痛くないからって安心しちゃいけないよ！ 歯医者に縁のない人に限って、歯周病が進んでいることが多いんだから。

歯が丈夫だという人に歯周病が進行しやすい理由は2つある。まず、歯医者に行かない。すると歯周病菌の塊であるプラークや、それが石灰化した歯石を取る機会がないし、歯周病に気づくのが遅れる。これが1つ目の理由だね。

なにしろ歯周病はよほどひどくならないと痛くない。しかも歯ぐきのなかでゆっくり進行する。痛くなったときはすでに歯周病菌の感染によって炎症がかなり進んでいるんだよ。

もう1つの理由は、歯周病菌の多いお口は、むし歯菌が棲みにくいってこと。そのせいで、むし歯は少ないのに、歯ぐきと歯を支える骨が蝕《むしば》まれる、という状況になりやすい。

とりあえずむし歯がなければいいや、と思う人もいるかもしれない。でも歯周病が進行すれば、歯を支えている骨が溶けちゃう。溶けちゃったらもとには戻せない。歯を失ってしまうかもしれないんだ。

とくに、アラフォーくらいから歯周病が一気に進行する人が多い。そのワケは、忙しくてブラッシングがおろそかになる（歯周病菌を追い出せない）、多忙によるストレス（細菌への抵抗力が弱まる）などが重なるためだと考えられるね。

歯の集団健診は高校生までしかないことも多いので、それっきり歯科健診を受けないと、アラサーくらいで歯周病が進行する人もいる。

歯周病は生活習慣病でもあるんだ。タバコ、メタボ、抵抗力の低下、食習慣やブラッシング習慣などいくつかの要因が重なって進んでしまう。

お口の健康は、見た目で判断しないことだね。過信は禁物です。歯ぐきがむずがゆいとか、血が出るとか、しばらく歯医者さんに行っていない、というかたは遅くならないうちに一度受診することをおすすめします。

平均寿命が80歳の現代。アラフォーから歯を失うのは早すぎるよ!! まだまだ先は長いんだ。豊かな食生活を楽しむことは、人生を楽しむこと。お口のケアは自分で、足りないところは定期的にプロのケアを受けて、歯を大事にしていきましょう！

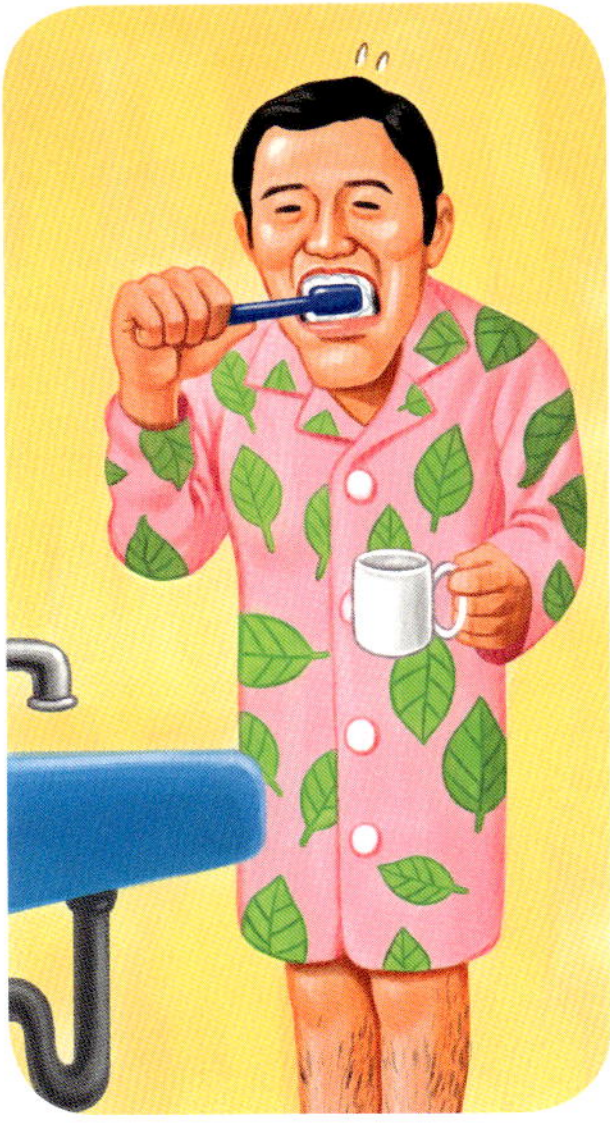

歯が丈夫という人ほど、歯周病が多いんです。病気の発見が遅れがちだからね。お口の健康を、見た目で判断してはいけません。とくにアラフォー以上のかたは要注意！

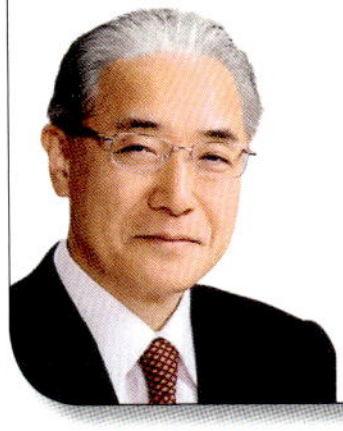

Dr. 伊藤公一

先週はむし歯がマジ痛くてさ。
でも我慢してたら治まっちゃった。
歯医者行かずに済んでラッキー！

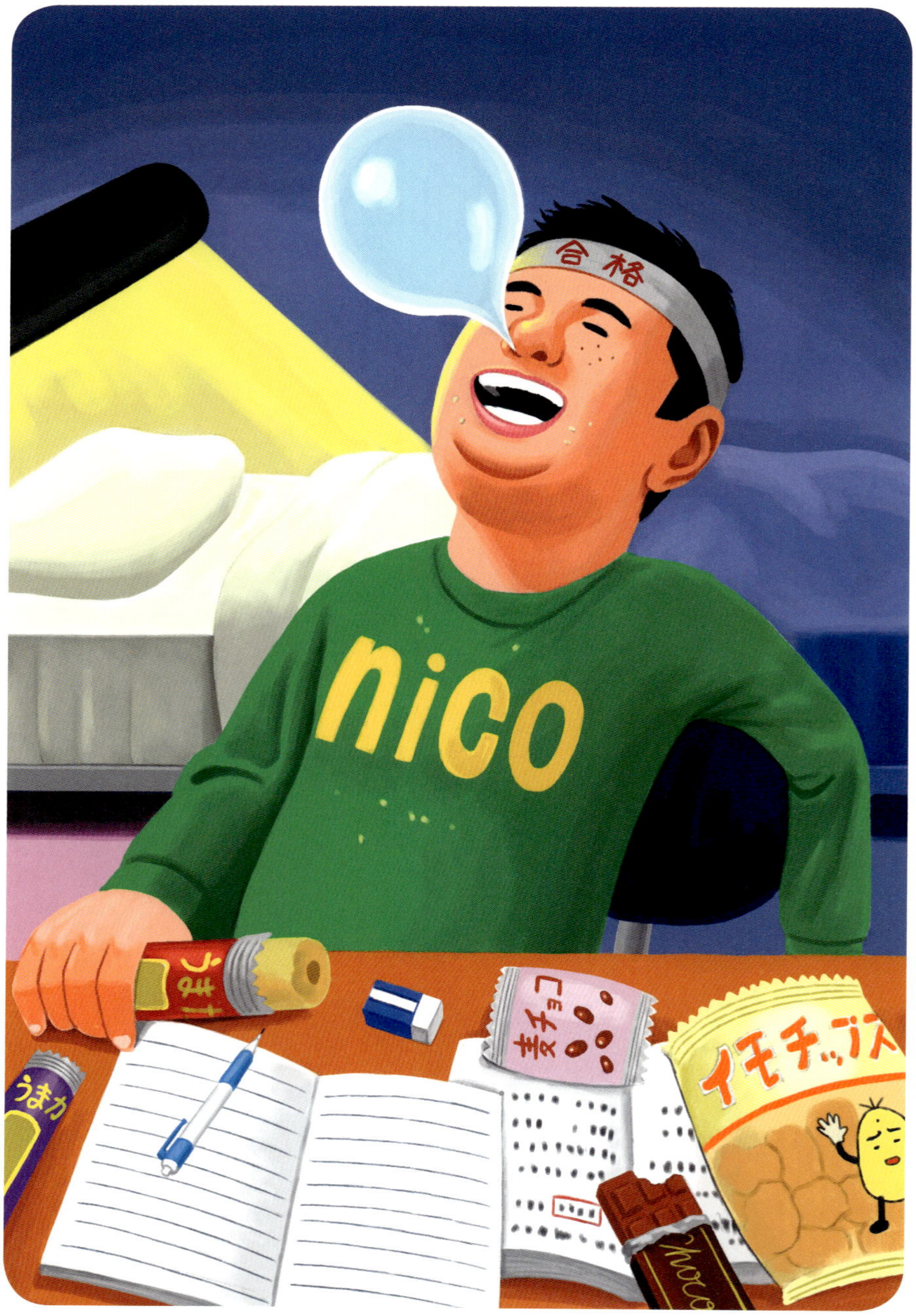

夜中に

受験勉強してると腹すくし、眠くなるし。
なにか食ってると眠気覚ましにいいんだよね。
とかいって気が付いたら机で寝てたりするんだけど。
合格したら、ちゃんと歯医者行くよん♪

先週痛かったむし歯が、今週は痛くなくなった? これは喜べるような状況ではありませんよ。私が思うに、歯の内部で起きている強い炎症のために、神経が死んでしまったのでしょう。

神経が死ぬと、一時的に痛みはなくなります。痛みを感じるセンサーがダウンしたわけですからね。でも炎症はなくなりません。それどころかさらに悪化します。歯の内部に溜まった膿が、根っこの先から歯の外に押し出されて、こんどはそこで炎症が広がります。こうなると、激烈な痛みが起きることが多いのです。

大学受験で忙しいのはよくわかりますが、今すぐ歯医者さんでむし歯を治してもらうべきですね。でないと、お口のなかに爆弾を抱えたまま受験に臨むことになってしまいます。疲れたりして抵抗力の落ちたときに突発的に痛くなることもありますし、受験の当日に痛くなったりしてそれまでの勉強が台無しになってしまったら大変です。

それから、いくら受験生で勉強が忙しくても、このままの生活を続けてはいけません。夜中に夜食やおやつを眠気覚ましにダラダラと食べ、そのまま歯みがきをせずに寝るなんていう生活を何ヵ月も続けたら、むし歯ができて当然です。

とくに永久歯の奥歯は、高校生くらいの年齢ではまだ生えて数年しか経っておらず、エナメル質が軟らかくてむし歯になりやすいんです。フッ素(フッ化物)も使って大事に守っていかなくては。

子どものころの歯みがきや食生活は親御さんの監督下にありますが、高校生にもなると、そうはいきません。日本では小学生のむし歯は減少傾向ですが、その子どもたちが中高生になったころから、残念なことにむし歯が急増してしまう。

この時期を無事にやりすごすことができれば、大人になってから失う歯もかなり減るでしょうし、歯で苦労する人も減るはずなのですが……。

ともあれ、まずは早急に歯医者さんでむし歯の治療を受けましょう。深刻な事態を引き起こす前にね。

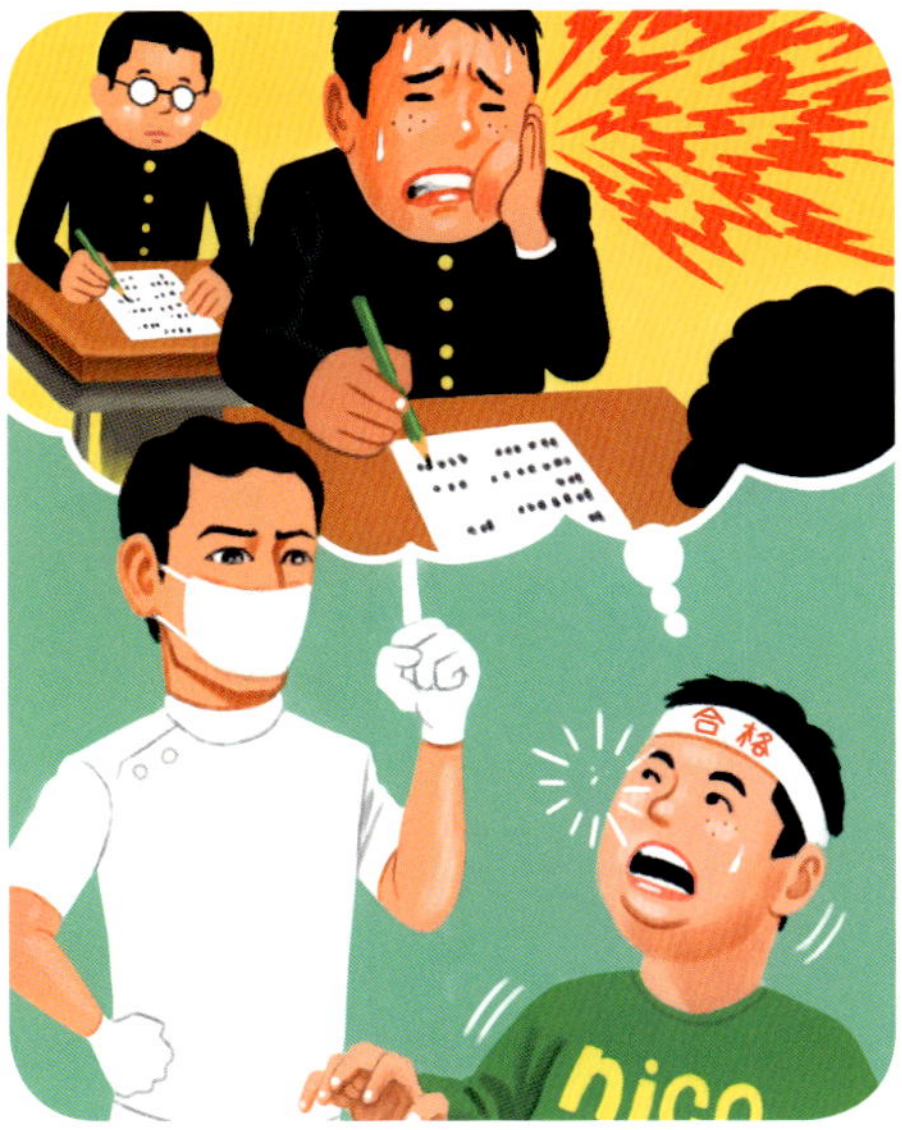

炎症で神経が死んだために痛みが一時的に消えただけでは?! このまま悪化すると、激烈な痛みが出ることも。受験前に治療しましょう!

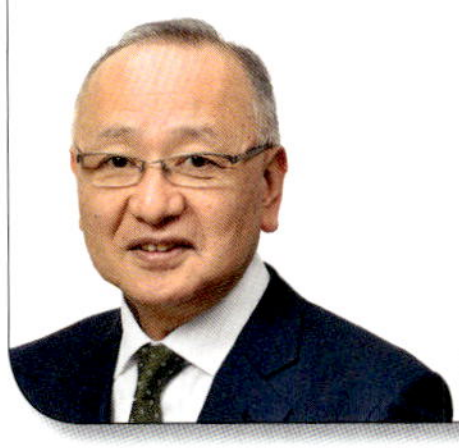

Dr. 田上順次

歯医者さんで歯石を取ったら血が出た!きっとヤブだ……。

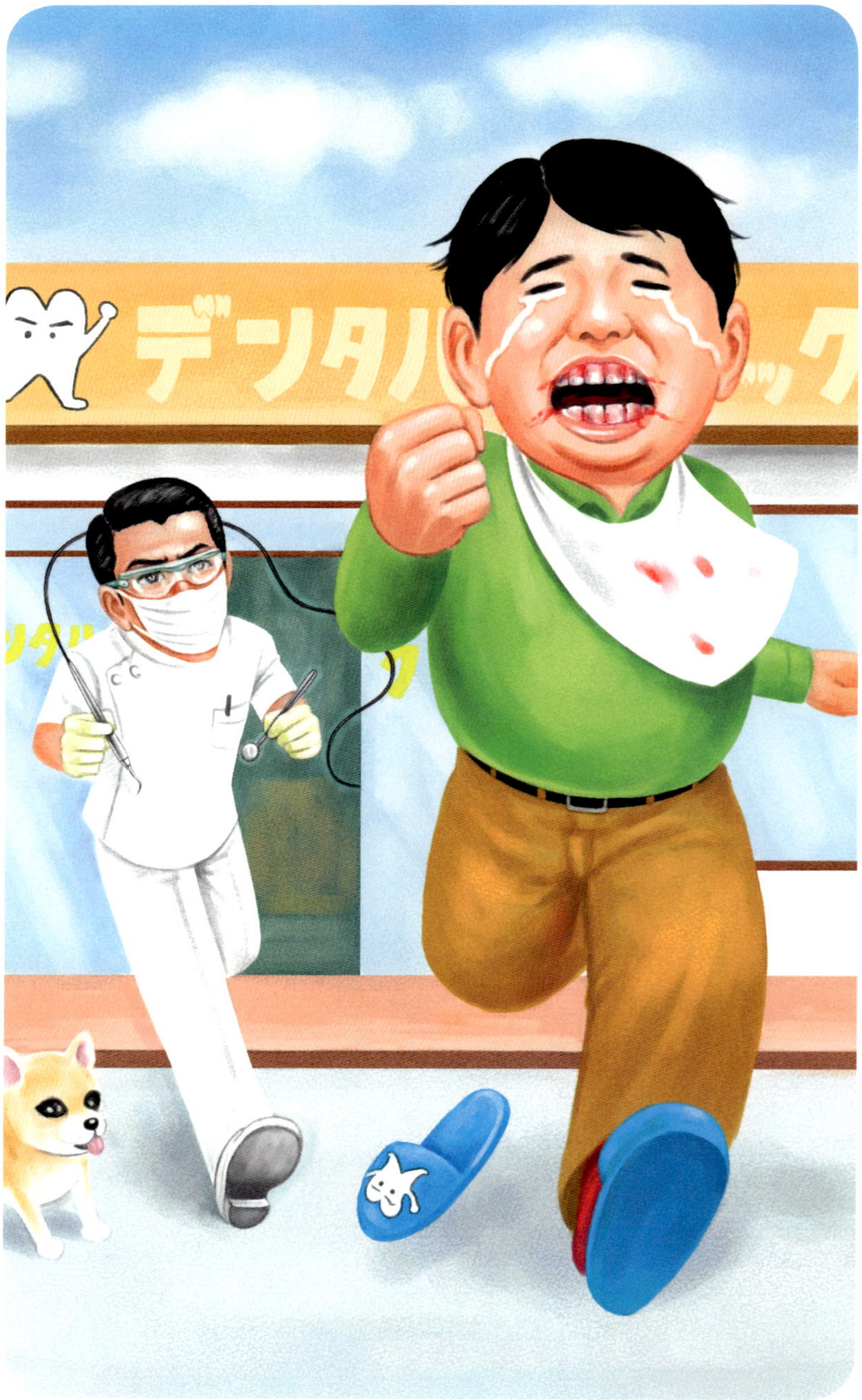

数年ぶりに

行った歯科医院で、歯石を取ってもらった。
終わってから口をすすいだら、吐き出した水のなかに血が!
歯石を取るだけなのに血が出るなんて、ヤブ歯医者? ……
あの歯科医院には、もう行きたくない。

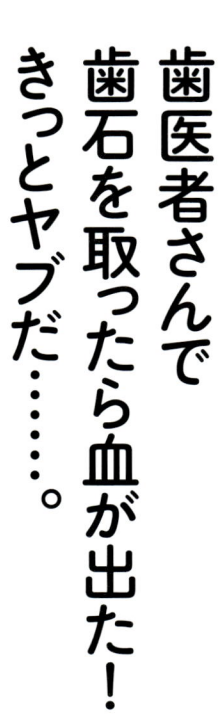

歯科医院で歯石を取ったら血が出て驚いたんだね。でも、逃げ出すことはないよ。

歯石を取るとき、多少血が出るのはめずらしくはないんだ。だって、腫れた歯ぐきからは歯みがきするだけで血が出ることもあるでしょう？　でも、この絵はちょっと血が出すぎ。この歯医者は、たしかにヤブかもね（笑）。

歯石とは、プラークが石灰化したもの。プラークは歯ブラシで落とせるけど、歯石になってしまうと歯にこびりついて歯ブラシでは取れなくなるから、歯科医院で取ってもらうしかないんだ。

歯石にはじつは軽石状に穴が開いていて、これはプラーク中の細菌にとって格好の溜まり場。それで歯石の周りの歯ぐきが炎症で腫れ、歯と歯ぐきとの間に歯周ポケットができるんだ。ここにまたプラークが入り込み、固まって歯石になり、さらにプラークが溜まる……と悪循環に陥る。こうして歯周病が進行するんだ。

歯周病の悪化を止めるためには、このプラーク中の細菌の溜まり場、歯石を取り除かなければいけない。みなさんも見たことがあると思うけど、歯科医院ではスケーラーという器具で歯石を取るんだ。で、このときに少々血が出ることがある。歯石の周りの歯ぐきは炎症を起こしているから、歯石を取るときに少しの刺激でも血が出るんだね。血が出るのはいやだろうけど、このまま放っておいたらついには何もしなくても血や膿《うみ》が出たり、歯がグラグラになってしまう。だからプラークや歯石を取る必要がある。取れば炎症がおさまるから、出血はなくなっていくんだよ。

日本人の約50％は1日2回歯みがきをしているものの、約70％は歯周病だという調査結果が出ている。つまり、歯をみがいてはいるものの、プラークは十分除去できていないということだね。

歯科医院で定期的にプロのケアを受けてプラークや歯石を取ることももちろん必要だけど、歯石になってしまう前の日々のプラークコントロールがいちばん大切なんだ。毎日のていねいなケアでプラークと歯石を溜めないお口にしていきましょう！

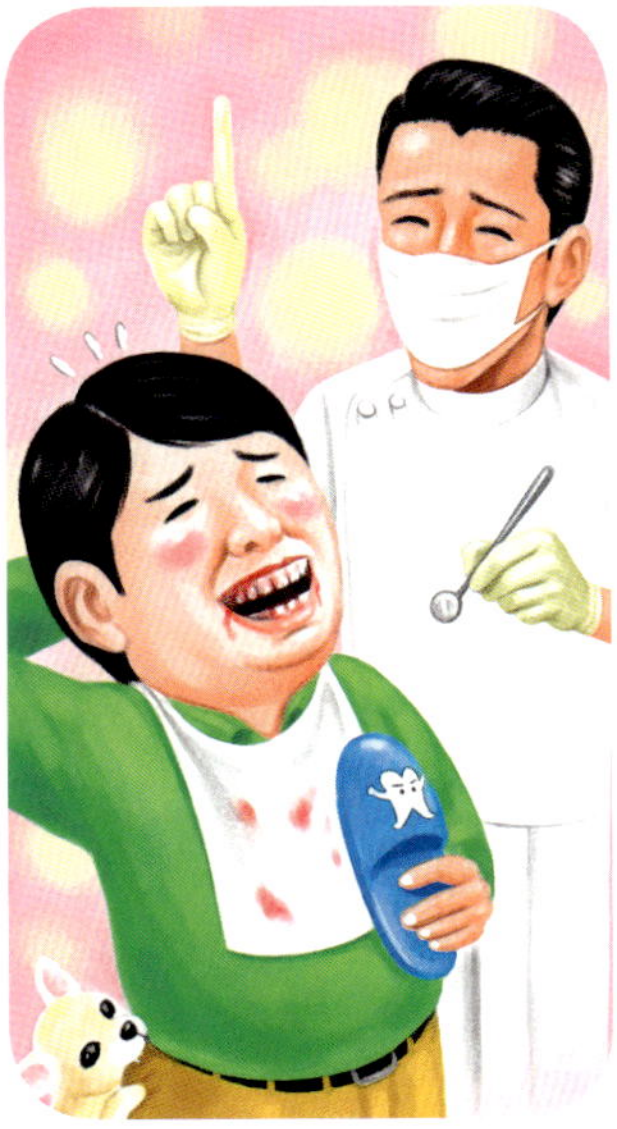

歯石は、プラークの溜まり場です。
そのまわりの歯ぐきは
炎症を起こしているので、
取り除くときに出血することがあるのです。

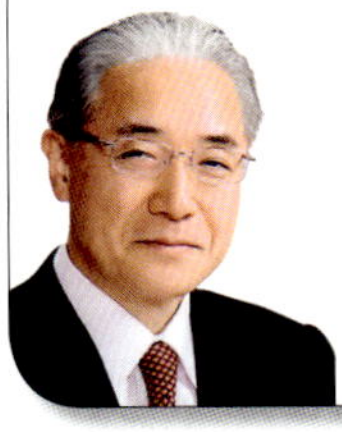

Dr. 伊藤公一

検証ファイル
#4

歯石を取ったら歯にものが挟まる。歯もいっしょに削られた?

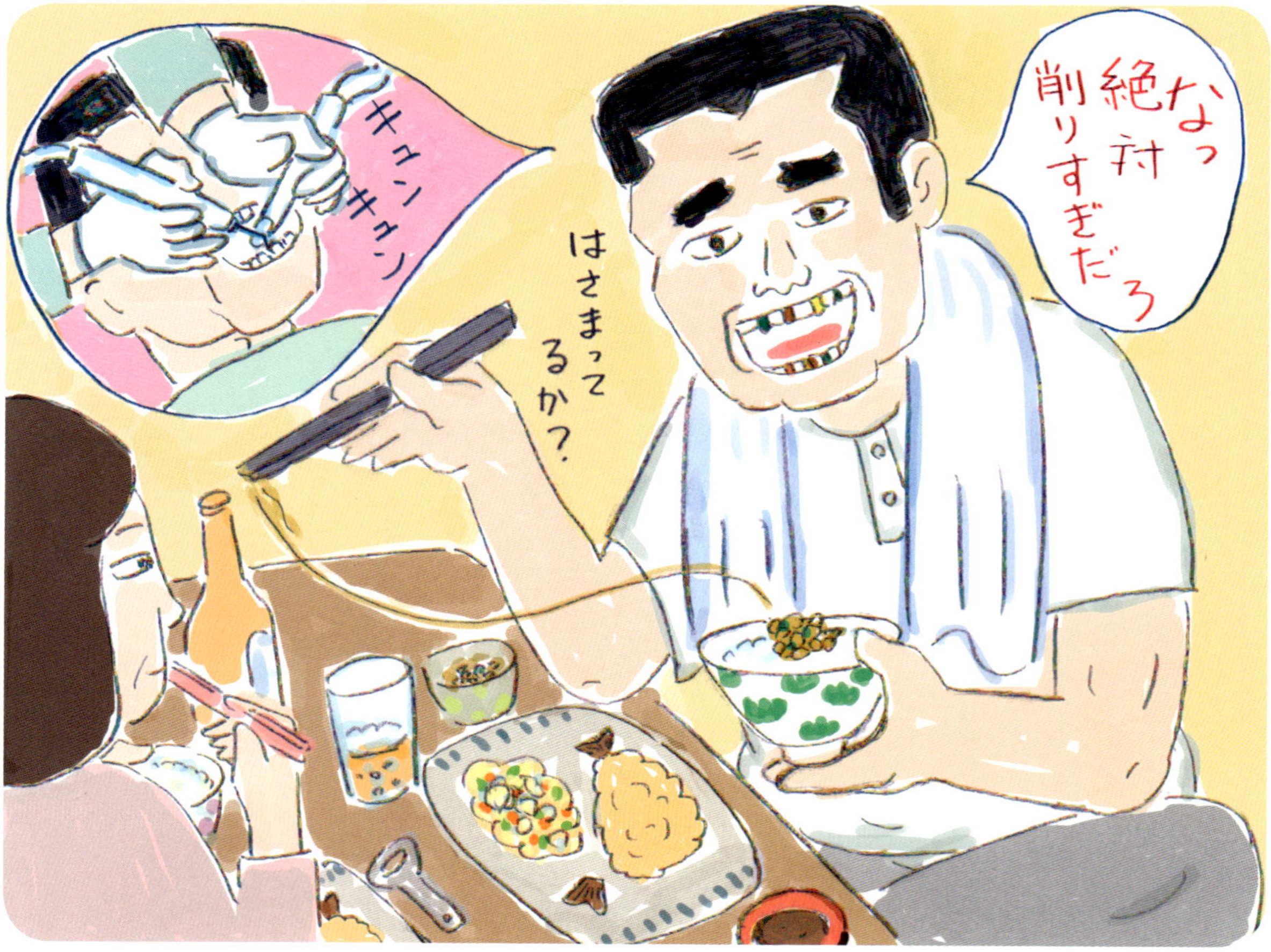
キュンキュン
はさまってるか?
なっ 絶対削りすぎだろ

久々の歯医者で、

歯石が溜まってるって言われてな。治療のついでにキュンキュンガリガリ
取ってもらったら、ジャリジャリするほど取れてサッパリしたのヨ。
でも帰って飯《めし》食ったら、急に歯の隙間にものが引っかかるようになっちまって。
歯もいっしょに削っちまったんじゃねえかな?

たしかに、「歯石を取ったら歯がスカスカする」と患者さんに言われた経験、私にもあります。「あんなキュンキュン音のする器械（超音波スケーラー）なんか使うから」って。

　最初にお断りしたいのは、「歯を削ったから」ものが挟まるようになったわけではない、ということ。ご安心ください、エナメル質は非常に硬く、歯石除去用のスケーラーで削って隙間を広げるなんて、とてもできる仕事ではありません。ダイヤモンド付きのバーを高速回転させて削らなければならないほど、歯は硬いんですよ。


実際は、歯の隙間を歯石がギッチリ埋めていたのでしょう。それを取り除いたため、ものが詰まりやすくなったというわけです。歯が昔より長くなり、歯ぐきもやせてきていませんか？

　じつはこの隙間は、歯石にまとわりついたプラークのなかの歯周病菌が炎症を起こし、歯を支えている骨を溶かすためにできるもの。歯石にコテコテに付いたプラークは慢性的な歯周病の炎症を起こします。するとあごの骨が減り、歯ぐきがやせ、歯が長く見え、歯の隙間も広がってきます。これまで気づいていなかったのは、歯ぐきが腫れ、隙間にビッチリと歯石が詰まっていたからでしょう。

　このまま放置して重度の歯周病になると、歯がついには抜けてしまうので「歯石を取って炎症を止めましょう」と指摘を受けたのは当然の流れ。歯科衛生士や歯科医師は徹底的に歯石を取ります。歯を守るためにね。ただし、その副産物として、「隙間」が明らかになってしまう。

　一度失った骨は、なかなかもとには戻りません。「これからは歯の隙間と上手に付き合っていきましょう」としかご説明のしようがないのが残念です。

　対処法は、食後にうがいと歯みがきをして挟まった食べカスを取り去ること。隙間が大きいなら歯間ブラシが便利です。

　それから、再び歯石が溜まるとさらに隙間が開いてしまいます。少なくとも半年に一度は必ず歯科医院で、クリーニングしてもらいましょう。

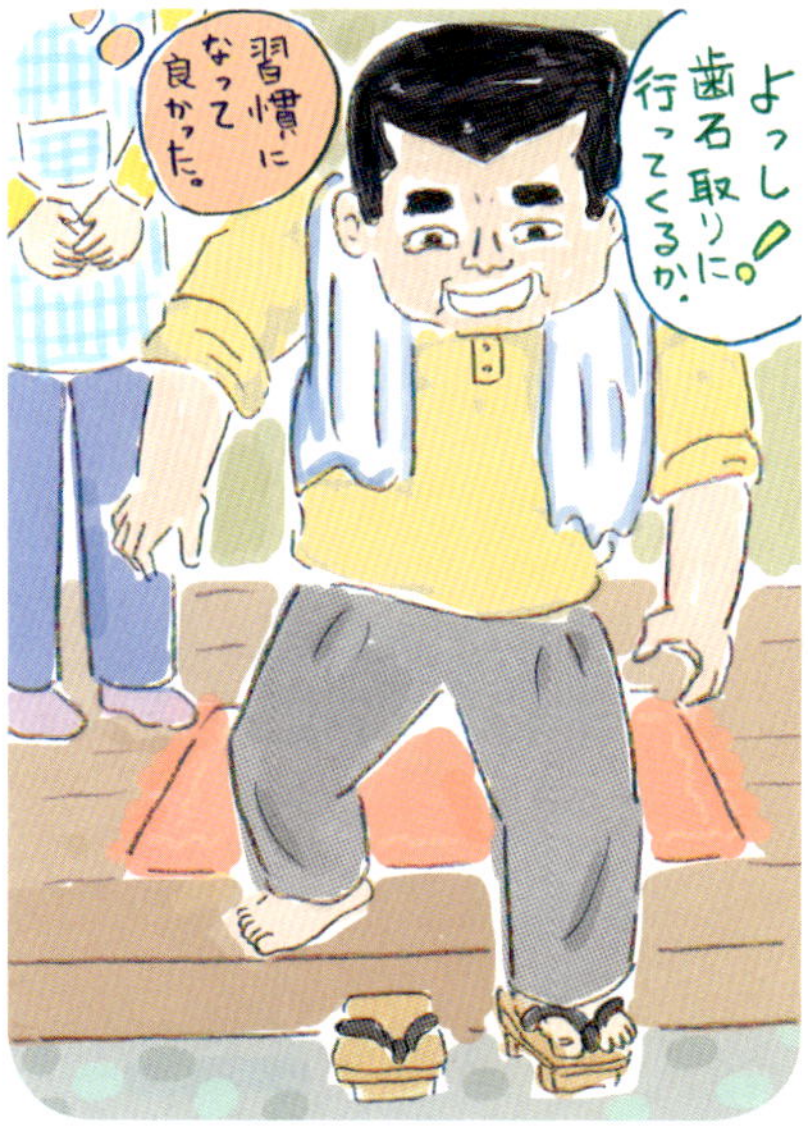
よっし 歯石取りに 行ってくるか！
習慣になって良かった。

水晶ほど硬いエナメル質を歯石取りの道具で削って
隙間を作るなんて、まず不可能な仕事です。
炎症で骨が溶けてできた隙間に
歯石が溜まっていたので、
これまで、この隙間に気づかずにいたのでは？

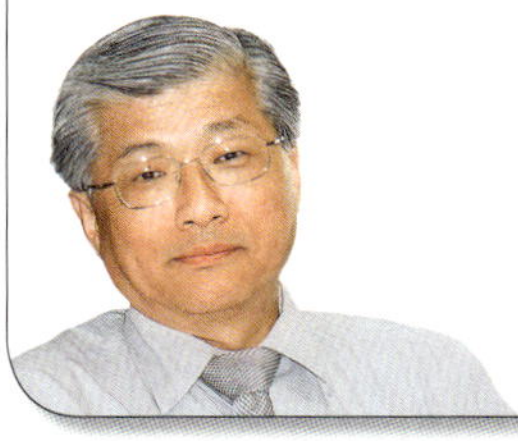
Dr. 八重垣 健

えーっ、治療が終わっても
歯医者に通うって、意味わかんない。

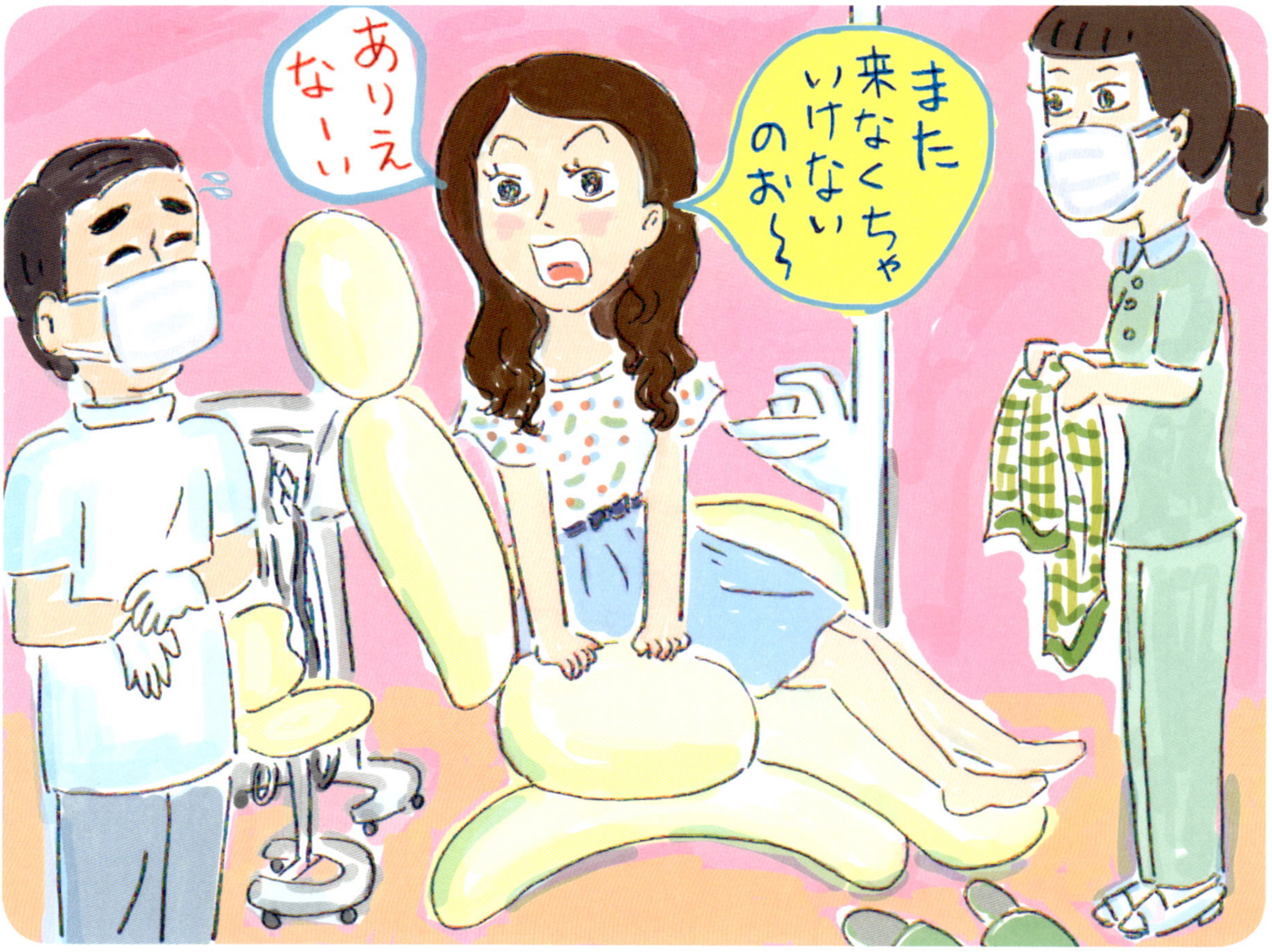

えーっ？

3ヵ月後にまた来るんですかあ?!
治療って今日で終わりじゃなかったんでしたっけ？　むし歯3本も被せたんだし。
もうこれで通わないですむと思って、ヤッター！って思ってたんですけどぉ。
痛くもないのに、来たってやることないでしょー。

日本では歯科の定期受診がなかなか広がりません。私も数十年来「定期受診を！」と呼びかけているのですがね。

「むし歯や歯周病は歯科医院に通って予防するのが当たり前。なぜにむざむざ病気になるまで放っておくのか？」という先進諸国で私は歯科医をやってきただけに、「治療のときだけ歯医者へ行く」という習慣にはがっくりです。

しかし、あきらめず声を大にして言いましょう。「定期受診は必須です！」。

むし歯というのはむし歯菌の感染によって起き、口のなかにむし歯菌がたくさんいる人ほど、むし歯のリスクが高くなります。3本もむし歯を治したという話からすると、どうやらむし歯菌が口のなかにウジャウジャいるのでは？　ひとまず治療を終えたそうですが、このままではまたむし歯ができてしまいますよ。

とくに、被せた歯（被せ物の土台になっている天然歯）は、削ってある分むし歯になりやすいし、土台がむし歯になればせっかくの被せ物もダメになってしまいます。何度も被せなおすと歯が傷み、抜歯の原因になってしまいますしね。

ていねいに歯をみがけば、歯科医院に定期受診しなくたって予防できると思うかもしれません。しかし今回も、歯みがきはしていたのにむし歯になったのでしょう？　むし歯を止めるためには根本的に予防法を考え直す必要があるんですよ。

そこで切り札になるのが定期受診です。歯科でプロフェッショナル・クリーニングを受け、プラークやバイオフィルムという細菌の膜を徹底的に破壊してむし歯菌を減らすのです。フッ素塗布を受ければ歯を丈夫にすることもできます。

しかも歯石除去も受けられるので、プラークが歯石に絡まらなくなり、汚れが溜まりにくくなります。そしてキレイな口になると、歯周病予防にも非常に効果があります。

むし歯も歯周病も定期的な予防法があるのですから、痛くなってから歯科に駆け込むのではなく、定期受診を受けて歯を守りましょう。

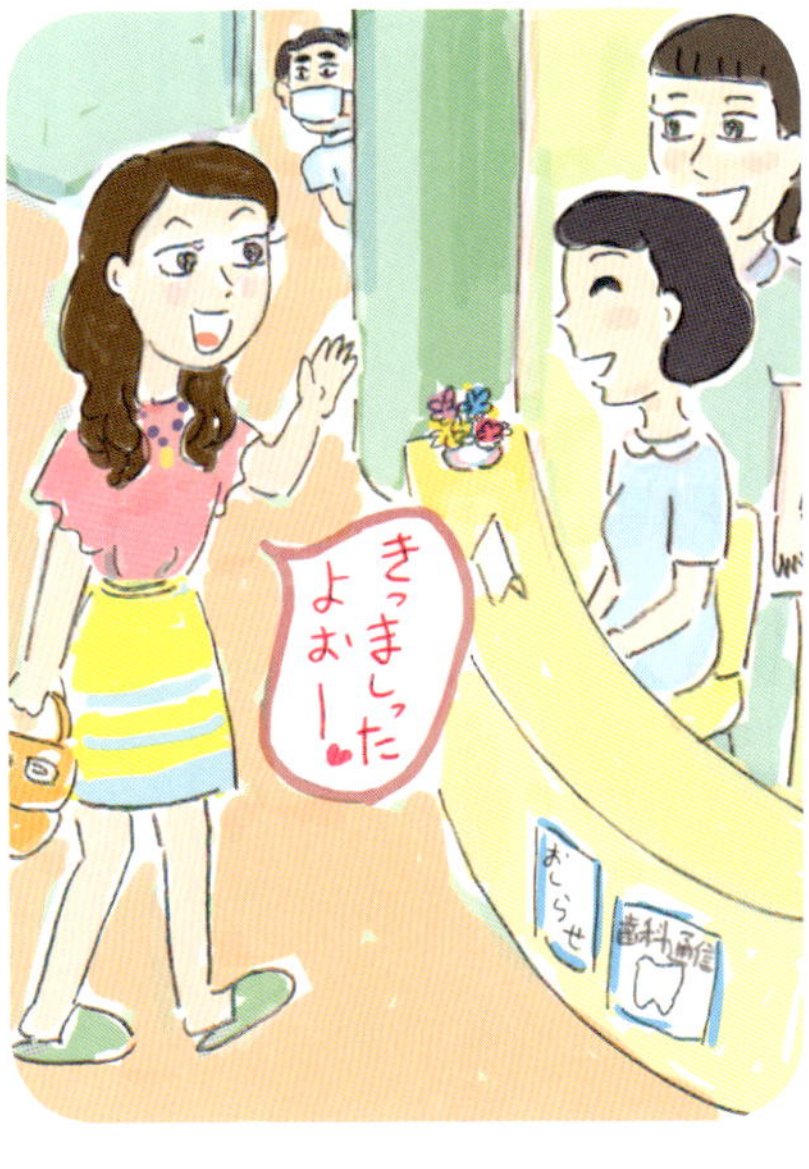

治療が終わったって、やるべきことはいろいろあります。定期受診を受けて口のなかのむし歯菌を減らさないとむし歯治療の繰り返しから抜け出せませんよ。

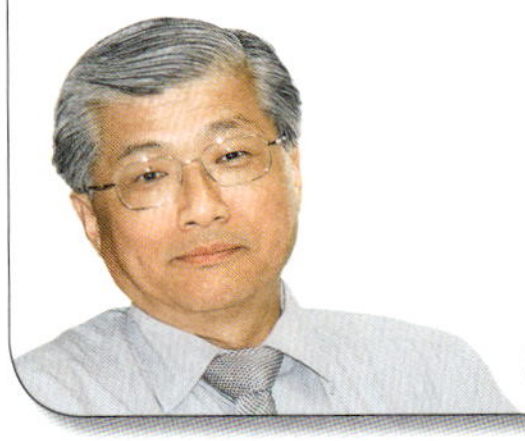

Dr. 八重垣 健

ブラッシング指導？
歯みがきなんて誰でもできるぞ。

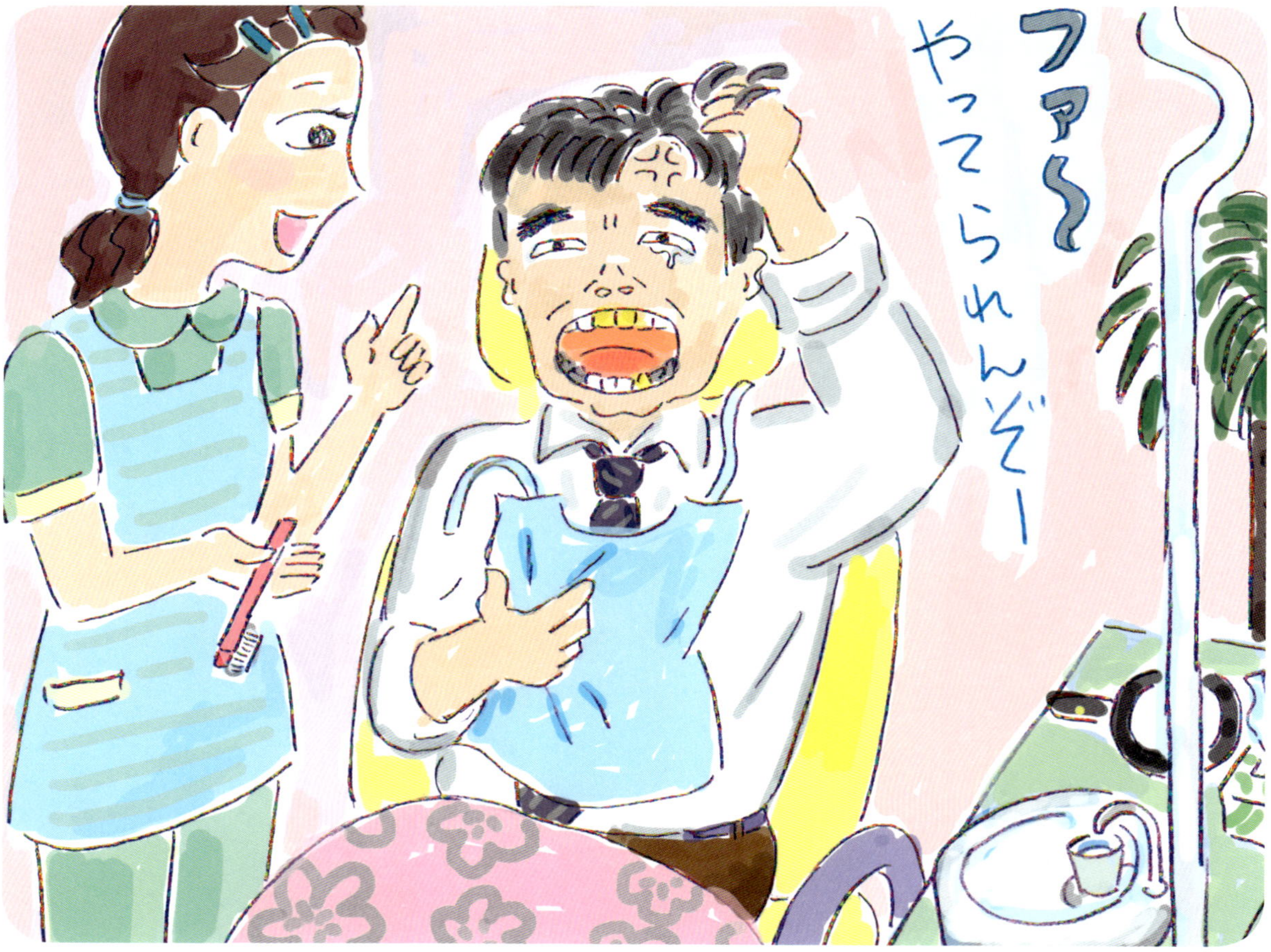

えっ、みがき残し？

歯みがきの練習って、子どもじゃあるまいしヤダよ、オレ。
毎日やってるし、どこがいけないっての？ そんなに叱らないでよ。
治療が終わったら帰っていいでしょ？ 会社戻ってメールしなきゃなんないの。
てことで、サクサクっと終わらせましょう、サクサクっと。

ハ

ハア、なるほど。ブラッシング指導が苦手ですね？　自分の足りないところを指摘されるのは誰だってイヤなものです。「なんでお金払って治療したうえに叱られなきゃならないんだ」って思う、その気持ちわかりますよ。

でもね、歯科医師も歯科衛生士も、ただただ一生懸命なんです。患者さんの口のなかの環境をなんとか改善しなくてはと。

だって、このままずっと同じ口内環境だったら、またむし歯ができちゃうでしょう？　そうなったら、またまた治療が必要です。治療のときだけ来院する患者さんに「この機会になんとかしなくちゃ」と思ってるんです。この気持ち、ご理解いただきたいものです。

でも私たちが一生懸命になるほど、患者さんは不快に感じるのかもしれませんね。そのあたりにすれ違いが生じがちであると、われわれ歯科のスタッフは自戒せねばなりません。

ところで、「毎日歯みがきをしているから大丈夫だ」というのは、残念ですが間違いです。だって、毎日の歯みがきで予防できているなら、むし歯はできなかったはずです。だから、なにかを改善しなければ。その手段のひとつが、歯みがきのクオリティーを上げるってこと。つまり、ブラッシング指導ですね。

ただ、歯ブラシ1本でなんでもかんでも予防できるという、日本に蔓延する歯ブラシ神話も、じつは困ったものなのです。口のなかには歯ブラシの毛先が届かない場所がたくさんあります。まして、歯周ポケットが4～5ミリにもなっていたら、歯ブラシの毛先では届きませんよ。

誤解しないでください。毎日の歯みがきはとても大切です。でももうひとつ重要なのが、歯科医院で定期的にクリーニングを受けることなんです。細菌が減って口内環境が改善すれば、歯科医院のスタッフの必死な指導が、叱られているようには聞こえないでしょう。うそだと思ったら試してみてください。「そういえば、あれ以来むし歯が止まったな」って、しばらく経ってふと気づきますから。

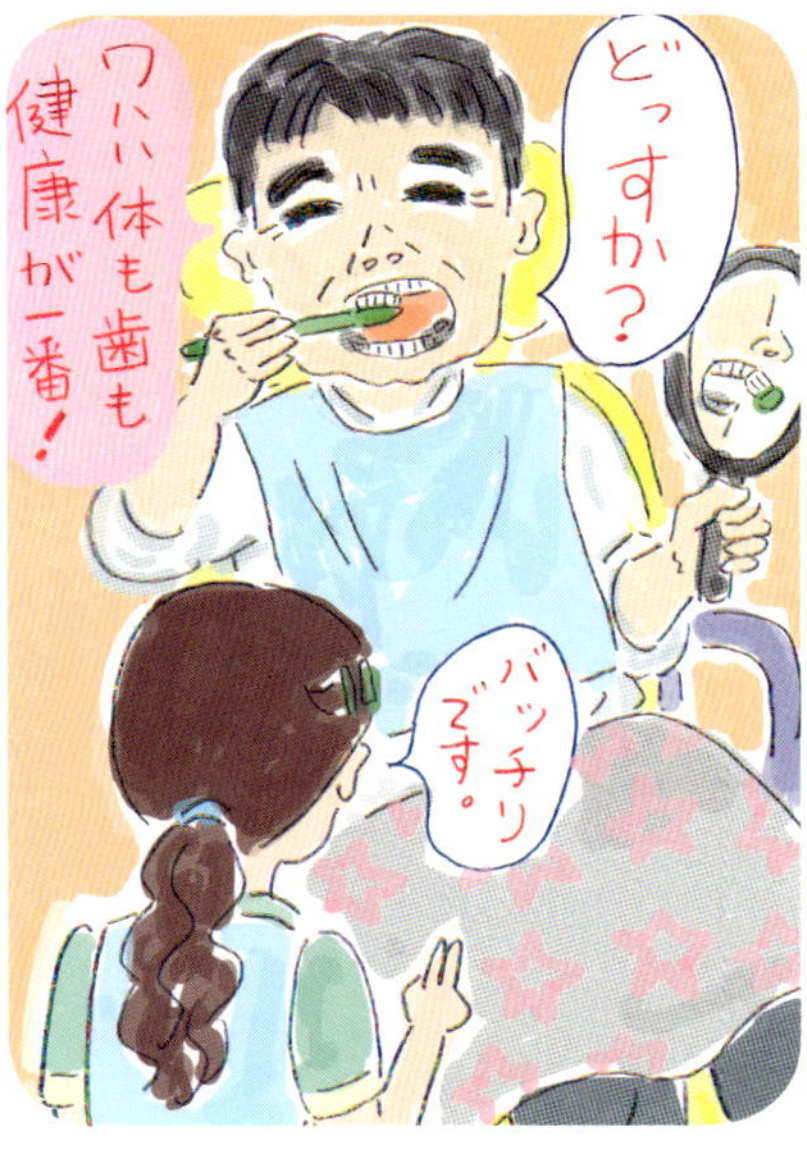
どっすか？
ワハハ体も歯も健康が一番！
バッチリです。

みがいていても、みがけていないのでは？
みがき方のコツを教えてもらいましょう。
もうひとつ重要なのがプロフェッショナルケア。
治療のときだけ歯医者に行くのではなく
定期的にクリーニングを受けると
口内環境が改善します!!

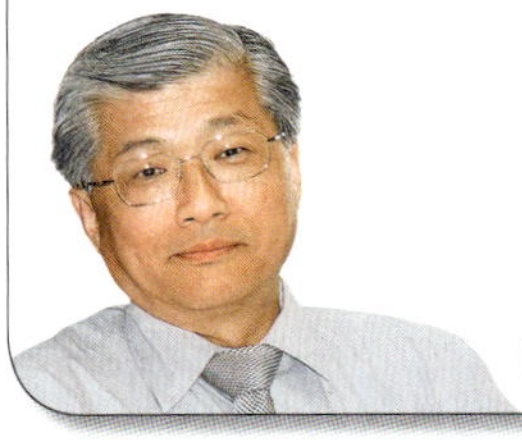
Dr. 八重垣 健

フッ素塗布？　もうお子ちゃまじゃないし。

どうせ2、3ヵ月で取れちゃうんでしょ？

塗布しても無駄じゃん？　サボりたーい。

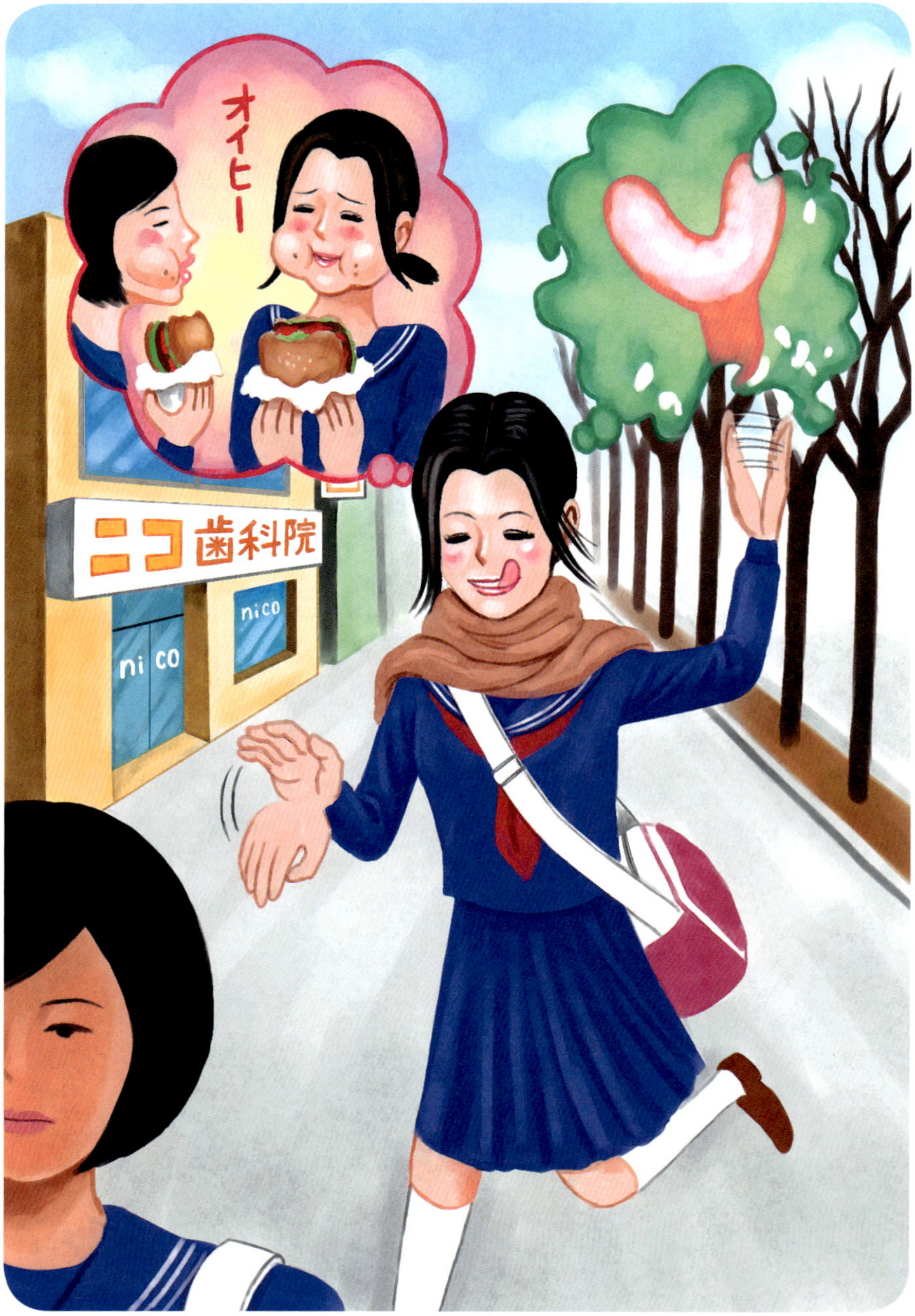

中学の部活帰り

に歯医者さんでフッ素してもらえって、親にお金持たされた。

マジさぼりたいんですけど。

そうだ、これで友達とお茶しちゃおうかなー。

「ちょっとォ、帰りに駅前のマック寄ってかないィ？」

中学生というと、大人の歯がほぼ生えそろってくる時期。乳歯の抜け替わりが6歳くらいからはじまって以来、ついに一生使う歯、永久歯の完成期を迎えます。おめでとう。

それでは歯自体もすっかり大人かというと、そうではないんです。エナメル質のハイドロキシアパタイトが、まだまだ未成熟でやわらかい。つまり「お子ちゃま」で、酸に溶けやすくむし歯になりやすいんです。

歯は、長く使っているうちに唾液に鍛えられて強くなっていきます。唾液に含まれたリン酸カルシウムを取り込んで徐々に硬く成熟し、むし歯になりにくくなります。でも、そうなるまでに数年はかかるので、それもあって、永久歯の奥歯に中高生の頃からむし歯ができはじめる人は多いんです。「そういえば中学生の頃、よく歯医者に通ったなあ。あの頃が歯医者通いのはじまりだ」なんて人、結構いるのでは？

しかも生まれたての奥歯は、歯の溝も深く汚れが溜まりやすいです。使っているうちに深い溝は少しずつふさがっていきますが、若い人の歯は汚れがすごく溜まりやすい。奥歯はもともとみがきにくいうえ、生えかけだったりすればさらにみがきにくい。「やわらかくて、汚れが溜まりやすく、みがきにくい」、これが中高生の歯なんです。

フッ素(フッ化物)を塗ると、ハイドロキシアパタイトがフロルアパタイトという、より酸に強い結晶に変わります。むし歯予防効果がとても高いので、この時期、フッ素塗布をぜひ継続して続けていただきたいものです。

フッ素塗布は、子どもの歯にするものだと思われがちですが、そんなことないんですよ。定期的に歯科医院でフッ素塗布をし、家では毎日フッ素入りの歯みがきを使ってください。継続的に使うことがとても重要です。

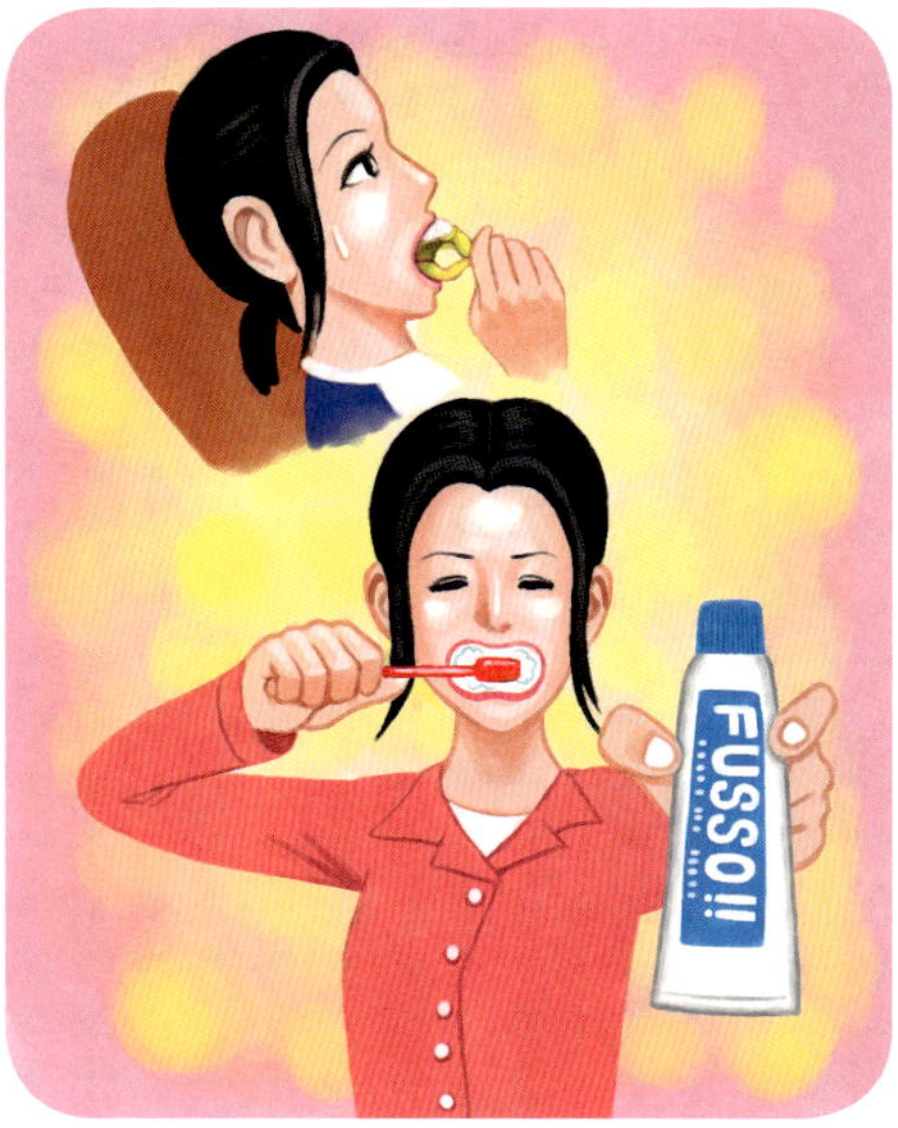

中学時代は、部活や勉強で自分を鍛える時期。ぜひ歯もフッ素で鍛えてほしいですね。

将来歯で苦労する大人になるか、ここが人生の別れ道。親に反抗したって、自分の歯のことですからね。サボらないでフッ素塗布に行きましょう！

中高生の奥歯は、まだ生えたてのお子ちゃま。軟らかく、むし歯になりやすいんです。油断せず、フッ素塗布で丈夫に鍛えましょう。

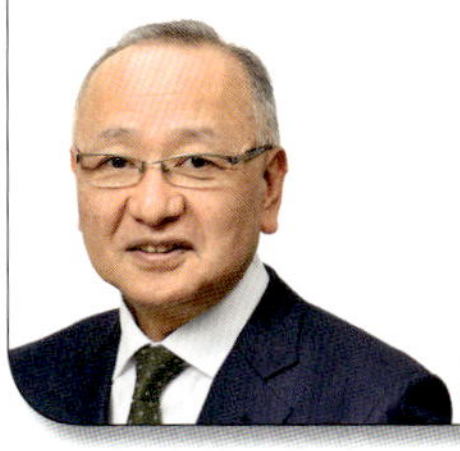

Dr. 田上順次

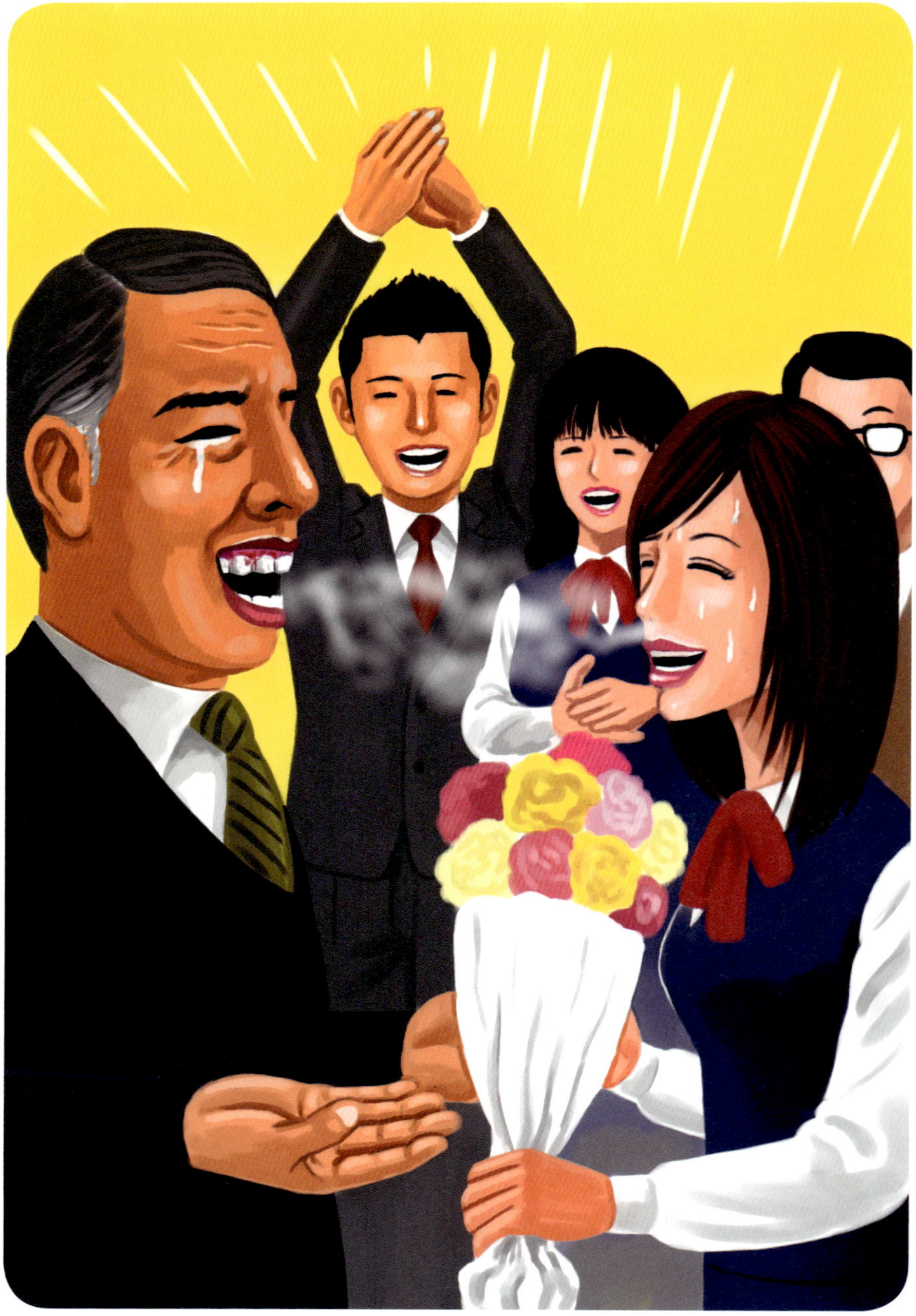

若い頃は歯が丈夫なのが自慢で、
ロクにみがかなくても大丈夫だったものだが。
明日からは退職金で歯医者三昧《ざんまい》か……。

これまでついぞ

歯医者に縁がなかったんだがなあ。
歳をとると体質が変わるというが、
わたしの場合、歯の質が変わったのかもしれない。
まあこれからは、時間はたっぷりあることだし……（感慨）。

若い頃は歯に自信があったのに、退職後に歯医者通いがはじまった？　なるほど。これは、歯周病に悩まされる中高年の典型的なパターン。じつは多いんですよ、こういう人。

日本では歯の治療に保険が利くから、わりに安く治療できるでしょ。だからどうしてもみんな予防よりも「痛くなったら歯医者に行って治せばいいや」って思っちゃうんだよね。

だから、口のなかにミュータンス菌がたまたま少なかったりしてむし歯になりにくい人は「歯医者とはまったく縁がない」というふうになりやすいんだ。こういう人、ときどきいるでしょ？　ロクに歯みがきしなくてもむし歯にならなくて歯が丈夫だって人。周りからうらやましがられるし、自分も「おれは歯が丈夫だ、歯医者にはかれこれ20年行ってない」とかね、自信があるんだな。

ところが、必ずとはいわないけど、この自信が落とし穴になることも多いんだ。こういう人は、つい歯みがきが雑になる。だって経験的に、雑でも歯が痛くならないんだから。ただし、雑な分プラークは溜まるし、歯石だってつく。さらにそこにプラークがこびりつく。すると歯ぐきが炎症を起こして腫れる。これが歯周病のはじまりです。

でも歯周病は、歯ぐきが腫れて血が出たって痛くないことが多い。だからやっぱり歯医者に行かない。行けば「プラークや歯石を取って歯周病を治しましょう」と指摘されるだろうけど、その機会がないんだ。放置すると歯を支える骨も溶けはじめ……。

歯が弱くなったのは、歳で体質が変わったせいではないですよ。仕事で忙しかったりして数十年にわたってプラークや歯石を溜め込んできた結果、ジワジワと歯周病が進行してしまっていたんでしょう。

なんでもおいしく食べられる老後のために、いまのうちにがんばって歯周病を克服しておくのは大賛成。それから、元部下の人たちに、同じ轍を踏まないよう「定期的に歯科検診を受けておくといいよ」とぜひ伝えてあげてください。

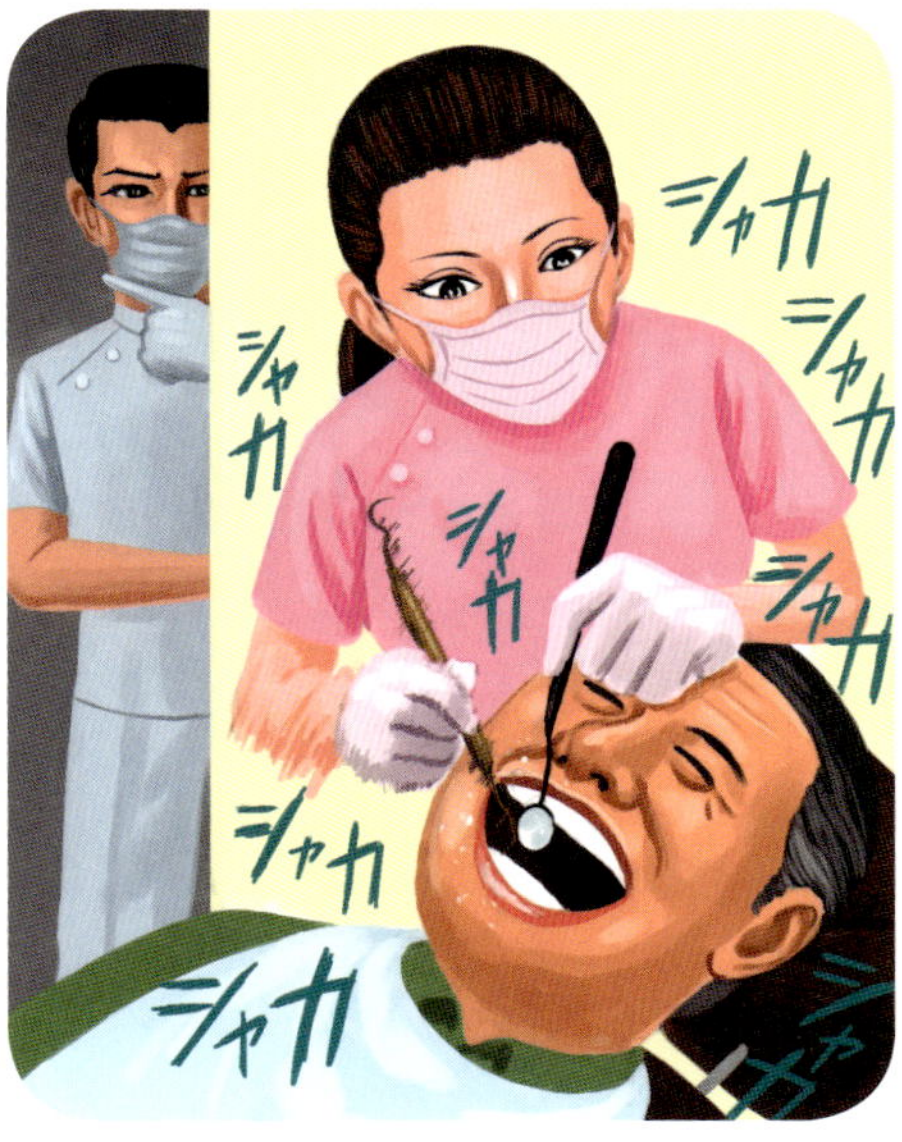

年齢のせいじゃないですよ。プラークや歯石を何十年溜め込んだあげく歯周病で苦労する人は多いんです。

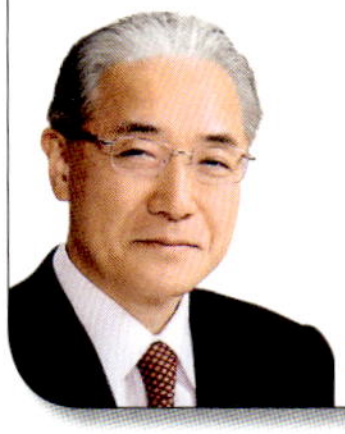
Dr. 伊藤公一

歳をとれば
歯がなくなるのは仕方がない。

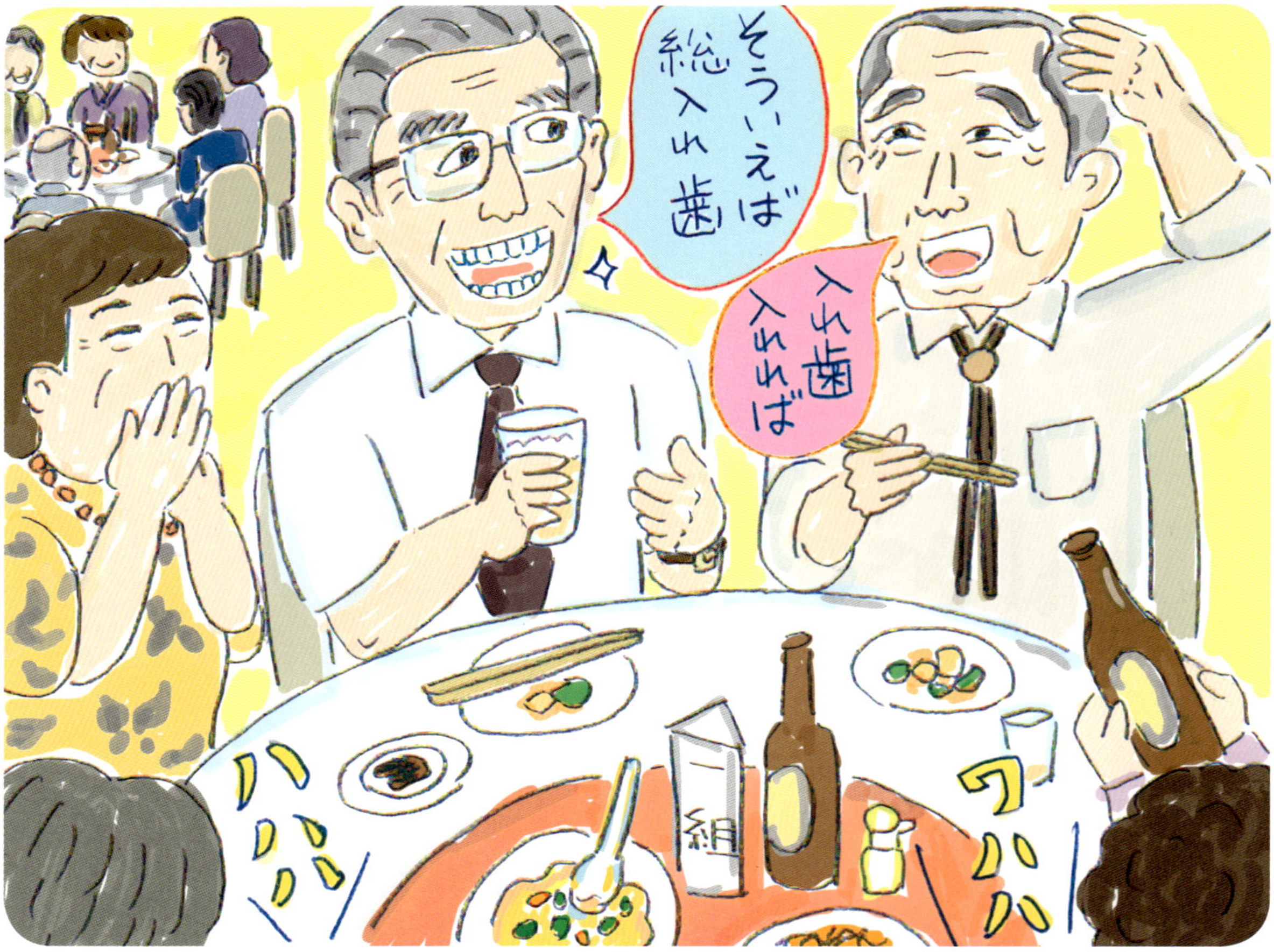
そういえば
総入れ歯
入れ歯
入れれば
ハハハ
一組
ワハハ

卒業してもう50年か。

早いもんだねえ。私たちくらいになると、話題はやっぱり血圧。
それと歯医者の評判だね。みんないい歳だし歯がなくなるのはしょうがないよね。
退職金つぎ込んで、それインプラントだ入れ歯だって、なんだかんだ忙しいって話でさ、
ハッハッハ。歳はとりたくないねえ、ハッハッハ。

た

しかに、歯がなくなるのは「歳のせいだ」と思われがちです。でもこれは間違いです。歯科に定期的に通っている人や、たまたま口のなかに細菌が少ないラッキーな人は、高齢になっても自分の歯でしっかり噛んで食べてますからね。

もちろん歳とともに歯ぐきは痩せます。歯もすり減ってきます。歯を抜く羽目になることも当然ながら増えてはきます。私自身、神経を取って以来なんともなかった歯が、還暦数年前に急に割れて抜歯したという経験があります。神経を取った歯は、命を失った枯れ木のようなものですから、いわば金属(勤続)疲労ですよね。こういうことは年齢を重ねるほどあり得るわけです。

しかし、若い頃から定期的に歯医者に通い、寝る前にきちんと歯みがきとフロスをしていれば「歯周病でグラグラしてきて入れ歯が必要になった」なんてことはすごく減るはずです。しかも、日本ではなおさらね。なぜなら、日本の歯医者は、簡単には歯を抜きません。来院した患者さんの歯を極力残し、少しでも長く使おうと努力するでしょ? 訴訟社会の欧米ではこうはいきません。ひとまず持たせても、万が一痛くなったら訴えられちゃいます。だからさっさと見切りをつけて抜いちゃいます。そこへいくと日本では、よほど望みがないときでないと抜きませんからね。(しかし結局、定期受診が定着していない日本のほうが、最終的な抜歯数は多いように推定されます)

歯を失わないようにするコツは、痛くなってから受診するのではなく、歯が悪くなる原因となる歯石を定期的に取り去ることです。今からだって遅くないですよ。定期受診を続けていると「あれ? そういえば最近歯を抜かないな」ってなりますから。

ところで、毎日休みなく機能し続けているにもかかわらず、歯ぐきが年齢とともに痩せてくるのはなぜだと思いますか? 私は口臭物質=硫化水素の影響ではないか、と研究をしています。これが明らかになると、老化を加速させる物質が明らかになるのではないかと考えています。今後の研究成果にご期待ください!

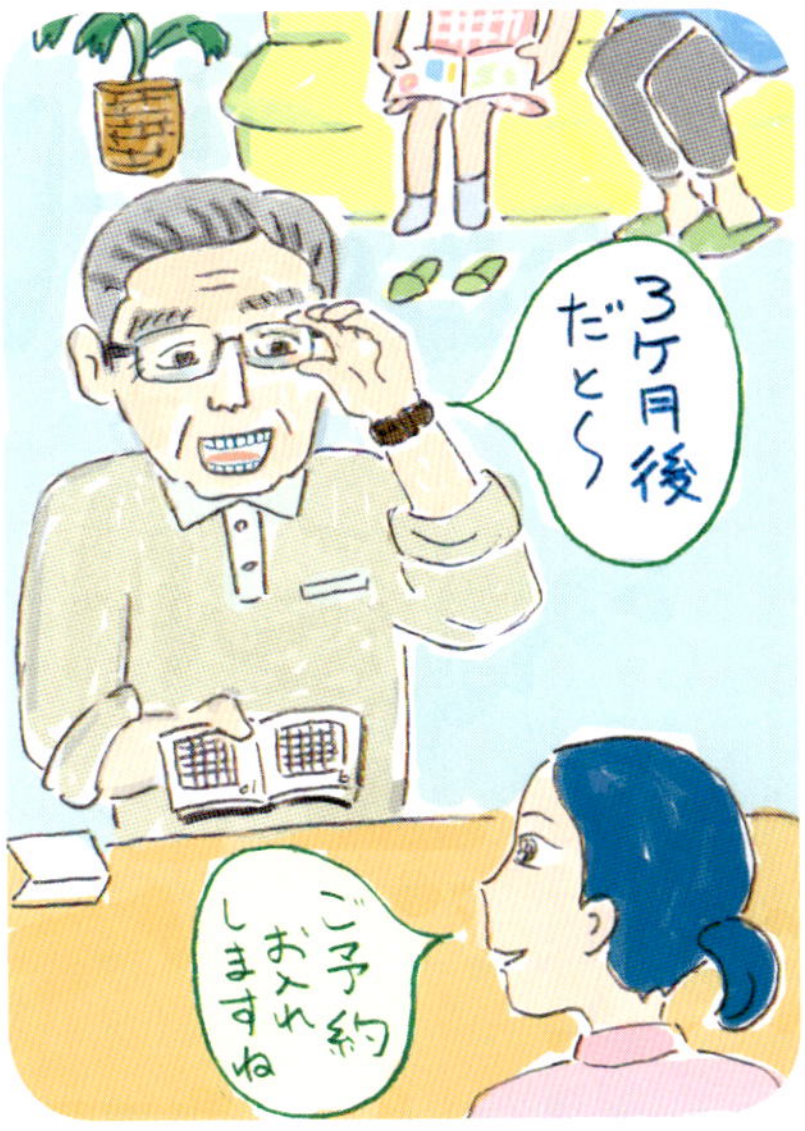

歯を失うのは歳のせいではありません。
口のなかのプラークや歯石が問題なんです。
今からでも歯科医院に定期受診して
口のなかの細菌を減らしましょう!

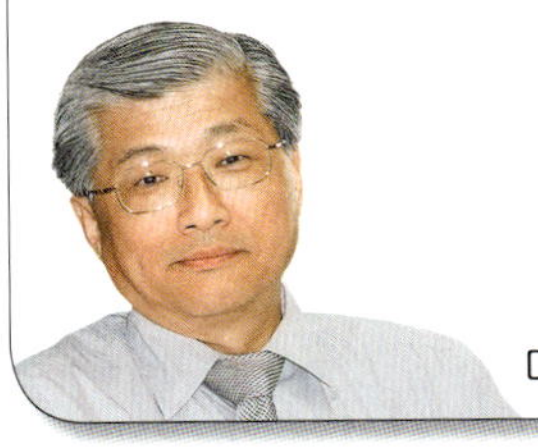
Dr. 八重垣 健

レントゲンは
からだに悪いから撮らない。

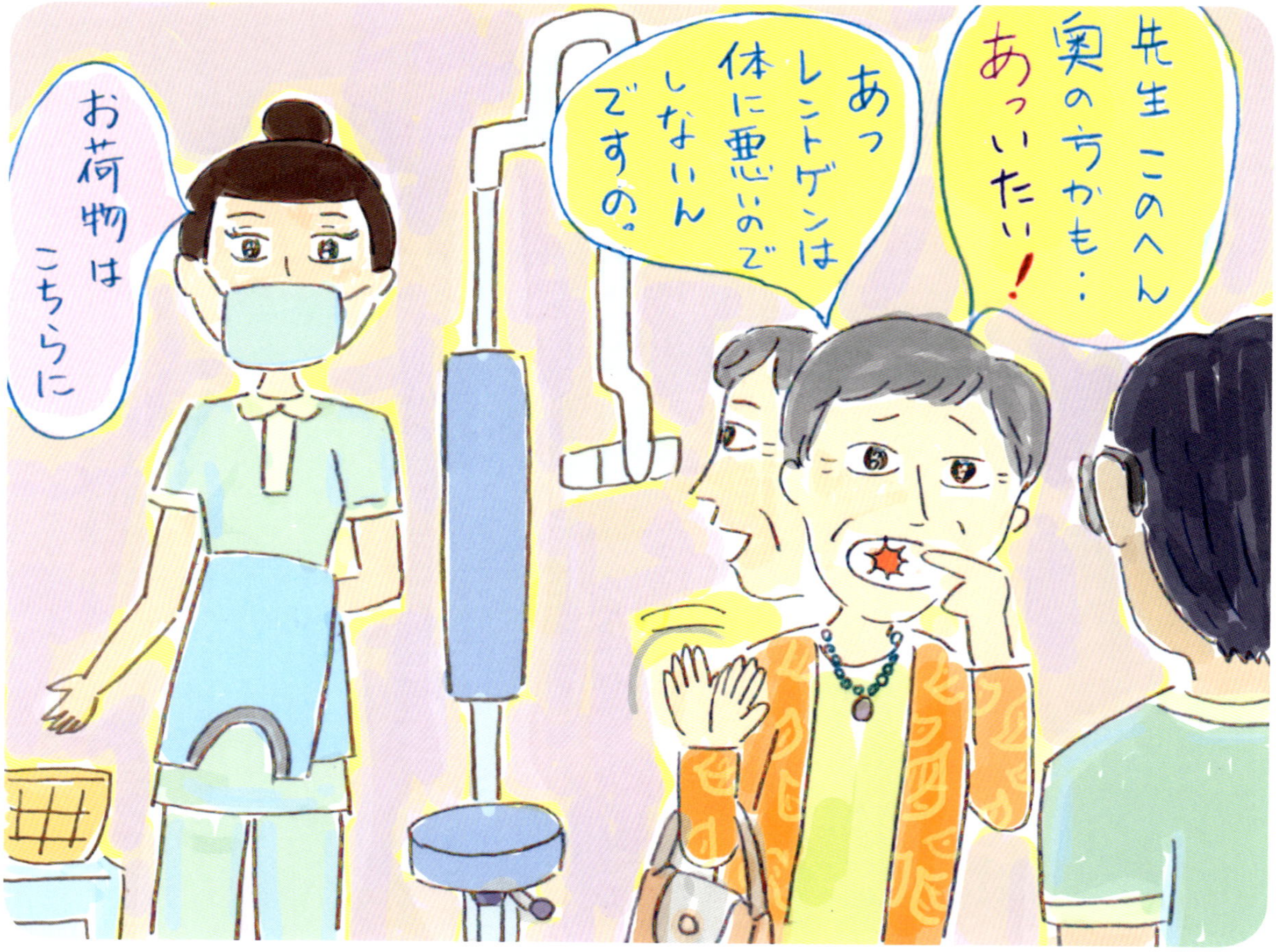

レントゲンって、

からだに悪いんでしょう？ だからレントゲンは撮らないでほしいんです。
とくに歯医者さんは一度に何枚も撮るでしょう？ なんだか心配なんですもの。
それでね先生、このへんが昨日からズキズキして。
この歯かしら。それともこの歯？ え、撮らないとわからない？

「レントゲンを撮らないで治してほしい」とは……。そうお思いになるなら仕方がない。「残念ですが、撮らせていただけないのなら治せません」って、私ならお話ししますね。

だって、どこが悪いのか、どれくらい広がっているかの見当もつかないのに、あてずっぽうで歯を削ったり、歯ぐきを切ったりできますか？ エックス線写真どころか、CTまで普及しつつある時代に、そんな蛮勇は、とてもじゃありませんが私は持ち合わせていません。とくに歯は、一度削ったらもとには戻らないんですから。

口をちょっと覗けば、どこでなにが起きていて、どれくらい悪いかがプロならすぐにわかるんじゃないかとお思いなのかもしれませんね。しかし、実際はそんなに簡単なものではないんです。

ピタリと接した歯と歯のあいだの、外から見えないところからはじまるむし歯もあります。詰め物や被せ物の下でひっそりと広がるむし歯もある。それから、歯の根っこの先で炎症が進んでいる場合も、歯ぐきのずっと奥で炎症が起きていることだってある。歯の病気は、進行したものほど、見えないところで深く深く進んでいるんです。見たところ、なんでもないように見えてもね。

たしかに、レントゲンを撮れば「被曝」をします。放射線を浴びるわけですからね。

しかしだからといって、それが「怖いから」とレントゲンを撮らずにいたら、この辺かな？ それともこの辺かな？ と治療が手探りになってしまい、適当にガリガリと削らざるを得ないばかりか、ズキズキしてつらいのに、きちんとした治療を受けられません。

実際のところ、歯科医院のレントゲンの被曝量は、飛行機に乗って日本とアメリカとのあいだを往復したときに受ける自然被曝量と同程度かそれ以下だと言われています。そのリスクと、撮らなかったときに受ける不利益とをしっかり天秤にかけ、適切に選択していただきたいものですね。

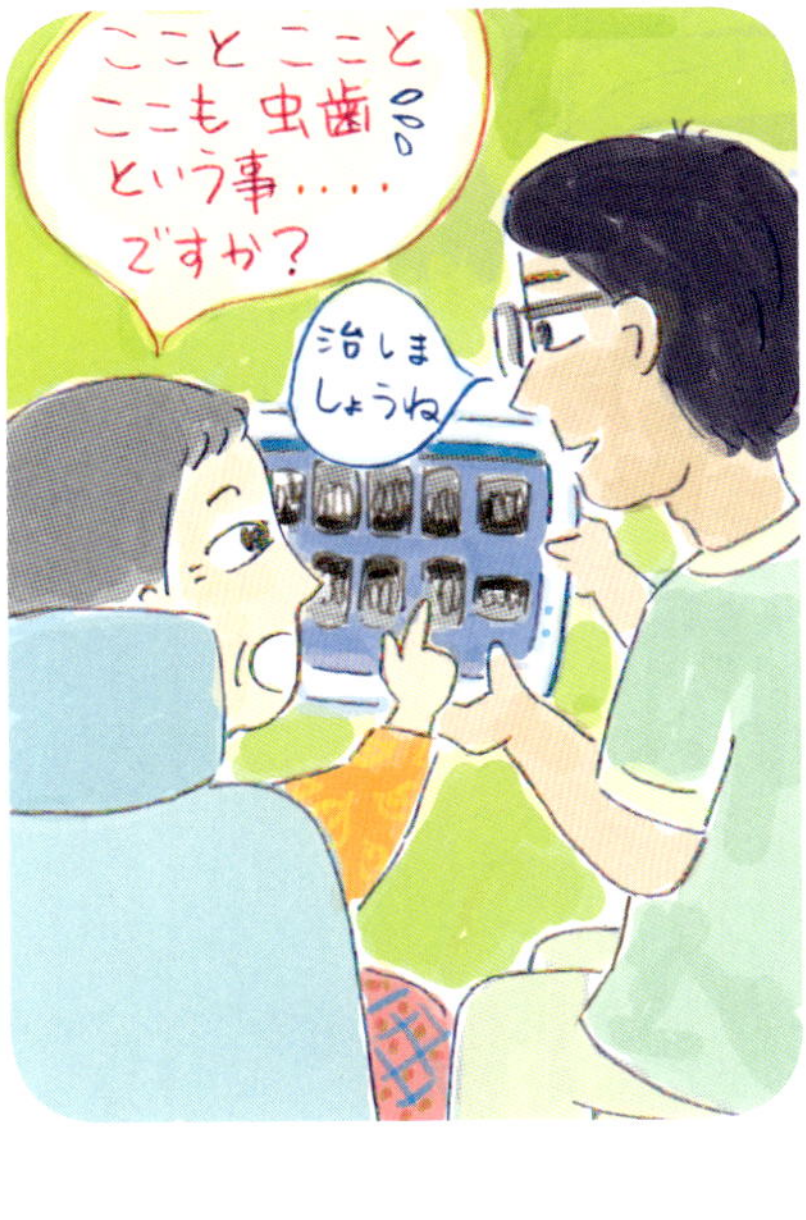

ここと ここと ここも 虫歯 という事....ですか？
治しましょうね

見えないところもしっかり調べて正確に診断するためにレントゲン写真が使われています。正確な診断による適切な治療を受けるかあてずっぽうの治療でいいのか、よくよく考えて選択しましょう。

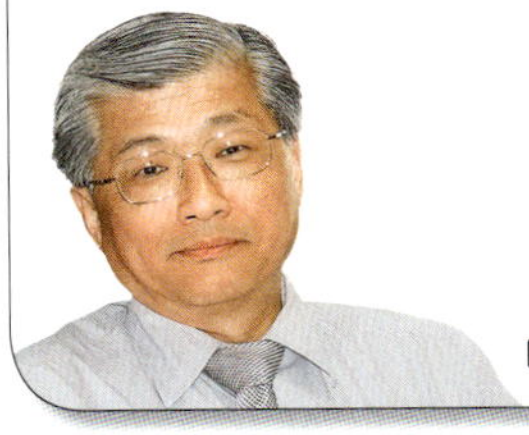

Dr. 八重垣 健

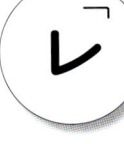

うちの5歳の娘、乳歯がスキッ歯なの。格好が悪くてかわいそう。治療しなくちゃ。

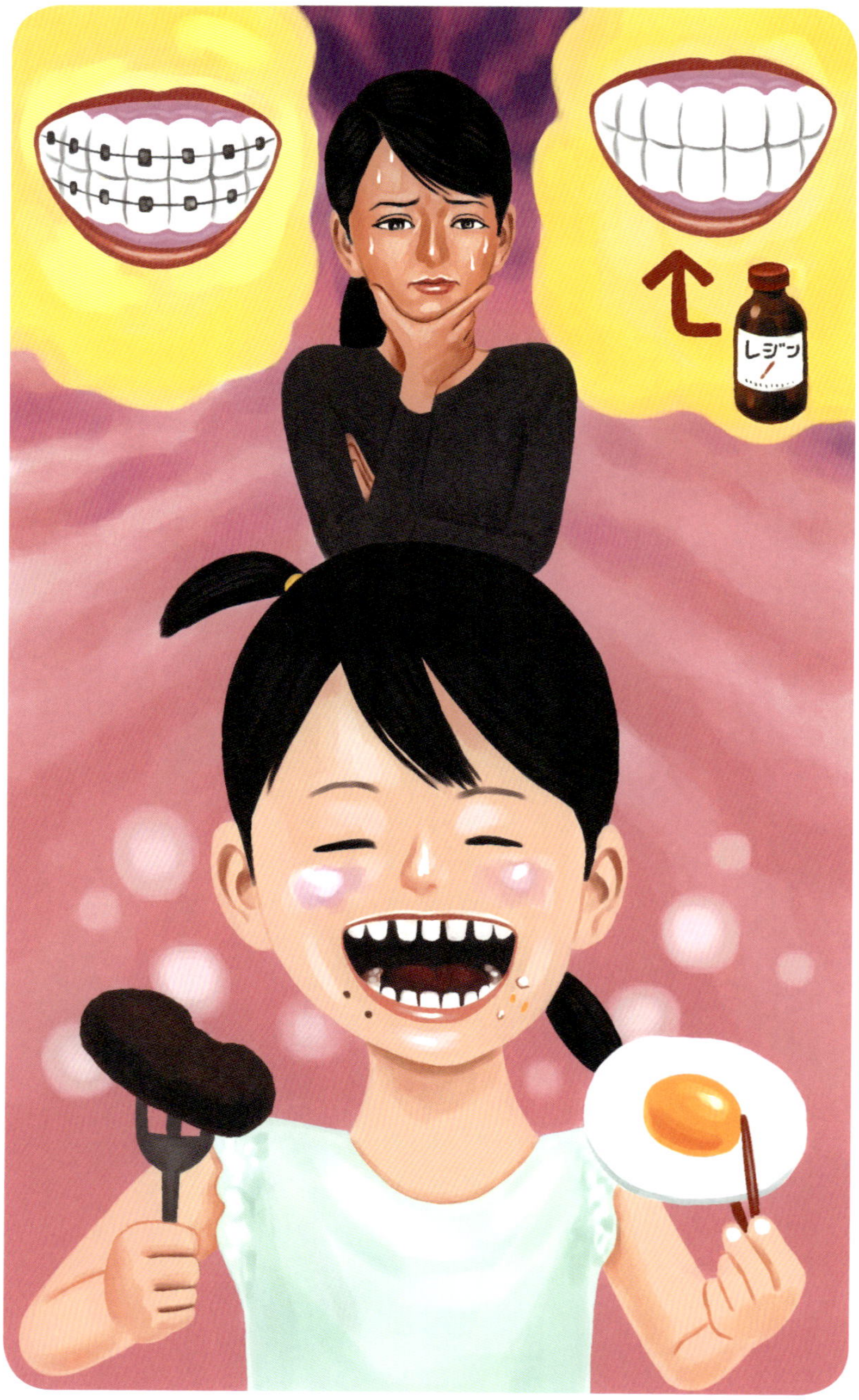

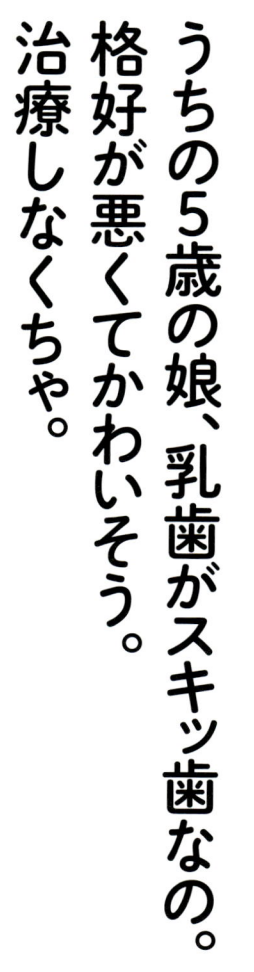

小さい頃は

歯並びよかったのに、
永久歯になってもこうかしら、と心配で。
やっぱり矯正が必要かしら?
それともレジンで隙間を埋めるべき?

お子さんの前歯のあいだにすき間が開いてきているんですね？ これはすばらしい。むしろ幼稚園の年長さんくらいのお口の理想的な状態ですよ。

治療なんて、とんでもない。むし歯予防に気をつけながら、永久歯が生えてくるのを楽しみになさってください。永久歯が生えはじめると、おそらく、いま私が「理想的」と申し上げているその理由を、きっと実感していただけるでしょう。

いま5歳だというと、2歳半くらいで生えそろった小さな乳歯が、まだ生え変わらずに並んでいる状態でしょうか。来年かさ来年になると、最初に6歳臼歯が生えてきて乳歯の生え変わり時期がはじまっていきます。

「小さい頃は歯並びがよかった」というのは、小さな幼いあごに、乳歯がきっちりと並んでいたからです。そして、いまは歯と歯のあいだが開いたスキッ歯になっている。つまりそれは、お子さんのあごの骨が、からだの発育とともに、バランスよく成長しているからなんです。

乳歯の大きさはそのままで、あごの骨が発育するわけですから、歯と歯のあいだに隙間ができていくのは自然のことです。子どものあごの骨では、ひとまわり大きな永久歯が生えてきてもうまく並ぶように、着々と準備が進んでいるわけです。

最近はむしろ、こうした準備が充分に進まず、あごの骨が小さいお子さんが増えていることのほうが問題になっています。ファストフードや、カレー、ハンバーグなどが好まれて噛む回数が減っていること、外遊びが減って運動量が減っていることなどの影響ではないかといわれています。その結果、歯並びの悪いお子さんが増えているのです。

スキッ歯の隙間をレジンで埋めて格好良くする治療自体は、技術的にはたしかに可能ですが、こうした治療は、永久歯の前歯の歯間が気になるかたに向けた審美治療です。もうすぐ抜け変わる乳歯を治療する必要はまったくありません。

この頃のお子さんは、スキッ歯独特の愛嬌のあるかわいい笑顔ですよね。せっかくですからぜひ心配しないで、この時期の笑顔を楽しんでいただきたいと思います。

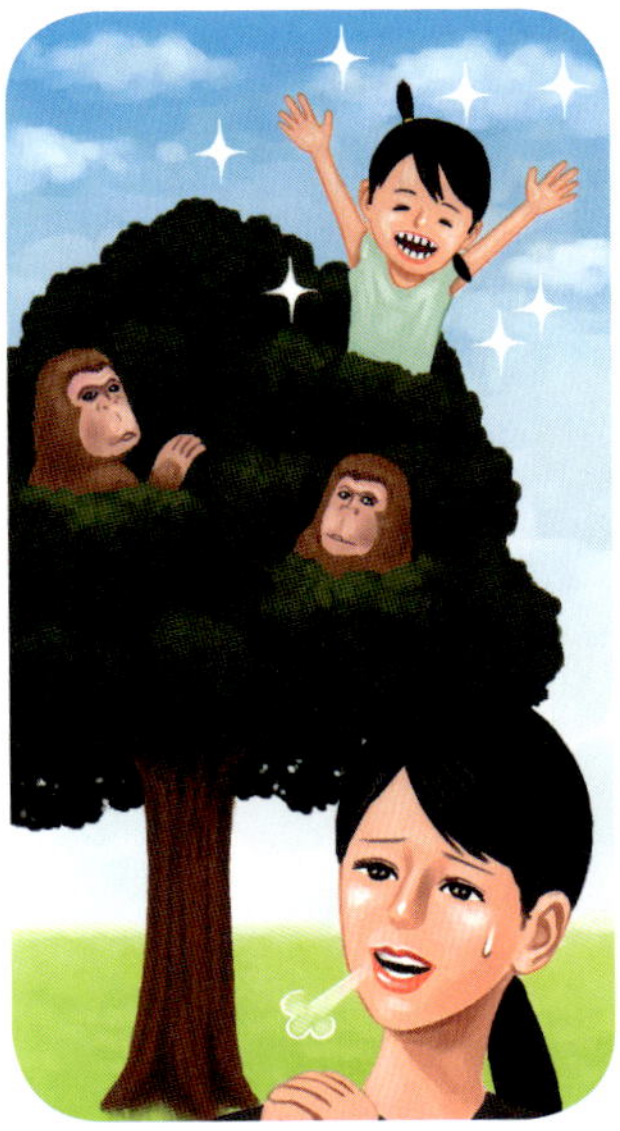

治療？ とんでもない！
子どものスキッ歯は、あごの骨が順調に発育している証拠です。
永久歯がきっときれいに並びますよ。

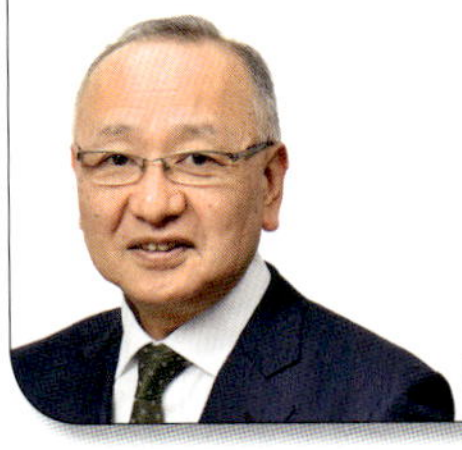

Dr. 田上順次

ふだんからぜひ歯科の定期受診を。
定期的に通っているうちに、
「そういえばこのところ、
治療が必要にならないな」って
予防の効果を実感しますよ!

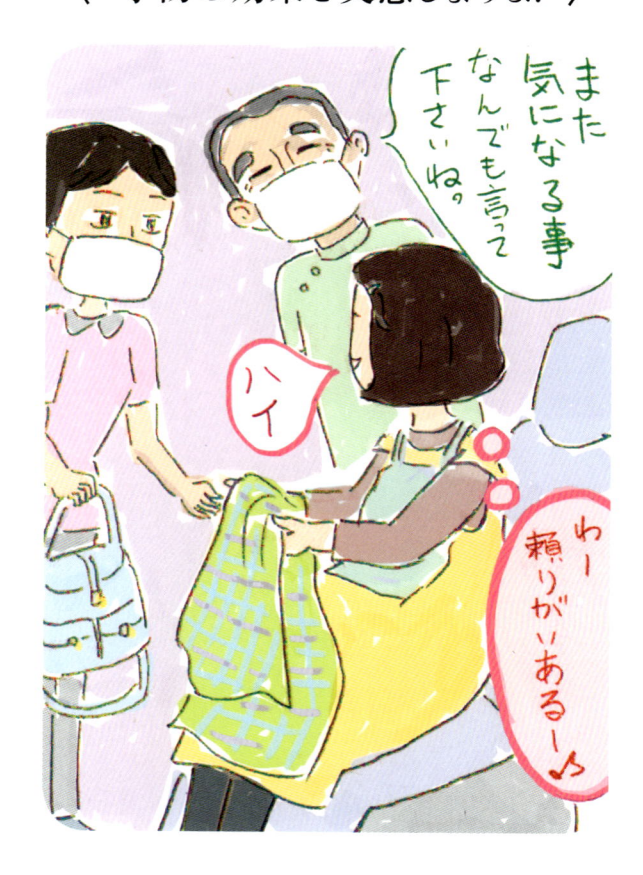

著者プロフィール

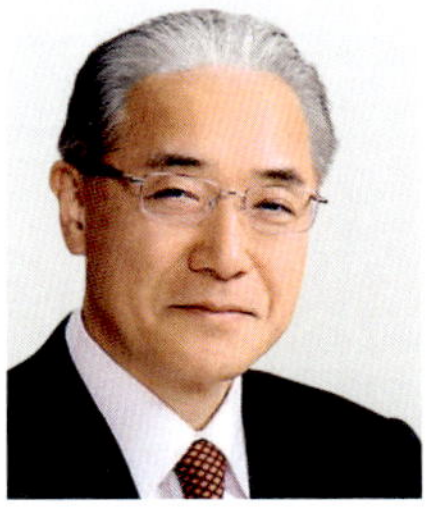

伊藤公一
Koichi Ito

大学人として、歯周病根絶のため治療と研究の第一線で活躍。退任後は、誠実かつわかりやすい説明で患者さんからの信頼の厚い歯周病専門医として臨床に邁進している。

医療法人徳真会
クオーツデンタルクリニック院長
日本大学名誉教授
前日本大学歯学部歯周病学講座教授
日本歯周病学会名誉会員
日本歯周病学会指導医、専門医

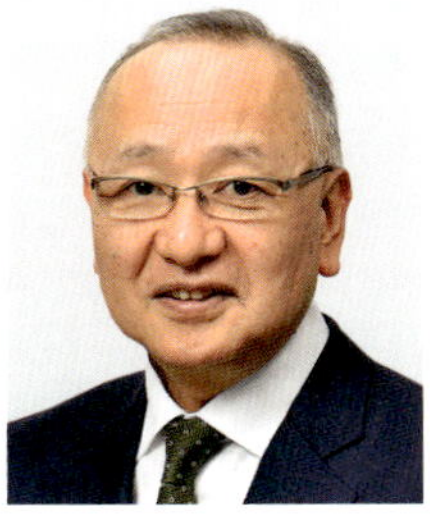

田上順次
Junji Tagami

最先端の研究でむし歯の予防と修復治療の分野をリードする。学会シーズンには複数の学会をかけもちで出席するタフな研究者。現在は大学の副学長としてますます多忙な毎日。

東京医科歯科大学大学院歯学総合研究科
う蝕制御学分野教授
日本歯科保存学会副理事長
日本接着歯学会元会長
日本歯科審美学会元会長
歯科保存指導医、専門医

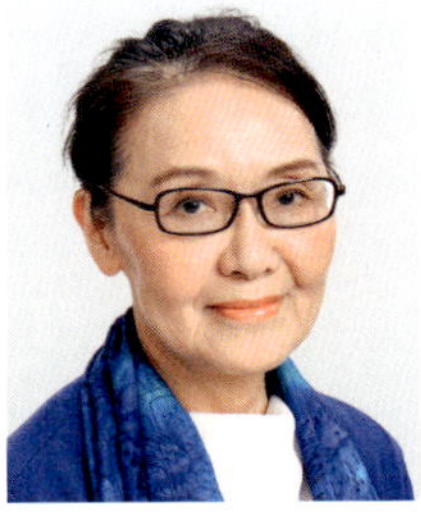

桃井保子
Yasuko Momoi

むし歯治療が専門。できるだけ歯を削らずに長持ちする治療を目指す「う蝕治療ガイドライン」の作成に長年たずさわっている。大学を退任後も、国内外の学会に飛び回る。

鶴見大学名誉教授
日本歯科保存学会名誉会員
日本接着歯学会名誉会員
日本歯科理工学会名誉会員
歯科保存指導医、専門医
接着歯科治療認定医

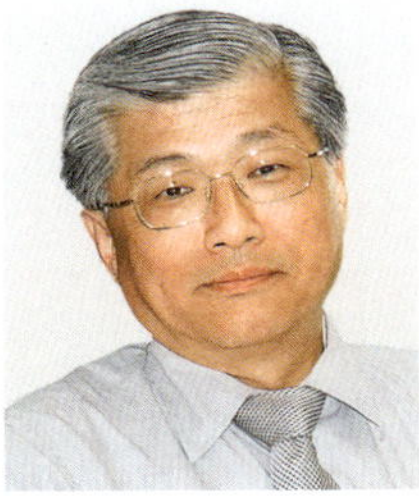

八重垣　健
Ken Yaegaki

海外での臨床経験も豊富なお口の公衆衛生学の泰斗。口臭研究をきっかけにヒト歯髄の幹細胞と硫化水素を用いた肝臓・膵臓再生医療に成功。がん化しない安全な再生医療として注目を浴びている。

日本歯科大学生命歯学部衛生学講座教授
日本歯科大学大学院生命歯学研究科
研究科長
元ブリティッシュコロンビア大学教授

QUINTESSENCE PUBLISHING
日本

むし歯・歯周病・歯のみがきかた
その常識、ホントにほんと？
歯科の伝説検証ファイル！

2019年２月10日　第１版第１刷発行

著　　者　伊藤《いとう》公一《こういち》／田上《たがみ》順次《じゅんじ》／桃井《ももい》保子《やすこ》／八重垣《やえがき》　健《けん》

発 行 人　北峯康充

発 行 所　クインテッセンス出版株式会社
東京都文京区本郷３丁目２番６号　〒113-0033
クイントハウスビル　電話(03)5842-2270(代表)
(03)5842-2272(営業部)
(03)5842-2284(編集部)
web page address　https://www.quint-j.co.jp/

印刷・製本　サン美術印刷株式会社

Printed in Japan
落丁本・乱丁本はお取り替えします
ISBN978-4-7812-0661-5　C3047
定価はカバーに表示してあります